高等职业教育中医药类创新教材

方剂学

（供中医学、针灸推拿、中医骨伤、中药学、中医康复技术等专业用）

主　编　冯育会　高秀兰　胡　波

副主编　李　理　邓福忠　侯辰阳　商庆节

　　　　董小君　鞠翡翡

编　委　（以姓氏笔画为序）

邓福忠（重庆医药高等专科学校）

冯育会（遵义医药高等专科学校）

李　理（南阳医学高等专科学校）

李智红（重庆三峡医药高等专科学校）

李翠云（菏泽医学专科学校）

赵金龙（山东中医药高等专科学校）

胡　波（重庆三峡医药高等专科学校）

侯辰阳［山东医学高等专科学校（临沂）］

高秀兰（山东中医药高等专科学校）

商庆节［山东医学高等专科学校（济南）］

董小君（遵义医药高等专科学校）

鞠翡翡（山东中医药高等专科学校）

中国健康传媒集团

中国医药科技出版社

内容提要

本教材是"高等职业教育中医药类创新教材"之一，根据方剂学教学大纲的基本要求和课程特点编写而成。本教材在保持方剂学传统特点的基础上，注重与岗位需求对接，注重学考结合。内容涵盖中医执业助理医师考试方剂学的全部考点和部分中医执业医师考试方剂学的考点。本教材为书网融合教材，配套有PPT课件、微课、题库等数字资源，使教学资源更加多样化、立体化。本教材可供高等职业教育中医学、针灸推拿、中医骨伤、中药学、中医康复技术等专业用。

图书在版编目（CIP）数据

方剂学 / 冯育会，高秀兰，胡波主编 . —北京：中国医药科技出版社，2022.8
高等职业教育中医药类创新教材
ISBN 978-7-5214-3190-2

Ⅰ.①方…　Ⅱ.①冯…②高…③胡…　Ⅲ.①方剂学—高等职业教育—教材　Ⅳ.①R289

中国版本图书馆CIP数据核字（2022）第078641号

美术编辑　陈君杞
版式设计　南博文化

出版　**中国健康传媒集团** | 中国医药科技出版社
地址　北京市海淀区文慧园北路甲22号
邮编　100082
电话　发行：010-62227427　邮购：010-62236938
网址　www.cmstp.com
规格　889×1194mm $^1/_{16}$
印张　18
字数　526千字
版次　2022年8月第1版
印次　2024年1月第3次印刷
印刷　三河市万龙印装有限公司
经销　全国各地新华书店
书号　ISBN 978-7-5214-3190-2
定价　56.00元

获取新书信息、投稿、为图书纠错，请扫码联系我们。

代爱英（菏泽医学专科学校教务处处长）

刘　亮（遵义医药高等专科学校教务处副处长）

兰作平（重庆医药高等专科学校教务处处长）

王庭之（江苏医药职业学院教务处处长）

张炳盛（山东中医药高等专科学校教务教辅党总支原书记）

张明丽（南阳医学高等专科学校中医系党委书记）

苏绪林（重庆三峡医药高等专科学校中医学院院长）

王　旭（菏泽医学专科学校中医药系主任）

于立玲（山东医学高等专科学校科研处副处长）

冯育会（遵义医药高等专科学校中医学系副主任）

万　飞（重庆医药高等专科学校中医学院院长）

周文超（江苏医药职业学院医学院党总支书记）

办公室主任

范志霞（中国医药科技出版社副总编辑、副经理）

徐传庚（山东中医药高等专科学校中医系原主任）

数字化教材编委会

主　编　冯育会　高秀兰　胡　波
副主编　李　理　邓福忠　侯辰阳　商庆节
　　　　董小君　鞠翡翡
编　委　（以姓氏笔画为序）
　　　　邓福忠（重庆医药高等专科学校）
　　　　冯育会（遵义医药高等专科学校）
　　　　李　理（南阳医学高等专科学校）
　　　　李智红（重庆三峡医药高等专科学校）
　　　　李翠云（菏泽医学专科学校）
　　　　吴慧娟（遵义医药高等专科学校）
　　　　赵金龙（山东中医药高等专科学校）
　　　　胡　波（重庆三峡医药高等专科学校）
　　　　侯辰阳［山东医学高等专科学校（临沂）］
　　　　高秀兰（山东中医药高等专科学校）
　　　　商庆节［山东医学高等专科学校（济南）］
　　　　董小君（遵义医药高等专科学校）
　　　　鞠翡翡（山东中医药高等专科学校）

出版说明

中医药职业教育是医药职业教育体系的重要组成部分，肩负着培养中医药行业多样化人才、传承中医药技术技能、促进就业创业的重要职责。为深入贯彻落实国务院印发的《中医药发展战略规划纲要（2016—2030年）》《国家职业教育改革实施方案》和教育部等九部门印发的《职业教育提质培优行动计划（2020—2023年）》等文件精神，充分体现教材育人功能，适应"互联网+"新时代要求，满足中医药事业发展对高素质技术技能中医药人才的需求，在"高等职业教育中医药类创新教材"建设指导委员会的指导下，中国医药科技出版社启动了本套教材的组织编写工作。

本套教材包含21门课程，主要特点如下。

一、教材定位明确，强化精品意识

本套教材认真贯彻教改精神，强化精品意识，紧紧围绕专业培养目标要求，认真遵循"三基""五性"和"三特定"的原则，在教材内容的深度和广度上符合中医类专业高职培养目标的要求，与特定学制、特定对象、特定层次的培养目标相一致，力求体现"专科特色、技能特点、时代特征"。以中医药类专业人才所必需的基本知识、基本理论、基本技能为教材建设的主题框架，充分体现教材的思想性、科学性、启发性、先进性和适用性，注意与本科教材和中职教材的差异性，突出理论和实践相统一，注重实践能力培养。

二、落实立德树人，体现课程思政

党和国家高度重视职业教育事业的发展，落实立德树人是教材建设的根本任务。本套教材注重将价值塑造、知识传授和能力培养三者融为一体，在传授知识和技能的同时，有机融入中华优秀传统文化、创新精神、法治意识，弘扬劳动光荣、技能宝贵、创造伟大的时代风尚，注重加强医德医风教育，着力培养学生"敬佑生命、救死扶伤、甘于奉献、大爱无疆"的医者精神，弘扬精益求精的专业精神、职业精神、工匠精神和劳模精神，以帮助提升学生的综合素质和人文修养。

三、紧跟行业发展，精耕教材内容

当前职业教育已经进入全面提质培优的高质量发展阶段。教育部印发的《"十四五"职业教育规划教材建设实施方案》强调：教材编写应遵循教材建设规律和职业教育教学规律、技术技能人才成长规律，紧扣产业升级和数字化改造，满足技术技能人才需求变化，依据职业教育国家教学标准体系，对接职业标准和岗位能力要求。本套教材编写以学生为本，以岗位职业需求为标准，以促进就业和适应产业发展需求为导向，以实践能力培养为重点，增加实训内容和课时的设置，力争做到课程内容与职业标准对接、教学过程与生产过程对接，突出鲜明的专业特色。内容编写上注意与时俱进，注重吸收融入行业发展的新知识、新技术、新方法，以适应当前行业发展的趋势，实现教材与时代的融合，以提高学生创造性解决实际问题的能力。

四、结合岗位需求，体现学考结合

为深入贯彻执行《国家职业教育改革实施方案》中推动的1+X证书制度，本套教材充分考虑学生考取相关职业资格证书、职业技能等级证书的需要，将岗位技能要求、劳动教育理念、国家执业助理医师资格考试等有关内容有机融入教材，突出实用和实践。教材理论内容和实训项目的设置涵盖相关考试内容和知识点，做到学考结合，满足学生在学习期间取得各种适合工作岗位需要的职业技能或资格证书的需求，以提升其就业创业本领。

五、配套数字教材，丰富教学资源

本套教材为书网融合教材，编写纸质教材的同时，重视数字资源配套增值服务的建设，通过教学课件PPT、思维导图、视频微课、题库等形式，丰富教学资源，利用中国医药科技出版社成熟的"医药大学堂"智能化在线教学平台，能够实现在线教学、在线评价、在线答疑、在线学习、在线作业、在线考试、在线互动等功能，极大提升教学手段，满足教学管理需要，为提高教育教学水平和质量提供支撑。

六、以学生为本，创新编写形式

本套教材在编写形式上坚持创新，在内容设置上注重模块化编写形式，整套教材设立相对统一的编写模块，模块设计分为"必设模块"和"选设模块"两种类型。"必设模块"是每本教材必须采用的栏目，使整套教材整齐划一。"选设模块"是每本教材根据课程的特点自行设计，目的是增强课堂互动和教材的可读性，提高学习的目的性和主动性。模块设置注重融入中医经典，融入课程思政，融入职业技能与中医助理执业医师资格考试内容，凸显本轮中医学专业教材编写的"传承创新"特色。

为编写出版一套高质量的精品教材，本套教材建设指导委员会的专家给予了很多宝贵的、建设性的指导意见，参编的几十所院校领导给予了大力支持和帮助，教材的编写专家均为一线优秀教师，他们业务精良，经验丰富，态度认真严谨，为本套教材的编写献计献策、精益求精、无私奉献，付出了辛勤的汗水和努力，在此一并表示衷心感谢。

本套教材目标明确，以满足高等职业院校中医药类专业教育教学需求和应用型中医药学人才培养目标要求为宗旨，旨在打造一套与时俱进、教考融合、特色鲜明、质量优良的中医类高职教材。希望本套教材的出版，能够得到广大师生的欢迎和支持，为促进我国中医类相关专业的职业教育教学改革和人才培养做出积极贡献。希望各院校师生在教材使用中提出宝贵意见或建议，以便不断修订完善，为下一轮教材的修订工作奠定坚实基础。

中国医药科技出版社
2022年6月

方剂学是研究和阐明方剂与病证、治法关系的理论，揭示方剂配伍意义及其临床运用规律的一门学科，是构成中医药知识体系的重要元素，是中医学、针灸推拿、中医骨伤、中药学、中医康复技术等专业的必修课，是连接中医基础课程和中医临床各门课程的桥梁和纽带，是中医执业（助理）医师资格考试的必考科目。

本教材的编写是在总结、汲取、借鉴历版《方剂学》教材成功经验的基础上，以中医执业助理医师岗位能力为核心、以农村（社区）基层岗位需要为导向、以临床诊疗程序为框架、以整体观念和辨证论治为灵魂、以培养学生综合职业能力为准绳、以培养"实用型、创新型、复合型"人才目标为导向，对接中医执业（助理）医师考试大纲，体现中医特色，融入课程思政元素，优化教学内容。在编写过程中，充分体现方剂学的学科特色，既注重教材的科学性、先进性、实用性，又突出教材的可读性、启发性、趣味性，同时兼顾教材的系统性、创新性、前瞻性，充分融入方剂学研究和课程改革的最新成果。因选入的方剂来源于历代医家的著作，方剂中药物的剂量单位不统一，故在编写过程中统一在原药物剂量之后用小括号加注国际单位，对剂量进行相应的转换。考虑到现代用药安全问题，对于原著剂量较大者，标以现代常用剂量，如麻黄三两（9g），大枣十二枚（3g），半夏半升（9g），杏仁五十个（9g）等。本教材可供中医学、针灸推拿、中医骨伤、中药学、中医康复等专业用。

本教材共21章。第一章总论、第二章解表剂、第十六章治燥剂由冯育会编写；第三章泻下剂、第四章和解剂由李理编写；第五章清热剂由董小君编写；第六章祛暑剂、第八章表里双解剂由胡波编写；第七章温里剂、第十章固涩剂由邓福忠编写；第九章补益剂由高秀兰编写；第十一章安神剂、第十二章开窍剂由侯辰阳编写；第十三章理气剂、第十四章理血剂由商庆节编写；第十五章治风剂由鞠翡翡编写；第十七章由祛湿剂由李翠云编写；第十八章祛痰剂、十九章消食剂由李智红编写；第二十章驱虫剂、第二十一章治痈疡剂由赵金龙编写。数字教材中的视频主要由遵义医药高等专科学校提供，除视频外的数字教材编写分工同纸质教材。

本教材在编写过程中，参考了历版高职高专《方剂学》教材、参考了普通高等学校中医类专业本科教材《方剂学》，同时得到多家全国中医药院校方剂学界同行的高度重视和积极参与，在此一并感谢！本书编委辛勤工作，历经数月，沟通切磋，在百忙中反复修改，数易其稿，确保教材得以如期出版。但书中仍难免存在疏漏之处，敬请各院校师生以及广大读者提出宝贵意见和建议，以便再版时修订完善。

《方剂学》编委会
2022年5月

CONTENTS 目录

第一章 方剂学基础知识

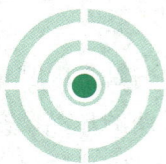

第一节 方剂学概述

PPT

一、方剂、处方及方剂学的概念

方剂，是在中医辨证审因，确立治法的基础上，按照组方原则选择适当的药物合理配伍、酌定剂量、规定剂型、明确用法而成的用药形式。

处方是具体患者的用药记录，包括患者个人信息、药物信息、医嘱、医生姓名等，处方是方剂的载体，方剂是处方的灵魂。

方剂学是研究和阐明方剂与病证、治法关系的理论，揭示方剂配伍意义及其临床运用规律的一门学科。方剂学以古人经典方剂的制方原理为研究主线，采取临床试验、文献整理、逻辑分析、实验研究、多学科结合等方法进行研究。

方剂学的基础是中医基础理论、中医诊断学、中药学等，应用于中医内、外、妇、儿、五官、骨伤等临床各科，因此，方剂学是联系中医基础与临床各科的桥梁和纽带，是中医临床各科的重要基础课程。

学习方剂学首先要学好中医基础理论、中医诊断学和中药学，牢固掌握相关基础知识。其次要抓住方剂学的学科特点，方剂学最重要的学术特征是"方证"。背诵方歌是帮助记忆和加强理解的有效手段，初学者要在理解的基础上熟记一定量的方歌。学习方剂的最终目标是临床运用，反之，临床运用也是检验方剂学学习成效的重要途径，因此，在方剂学的学习过程中要加强临床实践，多随师从诊，在临床中反复揣摩，才能提升对方剂的理解与应用。前人的医案是前人临床经验的结晶，是前人处方用药的载体，因此，研读医案也是学习方剂学的重要途径。

二、方剂学发展简史

方剂学具有悠久的发展历史，了解方剂学的发展过程，熟悉历史上具有代表性的重要方剂学著作及价值，对于学习和研究方剂学、指导临床应用都具有十分重要的意义。

（一）秦汉时期

方剂的起源十分遥远，大约是与药物的认识同步。在药物认识和应用的基础上，方剂应运而生。方剂的来源，可能有两个方面，一是来源于药性峻烈的药物，这类药物在当时不能精确地控制用量，常导致中毒，故称"毒药"，这类药物是最容易被人们所认识的；二是源自饮食物，食物是维持人体生命活动的基本条件，在"吃"的过程中，人们发现某些食物具有治疗疾病的作用而被广泛应用，故有"药食同源"之说。秦汉时期的主要代表著作如下。

1. 《五十二病方》 1973年在湖南长沙马王堆3号汉墓出土的文物中有一部医方书籍，因其记载了五十二种疾病的症状和治疗方剂，故命名为《五十二病方》。经考证该书为战国时期的作品，是现存最早的方剂学著作。该书载方280首，记载比较完整的189首中，单方达110首，组成药物最多的一首也只有7味药，剂型上以汤剂为主，揭示方剂的发展，是从单味到复方的过程。该书反映了战国时期方剂学的成就。

2. 《黄帝内经》 《黄帝内经》的成书年代要晚于《五十二病方》，大部分成书于战国时期，有一部分成书于汉代。《黄帝内经》记载方剂共13首。《黄帝内经》对方剂学的贡献主要是：阴阳五行、气血津液、脏腑经络等中医基础理论的构建，为方剂学的发展奠定了坚实的基础；病因病机学说、望闻问切等诊断方法为准确使用方剂提供了先决条件；标本缓急、三因制宜、正治反治等治则治法为处方用药提供了指南；"君臣佐使"的配伍原则，药物偶、重等方剂分类方法，都成为后世方剂学的重要理论。

3. 《伤寒杂病论》 《伤寒杂病论》是东汉时期著名的医家张机（字仲景，河南南阳人）所著，全书除去重复方，共收载方剂323首。原书散落，后世整理编辑为《伤寒论》与《金匮要略》两书，《伤寒论》以六经论伤寒，《金匮要略》以脏腑论杂病。张仲景对方剂学的贡献主要如下。①辨证论治，方中蕴法。②配伍严密，药变方殊。③剂型丰富，煎服有法。④疗效卓著，流传千古。张仲景对方剂学的发展做出了巨大的贡献，被后世尊为"医圣"，誉为"经方之祖"。

（二）魏晋南北朝时期

南北朝时期，涌现了大量的方书，但大多因年湮代远，除《肘后备急方》《小品方》外，皆散佚了。

1. 《肘后备急方》 是东晋医家葛洪所著，共3卷，全书收方1060首，其中内服方714首，熏洗、贴敷、吹入、佩带等各种外用方346首，其特点是简、便、廉、验。

2. 《小品方》 是南北朝时期医家陈延之所著，共12卷。小品方对唐代方剂学的发展有较大影响，在唐代《小品方》与《伤寒论》齐名。到北宋年代即已亡佚，其佚文多保留在《外台秘要》《医心方》等书中。《小品方》比较重视伤寒、天行温疫等疾病的论治，书中提出的芍药地黄汤、茅根汤、葛根橘皮汤等方，已经体现了后世温病学的养阴生津、凉血散瘀、清热解毒等治法，弥补了《伤寒论》的不足。

3. 《刘涓子鬼遗方》 是由晋末刘涓子撰，南齐龚庆宣整理而成，是现存最早的外科专著。

（三）隋唐时期

隋唐时期的代表方书主要有孙思邈的《备急千金要方》与《千金翼方》和王焘的《外台秘要》。

1.《备急千金要方》和《千金翼方》　唐代医家孙思邈著《备急千金要方》和《千金翼方》，各30卷，收方共6500余首。收集整理了前代医家的经验良方，包括当时的名医、少数民族、文人学士、宗教界和国外传入的医方。其组方用药有三个特点：①简易见长，效果卓著。②平正取胜，配伍严密。③奇崛繁杂，尊古不泥。

2.《外台秘要》　为唐代国家图书中心——弘文馆管理员王焘利用丰富的图书资料编撰而成，全书40卷，分1104门，收方6000余首，体例严谨，引用书籍都详细注明出处，集唐代以前方书之大成，对方剂文献的保存具有重要价值。

（四）宋金元时期

1.《太平惠民和剂局方》　宋代朝廷十分重视医药方书的编撰整理，由政府组织编写了《太平圣惠方》《神医普救方》《太平惠民和剂局方》《圣济总录》《庆历善救方》及《简要济众方》等。其中影响最大的是《太平惠民和剂局方》，该书是我国历史上第一部由政府颁发的成药药典，开始编写于元丰年间，后经过多次增补，现传于世的《太平惠民和剂局方》共10卷，载方788首。

2. 专科方书　宋代专科方书发展较快，特别是外科、妇科、儿科，成就亦较高。其中，外科方书有东轩居士的《卫济宝书》、陈自明的《外科精要》等；妇科方书有陈自明的《妇人大全良方》、李师圣（一说无名氏）的《产育宝庆集》等；儿科方书有钱乙的《小儿药证直诀》、董汲的《小儿斑疹备急方论》、阎孝忠的《阎氏小儿方论》、刘昉的《幼幼新书》等。元代出现了眼科方书，如无名氏著《秘传眼科龙木论》等。

金元时期，医家们思想活跃，学术出现百家争鸣、百花齐放的气氛，医学流派崛起，涌现了方剂学研究的新方法、新学说。其中成无己及金元四大家是创造性地研究方剂学的代表人物。

3.《注解伤寒论》与《伤寒明理论》　成无己著《注解伤寒论》10卷，逐条注解《伤寒论》原文，用《黄帝内经》四气五味理论，对方剂进行剖析，阐明方剂君臣佐使的结构。后又著《伤寒明理论》4卷，其中有"药方论"1卷，选仲景方20首，从方义、制方、药理、加减、注意事项等方面进行深入论述。成无己对方剂学的贡献在于他开创了方论这一新的研究方法，清代汪昂评价说："方之有解，始于成无己。"故成无己是开方论之先河。

4. 金元四大家　刘完素、张从正、李杲、朱震亨并称"金元四大家"。刘完素倡导"火热论"，著有《伤寒直格》《素问病机气宜保命集》及《黄帝素问宣明论方》等，善用寒凉药物，创制了防风通圣散、芍药汤等多首著名方剂。张从正创立"攻下说"，著有《儒门事亲》，对汗、吐、下三法及其方剂的临床应用独辟蹊径，创制了三圣散、禹功散、木香槟榔丸等代表方剂。李杲是"补土派"宗师，著有《内外伤辨惑论》《脾胃论》《兰室秘藏》等，立有补中益气汤、升阳益胃汤等名方。朱震亨创滋阴派，著有《格致余论》《局方发挥》《丹溪心法》等，提出人体"阳常有余，阴常不足"，用药擅长滋阴降火，所制大补阴丸、虎潜丸是其学术思想的体现。

（五）明清时期

到明代，方剂学的发展已经比较成熟，方论已成为研究方剂学的重要方法，已被医家自觉运用，促进了方剂学向完整理论学科体系的发展；方剂文献整理也达到了前所未有的高度。

1.《普济方》　明初周定王朱橚等编著《普济方》，共426卷，载方61739首，是我国15世纪以前收方最多的方书，是方书文献整理高峰的标志。

2.《医方考》 吴崑著《医方考》，共6卷，分72门，选内、外、妇、儿、五官各科常用方剂700余首，每方"考其方药、考其见症、考其名义、考其事迹、考其变通、考其得失、考其所以然之故，非徒苟然志方而已"。因此，《医方考》是时最早的方论专著。（《医方考·序》）

3.《景岳全书》 张介宾著《景岳全书》共64卷，提出"新方八阵"与"古方八阵"，开创了按治法对方剂进行分类的先河，突出了治法对方剂的统帅，有提纲挈领之便。张介宾制方喜用熟地，擅长温补，所制左归丸、右归丸、大补元煎、玉女煎等，颇具法度，疗效可靠，对后世影响较大。

施沛著《祖剂》、许宏著《金镜内台方议》、李梴的《医学入门》、陶华的《伤寒六书》等都明代在方剂学发展史上有所建树的代表作。

4. 清代方剂学的特点 清代方剂学的发展其特色有以下五个方面。

第一，方论专著涌现，使方剂学的展日趋成熟。代表医家及著作有罗美的《古今名医方论》、汪昂的《医方集解》、王子接的《绛雪园古方选注》等。第二，方剂歌括风靡。代表医家及著作有汪昂的《汤头歌诀》、张秉成的《成方便读》、陈修园的《时方歌括》等。第三，温病学的发展给方剂学注入了新的内容。如吴鞠通的《温病条辨》、王孟英的《温热经纬》、俞根初的《通俗伤寒论》、杨璿的《伤寒温疫条辨》等，创制了治疗温病的较多效方名方。第四，尊经复古盛行，促进了对仲景方的深入研究。影响较大的有柯琴的《伤寒贯珠集》，黄元御的《伤寒悬解》《金匮悬解》，徐大椿的《伤寒论类方》等。第五，注重验方采集与整理，集结成书。代表作有赵学敏的《串雅内外编》，陶承熹的《惠直堂经验方》，鲍相璈的《验方新编》等。

5. 明清专科方剂发展 明清时期的专科方书更加细化，具有代表性的有陈实功的《外科正宗》为外科名著，沈之问的《解围元薮》为麻风病专著，武之望的《济阴纲目》、傅青主的《傅青主女科》为妇科专著，万全的《幼科发挥》、陈复正的《幼幼集成》为儿科专著，薛己的《口齿类要》、龙乘的《龙氏喉科秘要》、郑宏纲的《重楼玉钥》为口齿、喉科专著，傅仁宇的《审视瑶函》为眼科专著等。

（六）近现代时期

中华人民共和国成立以来，方剂学的发展取得了前所未有的丰硕成果，主要表现如下。

第一，中西医汇通与中西医结合临床与理论的研究，涌现了大量新方和促进了古方今用。张锡纯的《医学衷中参西录》是用西医理论研究方剂学的开端，陆渊雷的《伤寒论今释》等都运用了西医理论对古典方剂进行解读。1949年以来，党和国家十分重视中医事业的发展，注重中西医结合临床研究，在方剂学研究上，依据中西医的双重诊断，辅以理化检查等研制出众多有效新方。如内科的乌贝散、甘柴合剂、抗白喉合剂、冠心Ⅱ号方、速效救心丸等；外科的复方大承气汤、清胰汤、胆道排石系列方等；妇产科的二仙汤、宫外孕Ⅰ～Ⅱ号方等；儿科的龙牡壮骨冲剂；皮肤科的克银方等。古方今用主要是结合临床实际，开展相关实验研究，拓展了古方的运用范围。

第二，引进现代教育理念，开展中医人才培养，方剂学传承取得显著成就。新中国成立以后，制订了正确的中医政策，方剂学在新的历史条件下，焕发出新的生命力，在古医籍的整理出版、方剂学文献研究、方剂学教材建设等都取得了显著成就，使方剂学的传统理论得以继承。如南京中医学院（现南京中医药大学）主编的《中医方剂大辞典》等。

第三，方剂学的基础研究进展速效，成果喜人。从药理、免疫、病理、药化、生化等方面对有关方剂进行了深入研究，取得了前所未有的新成果。

第四，中成药学从方剂学中分化出来，展露新姿。随着科学技术的飞速发展，中成药在生产工艺、剂型改良、药效学、药理学、毒理学、质量标准控制和临床应用等方面，取得了举世瞩目的成就。

总之，方剂学是在历代医药学家广泛临床实践的基础上，不断发展、完善、成熟的一门学科，将随着中医药事业的全面振兴，方剂学的独特优势将会得到进一步的发挥，会对人类的健康繁衍做出新的巨大贡献。

第二节　方剂与证、法、药的关系

辨证论治是中医学的一大特点，而辨证论治的全过程要通过理、法、方、药来实现。理，就是指辨证；法，就是指立法；方，就是指选方；药，就是指遣药。

一、方剂与中药

中药是我国传统药物的总称，是中华民族在几千年的生产实践、生活实践和与疾病做斗争的过程中逐渐认识、发现的防病治病、保健强身的药材。

方剂是单味中药或多味中药联合运用的较高级的用药形式。

方剂和中药的关系是：第一，先有中药的发现和运用，后有方剂的高级形式。第二，方剂是由单味或多味中药合理配伍而成。第三，方剂的运用，加强或扩大了单味中药的功效和扩大了疗效范围，或加强了制毒纠偏的功能。第四，方剂与中药都以中医基础理论为指导，在理论上一脉相承，目标是提高临床疗效。

二、方剂与治法

治法就是治疗疾病的方法，是方剂发展到一定数量的基础上，从众多方剂和大量临床实践中总结提炼出来的带有规律性的认识，从方剂的发展到治法的产生，完成了方剂学从临床实践到理论认识的飞跃，促进了方剂学的发展。

方剂与治法的关系是：第一，治法是从方剂的临床实践中抽象出来的，因此，是先有方剂，后有治法。第二，治法一经出现，就成为方剂的应用和组方的依据。第三，方剂是体现治法和验证治法的主要手段。方剂是在辨证的基础上，按照治法的要求，选药配伍而成，治法是否正确，需要以方剂的形式在临床实践中进行检验。因此，可概括为"方从法出，以法统方"。

治法包括治疗大法和具体治法两个层次。治疗大法是针对某一共性病机提出的共性治法，如"八法"。具体治法是针对具体证候所确定的治疗方法。历代医家在《黄帝内经》的基础上，不断总结、补充、提炼治疗方法。清代医家程钟龄（程国彭）在《医学心悟》中提出"论病源，以内伤、外感四字括之。论病之情，则以寒、热、虚、实、表、里、阴、阳八字统之。而治病之方，则又以汗、和、下、消、吐、清、温、补八法尽之"是最具有代表性、概括性、系统性的总结。后世医家通常把"八法"作为常用治法的代表。兹简介如下。

1. **汗法**　汗法也叫解表法，是通过开泄腠理，调和气血，宣发肺气，以促进发汗，使邪气随汗从表而解的治疗方法。汗法主要适用表证，包括于外感表证和非外感所致，但病位在表的病证。

2. **和法**　和法又称和解法，是通过和解与调和作用，以达到祛除病邪、调整脏腑功能的治疗方法。

和法主要适用于少阳证，由于无寒热之偏，性质平和，作用缓和，因此其应用范围较为广泛，对于肝脾不和、胆胃不和、肠胃不和等证，也在其适用范围。

3. **下法**　下法又称"泻下法"，是通过泻下通便、荡涤胃肠、攻逐水饮等作用，将宿食、积滞、积水、瘀血、痰结等有形实邪从下窍排出的治疗方法。下法主要适用于中焦和下焦的里实病证。

4. **消法**　消法具有消导、消散、消磨、消除等含义，是通过消食导滞、消坚散结等作用，使结聚于体内的气、血、痰、食、水、虫等有形之邪渐消缓散的治疗方法。主要适用于饮食停滞、气滞血瘀、疳积虫积、痰饮不化、癥瘕积聚、水湿内停等有形实邪。

5. **吐法**　又称"涌吐法"，是通过引起呕吐以祛除上焦的有形实邪的治疗方法。主要适用于停留在咽喉、胸膈、胃脘的痰涎、宿食和毒物等有形实邪。

6. **清法**　清法又称"清热法"，是通过清热、泻火、凉血、解毒等作用，以清除在内的温热火毒之邪的治疗方法。清法主要针对里热证而设，适用于气分热证、营血分热证、火毒热盛证、暑热证、脏腑热证、虚热证等属里热证者。

7. **温法**　温法又称"温里法"，是通过温里、散寒、回阳、通脉等作用，以祛除里寒证的治疗方法。温法主要针对里寒证而设，主要适用于中焦虚寒、亡阳厥逆、寒凝经脉等属于里寒证者。

8. **补法**　补法又称为"补益法"，是通过补益人体气、血、阴、阳之不足，增强脏腑功能，治疗各种虚证的治疗方法。补法主要针对虚证而设，适用于人体气、血、阴、阳不足和脏腑功能低下等属于虚证者。

八法在针对单纯病机时可单独使用，在针对复杂病机时常常多种治法配合使用。程钟龄在《医学心悟·医门八法》中说"一法之中，八法备焉，八法之中，百法备焉"，强调在具体运用时，要知常达变，灵活使用。八法作为常用治法，在临床上被广泛使用，但其并不能概括所有治法，后世医家通过临床实践，先后补充了开窍法、固涩法、安神法、息风法等，丰富和拓展了治疗方法。

三、方剂与病证

证是疾病在发展过程中不同阶段的病机概括，是辨证的结果。方剂则是在辨证的基础上，确定治法，遣药配伍而成的针对具体病证的个性化用药方案。体现了法随证立，方从法出，以法统方的原则。因此，方剂与病证的关系是"方证对应"或"方证相关"，这也是方剂学的重要学术特征。在研究前人成方和创制新方时，不能脱离病证而谈方，只有在辨清所治病证的病机证候，力求所选药物的配伍与主治病证之间形成高度对应，才能提高临床疗效。

第三节　方剂的组成与变化

PPT

一、方剂的组成原则

方剂不是药物的简单堆砌相加，而是需要遵守一定的原则，这个原则就是君、臣、佐、使。

君药，是针对主病或主证起主要治疗作用的药物。君药是方剂的灵魂，不能缺失，在处方中常常量大而味少。

臣药，臣药在处方中的地位仅次于君药，除单方外，大多数复方皆配伍有臣药。臣药的意义有二：一是协助君药治疗主病或主证，即辅助君药解决主要矛盾的药物；二是针对兼病或兼证起主要治疗作用的药物，以解决次要矛盾。

佐药，在处方中佐药的意义有三：一是佐助，即加强君药、臣药的治疗作用，或直接针对次要症状，解决次要矛盾。二是佐制，即减轻或消除君药、臣药毒烈之性，减轻对人体的损害。三是反佐，即根据病情需要，在方中配伍少量与君药、臣药性味或作用相反而又在治疗中起相承作用的药物。

使药，使药在处方中的意义有二：一是引经药，即引经报使之义，是引导他药直达病所的药物；二是调和药物，是指能调和处方中君、臣、佐药的性能，协调诸药的作用或起矫味作用的药物。

君、臣、佐、使在处方中虽然各有分工，但其对君药的意义是：增强、提高其疗效，扩大其适用范围，减轻或消除其毒副作用，配伍君药共同达到高效、安全的目的。

二、方剂的组成变化

方剂的组成变化，包括药物组成变化、药物用量变化和剂型改变等三个方面。

（一）药味加减变化

药味加减变化，是指在君药不变的前提下，增加方中没有的药物或减少方中原有的药物，以适应病情变化的需要，这种变化又称为"随证加减"。随证加减可出现两种情况，一种是主证不变，随兼证的不同而变化其他组成药物。二是方剂组成的增减，改变了原方主要药物的配伍关系，致使其主治与功用与原方不尽相同。

（二）药量加减变化

药量加减变化，是指方剂中组成药物不变，只增加或减少方中药物的用量。由于药物的剂量与药力大小、作用强弱有密切关系，药物剂量的增减，常常能改变方中各药物之间的主次地位、配伍关系以致改变方剂的功效与主治。如四逆汤与通脉四逆汤，两方均由附子、干姜、炙甘草组成，虽然通脉四逆汤中附子和干姜剂量加大，但君、臣、佐使的关系未变，主治证虽有区别，但也仅是病情轻重的区别（表1-1）。这种变化属于量变范围。

表1-1　四逆汤与通脉四逆汤比较

方名	组成药物			功用	病机	主治证候
	君	臣	佐使			
	生附子	干姜	炙甘草			
四逆汤	一枚	一两五钱	二两	回阳救逆	阳衰阴盛	四肢厥逆，恶寒倦卧，腹痛下利清谷，脉微沉细
通脉四逆汤	一枚（大者）	三两	二两	回阳通脉	阴盛格阳	四肢厥逆，身反不恶寒，其人面色赤，下利清谷，脉微欲绝

又如小承气汤与厚朴三物汤，均由大黄、枳实、厚朴三味药物组成，小承气汤以大黄四两为君药，枳实三枚、厚朴二两为臣、佐，重在泻热通便；厚朴三物汤中厚朴用量增至八两，故以厚朴为君药，枳实五枚，较小承气汤增加二枚为臣，大黄量不变为佐、使，功能行气通便，功用与主治病证亦发生变化（表1-2）。小承气汤和厚朴三物汤之间，由于药物剂量的变化，引起配伍关系发生变化，使其功用、病机、主治病证有了很大的区别，这属于质变的范围。

表1-2　小承气汤与厚朴三物汤的比较

方名	组成药物			功用	病机	主治证候
	君	臣	佐使			
小承气汤	大黄 四两	枳实 三枚	厚朴 二两	泻热通便	阳明腑实	大便秘结，潮热谵语，脘腹痞满
厚朴三物汤	厚朴 八两	枳实 五枚	大黄 四两	行气通便	气滞便秘	脘腹满痛不减，大便秘结

（三）剂型更换变化

同一个处方，药物组成和剂量相同，由于配制剂型不同，其功效和主治病证的轻重缓急也有明显区别。如抵当汤和抵当丸，两方均由水蛭、虻虫、大黄、桃仁组成，药物剂量也相同，功效基本相同，都能活血祛瘀而治下焦蓄血证，汤剂效快而力峻，治身热、发狂或如狂，少腹硬满，小便自利之重证；丸剂效慢而力缓，治疗身热，少腹满，小便自利等轻证（见表1-3）。

表1-3　抵当汤与抵当丸的比较

方名	组成药物				功效	主治病机	主治病证
	水蛭	虻虫	大黄	桃仁			
抵当汤	三十条	三十条	三两	二十个	破血祛瘀	下焦蓄血	身热，少腹硬满，小便自利，发狂或如狂
抵当丸	二十条	二十条	三两	二十五个			身热，少腹满，小便自利

临床用方时，需要根据病情轻重缓急与服用方便等的需要，调整剂型。

方剂组成变化的三种形式，既可以单独使用，也可以结合使用。

方剂组成的君、臣、佐、使，说明方剂配制具有原则性，方剂组成的变化，说明方剂在临床应用时具有灵活性。

第四节　方剂的剂型

剂型，是根据病情的需要，结合药物的性质与给药途径，将配伍好的药物原料加工制成适宜的制剂。剂型的使用是为了发挥方剂的最佳疗效，消除或降低药物的毒、副作用与烈性，便于运输、贮藏和临床应用，提高方剂的有效性、稳定性和安全性。历代医家在临床实践中创制丰富剂型形式，从给药途径来分，可分为内服剂型和外用剂型；从剂型形态可分为固体剂型、液态剂型、半固态剂型等。现将常用剂型简介如下。

一、汤剂

汤剂，又称为"汤液"，是将处方药物饮片混合，加水或酒浸泡后，再煎煮一定时间，去渣取汁而成的液态剂型。汤剂既可内服，又可外用。其特点是吸收快，作用迅速，便于随证加减，缺点是煎煮、携带不方便，口感多苦而不易于接受，药渣中的有效成分未完全煎煮出来，易于造成药物资源浪费。

二、散剂

散剂，是将单味药物或多味药物粉碎，混合均匀，制成的粉末状制剂。散剂分内服散剂和外用散剂两种。散剂的特点是吸收快，作用迅速，节省药材，便于携带，服用方便等优点。内服散剂如七厘散、行军散等，外用散剂如金黄散、生肌散、冰硼散等。

三、丸剂

丸剂，又称药丸，是将药物研制成细末，或用药物提取物，添加适当的黏合剂或其他辅料而制成的球形固体剂型。常用的丸剂有蜜丸、水丸、糊丸、浓缩丸等。其特点是吸收缓慢，药效持久，节省药材，便于运输、贮藏和服用。

四、膏剂

膏剂，是将药物用水或植物油煎熬去渣浓缩而成的剂型。膏剂分内服和外用两种。内服膏剂有流浸膏、浸膏、煎膏三种；外用膏剂有软膏、硬膏两种。膏剂的特点是体积小，浓度高、便于运输和贮藏，内服、外用方便。

五、酒剂

酒剂，古称"酒醴"，又叫"药酒"。是指将配方药材用白酒或黄酒浸泡，或加温隔水炖煮，去渣取液而成的液体制剂。酒剂有内服和外用两种。酒剂以酒为溶媒，酒具有活血通络之功且易于发散可助药性发挥。

六、丹剂

丹剂，又称为"丹药"。是将汞、硝、矾、硫黄等矿石类药物经高温炼制而成的不同结晶形状的无机化合物制品，称为丹。如白降丹等。其特点是用量少，药效确切，便于携带。缺点是毒性较大，一般只宜外用。此外，也将一些贵重药品或药效显著的药物称为"丹"，它没有固定剂型，如大活络丹、小活络丹等。

除以上常用剂型外，还有茶剂、露剂、锭剂、条剂、线剂、搽剂、栓剂、冲剂、片剂、糖浆剂、口服液、注射剂、胶囊剂、气雾剂等多种剂型。在临床上常根据病情需要，选择不同的剂型以提高疗效。

第五节　煎药法与服药法

PPT

煎药法与服药法，是方剂运用的一个重要环节，对方剂功效的发挥产生重要影响。正如徐大椿在《医学源流论》中说："病之愈不愈，不但方必中病，方虽中病，而服之不得其法，则非特无助，而反有害，此不可不知也。"现将煎药法与服药法简述如下。

一、煎药法

煎药法主要针对汤剂的制备，煎药法是否得当，对药效有着较大的影响。

（一）煎药用具

煎药用具一般选择砂锅、瓦罐、搪瓷、不锈钢等，化学性质稳定，导热均匀，保温效果好的器具。忌用铁、铜、铝等金属器具，易与药物发生化学反应，产生毒副作用。

（二）煎药溶媒

煎药溶媒主要是水，少数药物用酒等。水的选择主要是以水质清洁，可供饮用的水均可作为煎药用水，如井水、自来水、矿泉水、蒸馏水等。用水量则根据药物质地、药物剂量和煎药时间、给药途径而确定。

（三）煎药火候

火候，是指煎药时火热的缓急与火力的大小，有"文火"与"武火"之分。文火，即小火，即火力较小较缓之火；武火，即大火，即火力较大较急之火。文火与武火的选择要根据病情的需要和药物的性质来确定。一般解表剂、芳香类药物、泻下剂、清热剂等，宜武火急煎；补益类、矿物类、化石类、贝甲类、有毒类药物，宜文火久煎。

（四）特殊煎法

特殊煎法是根据药物的特点，有效成分的性质，结合病情的需要，为使功效发挥最佳而采取的煎药措施。常用的特殊煎法有先煎、后下、包煎、另炖或另煎、烊化、冲服等。

二、服药法

服药方法包括服药时间、服用方法、服药食忌、药后调护等。

（一）服药时间

服药时间科学合理与否，与临床疗效有密切关系。一般情况下，补阳药、利湿药、催吐药宜于清晨服用，解表药、益气药宜于午前服用，泻下药宜于午后、日晡时或入夜服用，滋阴药宜于入夜服用，安神药宜于睡前服用。

（二）服药方法

服用汤剂，一般为每天1剂，分2~3次温服，临床上服用中药需要根据不同的病证及药物特点采取不同的服用方法，才能充分发挥药效，取得较好的效果。常用的服药方法如下。

1. **冷服** 寒凉药物适合于冷服，主要适应于热证。出现真热假寒证的热药，也常采用冷服。
2. **热服** 温热药物宜合于热服，主要适应于寒证。出现真寒假热证的寒药，也常采用热服。
3. **食前服** 治疗病位在中、下焦或补益药物，宜于食前服用。
4. **食后服** 治疗病位在上焦（心、肺）的药物，宜于食后服。
5. **空腹服** 治疗病位在四肢、血脉或驱虫的药物，宜于空腹服用。
6. **顿服** 治疗病位在下部的药物，可采用顿服法。
7. **频服** 治疗病位在上部的药物，可采用频服法。
8. **发病前服** 治疗疟疾或预防性的药物，多采用发病前服用。

（三）药后调护

药后调护，是指患者服后后调养与护理，是服药的重要内容，对提高药物疗效和加强患者身体康复的发挥有重要作用。

服用解表药需要观察汗出情况，服用泻下、驱虫药物需要观察大便排出情况，服用利水、逐水剂需要观察小便的颜色、排出量、气味等情况，服用泻下、逐水剂需要观察呼吸、脉象、血压、神色等变化等。此外，还需要告诫患者慎劳役、戒房事、节恚怒等。

（四）服药食忌

服药食忌，是指服药期间的饮食禁忌。主要包括一般病症对饮食的禁忌和药物对饮食的禁忌。如《医学心传全书》强调"寒病忌生冷，热病忌温性，如辣椒之品……气病忌酸敛之品"等，属于一般病症禁忌；《本草经集注》记载"有术，勿食桃、李及雀肉、葫蒜、青鱼鲊……有半夏、菖蒲，勿食饴糖及羊肉。有细辛勿食生菜"等属于药物禁忌。对忌食理由归纳起来主要有两个方面：一是对疾病而言，食用禁忌食物可能会旧病复发或变生新病；二是对药物来说，食用禁忌食物可能会降低药物的疗效或产生不良反应。如《格致余论》记载："恣意犯禁，旧染之证与日俱积。"《备急千金要方》记载："凡饵药之人不可食鹿肉，服药必不得力，所以然者，以鹿常食解毒之草，是故能制毒散诸药故也。"

📖 **知识拓展**

表1-4　古今药物剂量换算参考表

年代	朝代	重量	市制	容量	市制
公元前1066~前221年	周	一两	0.46	1升	0.1937升
公元前221~前206年	秦	一两	0.52	1升	0.3542升
公元前206年~公元23年	西汉	一两	0.45	1升	0.3542升
公元25~220年	东汉	一两	0.45	1升	0.1981升
公元220~420年	魏晋	一两	0.45	1升	0.2023升
公元420~589年	南宋	一两			
	南齐	一两	0.67	1升	0.2972升
	梁	一两	0.45	1升	0.1981升
	陈	一两	0.45	1升	0.1981升
公元386~581年	北魏	一两	0.45	1升	0.3963升
	北齐	一两	0.89	1升	0.3963升
	北周	一两	0.50	1升	0.2105升
公元581~618年	隋（开皇）	一两	1.34	1升	0.5944升
	隋（大业）	一两	0.45	1升	0.1981升
公元618~907年	唐	一两	1.19	1升	0.5944升
公元907~960年	五代	一两	1.19	1升	0.5944升
公元960~1279年	宋	一两	1.19	1升	0.6641升
公元1279~1368年	元	一两	1.19	1升	0.9488升
公元1368~1644年	明	一两	1.19	1升	1.0737升
公元1644~1911年	清	一两	1.19	1升	1.0355升

表1-5 特殊计量含义与折算表

单位	含义	折算
方寸匕	量器，古尺1平方寸。形如刀匕	容量约2.7ml
钱匕	计量单位，即汉代五铢钱，抄取药物不落地为度	为方寸匕的6/10~7/10
钱五匕	计量单位，用药末盖住五铢钱上的"五"字	约为1钱匕的1/4
刀圭	量器，形如刀头的圭角。端尖，中低	约一方寸匕的1/10
字	计量单位，即"开元通宝"之四个铸字，计量时用药末填没一字	
铢	重量单位	汉代为100粒黍米的重量，24铢为1两；晋代为10粒黍米的重量，6铢为1分，4分为1两

执医考点

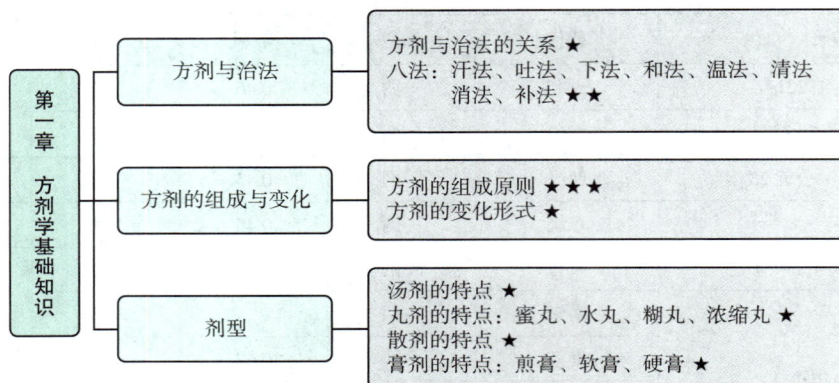

目标检测

答案解析

单项选择题

1. 方剂学成为一门独立的学科是在（　　）
   A. 隋唐时期　　　　　　　　B. 宋元时期　　　　　　　　C. 明清时期
   D. 20世纪50年代　　　　　　E. 秦汉时期

2. 我国现存最早的方书是（　　）
   A.《黄帝内经》　　　　　　　B.《五十二病方》　　　　　　C.《伤寒杂病论》
   D.《备急千金要方》　　　　　E.《外台秘要》

3. 我国历史上第一部方论专著是（　　）
   A.《黄帝内经》　　　　　　　B.《伤寒论》　　　　　　　　C.《金匮要略》

D.《伤寒明理论》　　　　　　　E.《医方考》

4. 被誉为"方书之祖"的方书著作是（　　）

    A.《黄帝内经》　　　　　　　B.《五十二病方》　　　　　　C.《伤寒杂病论》

    D.《备急千金要方》　　　　　E.《外台秘要》

5. 我国历史上第一部由政府编制的成药药典是（　　）

    A.《济生方》　　　　　　　　B.《普济方》　　　　　　　　C.《圣济总录》

    D.《太平惠民和剂局方》　　　E.《太平圣惠方》

6. 15世纪前收方最多的一部方书是（　　）

    A.《伤寒杂病论》　　　　　　B.《外台秘要》　　　　　　　C.《医方集解》

    D.《普济方》　　　　　　　　E.《医方考》

7.《中医方剂大辞典》编辑出版是在（　　）

    A. 宋代　　　　　　　　　　B. 明代　　　　　　　　　　C. 清代

    D. 民国时期　　　　　　　　E. 现代

8. 方剂学的重要学术特征是（　　）

    A. 方药　　　B. 方证　　　C. 治法　　　D. 药物配伍　　　E. 辨证

9. 决定方剂疗效的关键是（　　）

    A. 方中药味多　　　　　　　　　　B. 药量大

    C. 药多量大　　　　　　　　　　　D. 方药配伍与方证病机之间的相关程度低

    E. 方药配伍与方证病机之间的相关程度高

10. 提出"八法"的医家是（　　）

    A. 汪昂　　　B. 李东垣　　　C. 程钟龄　　　D. 成无己　　　E. 吴崑

11. 运用成方或创制新方的依据是（　　）

    A. 治法　　　B. 药物　　　C. 证候　　　D. 病因　　　E. 病性

12. 下列不属于汗法治疗范围的病证是（　　）

    A. 麻疹初起，疹出不透　　　B. 水肿，腰以上肿甚　　　C. 痢疾初起而有寒热表证

    D. 脾虚腹满　　　　　　　　E. 疮疡初起而有寒热表证

13. 吐法适用于实邪壅盛、病情急迫的哪些病位的病证（　　）

    A. 上焦　　　B. 中焦　　　C. 下焦　　　D. 中上焦　　　E. 中下焦

14. 方剂中的君药是指（　　）

    A. 针对主病或主证起辅助治疗作用的药物

    B. 针对主病或主证起主要治疗作用的药物

    C. 针对兼病或兼证起治疗作用的药物

    D. 缓和药物峻烈之性和刺激性的药物

    E. 直接治疗兼证的药物

15. 下列哪一项不是臣药的特点（　　）

    A. 药力强　　　　　　　　　B. 药量较君药小　　　　　　C. 药味较君药多

    D. 药力较君药小　　　　　　E. 与君药多有特定的增效配伍关系

16. 方剂中的佐制药物是指（　　）

    A. 能消除或制约君、臣药的毒性、烈性和不良反应的药物

    B. 针对兼病或兼证起治疗作用的药物

C．能协助君、臣以加强治疗作用的药物

D．直接治疗兼证的药物

E．起矫味作用的药物

书网融合⋯⋯

知识回顾

习题

第二章 | 解表剂

学习目标

知识要求：

1. 掌握麻黄汤、桂枝汤、九味羌活汤、小青龙汤、银翘散、桑菊饮、麻杏石甘汤、败毒散等方剂的组成、功用、主治病证、配伍特点及随证加减规律。

2. 熟悉解表剂的概念、适应证、分类与使用方法。

3. 了解三拗汤、华盖散、大青龙汤、桂枝加葛根汤、桂枝加厚朴杏子汤、止嗽散、柴葛解肌汤、参苏饮、麻黄细辛附子汤的组成、功用、主治病证。

技能要求：

1. 会背诵麻黄汤、桂枝汤、九味羌活汤、小青龙汤、银翘散、桑菊饮、麻杏石甘汤、败毒散的方歌。

2. 学会鉴别风寒外感、风热外感、体虚外感，并选择适当的解表方剂进行治疗。

第一节 概 述

PPT

【含义】凡以解表药为主组成，具有发汗、解肌、透疹等作用，主治表证的方剂，称为解表剂。属于"八法"中的"汗法"。

【适应范围】解表剂是为治疗表证而设。表证是外感六淫邪气入侵肌表肺卫所致的病证，临床表现以恶寒发热，头身疼痛，无汗或有汗，苔薄白，脉浮等为特征。表证因感受六淫和体质的不同，而分为风寒表证、风热表证、体虚外感等。麻疹、疮疡、水肿、痢疾等初起亦多兼表证，均可选用解表剂进行治疗。

【分类】解表剂因适用于不同表证而分为辛凉解表剂、辛温解表剂、扶正解表剂三大类。辛温解表剂由辛温解表药物为主组成，适用于风寒表证，代表方有麻黄汤、桂枝汤、九味羌活汤、小青龙汤等。辛凉解表剂由辛凉解表药物为主组成，适用于风热表证，代表方如银翘散、桑菊饮、麻黄杏仁石膏甘草汤等。扶正解表剂由补益药物配伍解表药物组成，适用于表证兼正气虚弱之证，如败毒散等。

【使用注意】①使用解表剂当辨证准确，有表证时才能使用，若表证已解，则不宜使用。②解表多用辛散清扬药物,不宜久煎,以免药性耗散,作用减弱。③凡服用解表剂之后,宜避风寒,或增衣被,或辅之以粥,以助汗出。④解表剂宜于饭后温服,服后禁食生冷油腻食物,以免影响药物吸收和药效发挥。

第二节　辛温解表剂

麻黄汤
(《伤寒论》)

微课　　PPT

【组成】麻黄(去节)三两(9g),桂枝二两(6g),杏仁(去皮尖)七十个(6g),炙甘草一两(3g)。

【用法】以上四味,以水九升,先煮麻黄减二升,去上沫,纳诸药,煮取二升半,去滓,温服八合,覆取微似汗,不须啜粥,余如桂枝法将息。

【功用】发汗解表,宣肺平喘。

【主治】风寒束表,肺气失宣证　症见恶寒发热,头疼身痛,无汗而喘,舌苔薄白,脉浮紧。

【病机分析】风寒之邪由外而入侵袭肌表,营卫首当其冲。寒性收引凝滞,寒邪伤于卫,则卫阳被遏,使卫阳温煦功能失调,故恶寒;卫气向外抗御寒邪,正邪交争,则发热;正邪交争于头部,经气不利,则头痛;寒邪束表,腠理闭塞,卫气司开合功能失调,汗液不能外泄则无汗。寒邪伤于营,至营阴郁滞不畅,经脉不通,不通则痛,故身痛。肺主气属卫,外合皮毛。寒邪束表,影响肺气宣发肃降,则上逆为喘。舌苔薄白,脉浮紧,皆为风寒袭表之征。故本证为邪实而正未虚的风寒表实证。

【配伍意义】本方证由风寒束表,肺气失宣所致,治当发汗解表,宣肺平喘。方中麻黄苦辛性温,归肺与膀胱经,具有发汗解表,宣肺平喘之功,既驱在表之风寒以除致病之因,又泄闭郁之肺气以复肺气之宣发,为君药。桂枝辛温,具有发汗解肌,温经通脉之功,既助麻黄解表逐邪,使发汗之功益著,又畅行营阴,使疼痛之症得解,为臣药。杏仁苦而微温,功专降气,止咳平喘,与麻黄配伍,一宣一降,以恢复肺气之宣降,增强宣肺平喘之功,为佐药。炙甘草既能助麻、杏以止咳平喘,又能益气和中,调和药性,故为使药而兼佐药之用。四药配伍,寒邪得散,营卫得通,肺气得宣,则诸证可愈。

【配伍特点】

1. 麻黄配伍桂枝,一发卫气之郁以开腠理,一透营分之郁以行血滞,相须为用,以增强发汗解表之功。

2. 麻黄配伍杏仁,相使为用,宣降相应,以增强平喘之力。

【临床运用】

1. 证治要点　本方是治疗外感风寒表实证的代表方剂。临床以恶寒发热,无汗而喘,脉浮紧为证治要点。

2. 加减应用　若喘急胸闷,咳嗽痰多,表证不甚者,去桂枝,加苏子、半夏以化痰止咳平喘;若鼻塞流涕重者,加苍耳子、辛夷花以宣通鼻窍;兼里热烦躁、口干,加石膏、黄芩以清泻郁热。

3. 现代应用　感冒、发热、咳嗽、咳喘、水肿、痹证、鼻炎、风疹等辨证属风寒表实证者。

【附方】

1. 三拗汤(《太平惠民和剂局方》)　组成:麻黄、杏仁、甘草各等份(各30g)。用法:共为粗末,每服五钱（15g），生姜五片，水煎温服。功用：宣肺解表。主治：感冒风邪，鼻塞声重，语音不出，咳嗽胸闷。

2. **华盖散（《博济方》）**　组成：紫苏子（炒）、麻黄（去根节）、杏仁（去皮尖）、陈皮（去白）、桑白皮、赤茯苓（去皮）各一两（30g），甘草半两（15g）。用法：为末，每服二钱（6g），水煎温服。功用：宣肺解表，祛痰止咳。主治：素体痰多，肺感风寒证。见咳嗽上气，呀呷有声，吐痰色白，胸膈痞满，鼻塞声重，恶寒发热，苔白润，脉浮紧。

3. **大青龙汤（《伤寒论》）**　组成：麻黄（去节）六两（12g），桂枝二两（6g），炙甘草二两（6g），杏仁（去皮尖）四十粒（6g），石膏（碎）如鸡子大（18g），生姜三两（9g），大枣（擘）十二枚（3g）。用法：水煎温服，取微似汗。主治：外感风寒，里有郁热证。症见恶寒发热，头身疼痛，无汗，烦躁，口渴，脉浮紧。亦治溢饮，症见身体疼重，或四肢浮肿，恶寒身热，无汗，烦躁，脉浮紧。

【病案链接】陈某，年六旬，小贸营生，日在风霜雨雪中行走，冬月感寒……患者蒙头而卧，自云头痛甚不能转侧，足筋抽痛，不能覆地，稍移动，则痛欲死，发热无汗，脉紧有力，乃太阳伤寒证也。即以麻黄汤取汗，果微汗出而头足痛减，稍能进粥食。以其元气素亏，继进桂枝新加汤四剂，痛减，食更增，调理月余，始能外贸。（《湖南中医医案选辑》）

【方歌】

麻黄汤中用桂枝，杏仁甘草四般施。

恶寒发热头项痛，喘而无汗服之宜。

> **📝 知识拓展**
>
> ### 关于常汗、病汗、药汗的鉴别
>
> 常汗，即在生理情况下因紧张、运动、劳动、进食等情况下的出汗，是对人体阴阳的一种调节形式。病汗，即机体感受阳邪、气虚不固、阴虚阳热等情况下，腠理疏松不固，营阴外泄而为汗或阳热逼津外泄而为汗。药汗，即使用发汗解表药，促其汗出，使病邪随汗排出体外。

桂枝汤
（《伤寒论》）

微课　PPT

【组成】桂枝（去皮）三两（9g），芍药三两（9g），炙甘草二两（6g），生姜（切）三两（6g），大枣（擘）十二枚（3g）。

【用法】上五味，以水七升，微火煮取三升，温服一升。服已须臾，啜热稀粥一升余，以助药力。温覆令一时许，漐漐微似有汗者益佳，不可令如水流漓，病必不除。若一服汗出病瘥，停后服，不必尽剂；若不汗更服如前法；又不汗，后服小促其间，半日许，令三服尽。若病重者，一日一夜服，周时观之，服一剂尽，病证犹在者，更作服；若汗不出，乃服至二三剂。禁生冷、黏滑、肉、面、五辛、酒酪、臭恶等物。

【功用】解肌发表，调和营卫。

【主治】**外感风寒，营卫不和证**　症见头痛发热，汗出恶风，鼻鸣干呕，苔白不渴，脉浮缓或浮弱者。

【病机分析】营为阴，卫为阳，营行脉中，卫布脉外。营阴依赖卫阳固摄行脉中而不溢出脉外，卫阳依附营血行脉外而不散失。无论外感、内伤，凡影响营卫的协调和谐关系，均可形成营卫不和证。本方证主治之营卫不和由外感风寒所致。风寒入侵，卫阳奋起抗邪于外，故发热；风邪客于肌表，经脉不利，故头痛；风性开泄，每致腠理开而营阴为之外泄，加上卫阳与风寒之邪抗争于外，失于卫外固摄之能，不能固守营阴于内而外泄，故见汗出；汗出肌疏，不胜风袭，故恶风；汗出伤阴，营阴不足，故脉缓。肺主气，外合皮毛，开窍于鼻。风寒外袭，经肌肤口鼻而入，肺失宣肃，气道不利，故见鼻塞或流清涕，呼吸时见鼻鸣。肺与胃经脉相通，手太阴肺经环行胃口，肺气肃降，有助于胃气下行，今肺气不利，影响于胃，致胃气不和，胃气上逆，故见干呕。

【配伍意义】本方证为外感风寒，营卫不和证。治当解肌发表，调和营卫。方中用桂枝，辛甘而温，协助卫阳，温通经络，发汗解表，祛在表之风寒，为君药。芍药酸收，益阴敛营，且制桂枝之发散，使汗不伤津，为臣药。君臣相配，一散一收，一治卫强，一治营弱，共调营卫，使发汗而不伤阴，止汗而不恋邪，有相反相成之妙。生姜辛温，助解表散寒，兼能温中止呕；大枣甘温，助白芍养血益营，兼能益气补中。姜枣相配，专行脾之津液而和营卫，共为佐药。甘草合桂枝辛甘化阳以实卫，合芍药酸甘化阴以和营，功兼佐使。诸药相配，发中有补，散中有收，邪正兼顾，阴阳并调，共建解肌发表，调和营卫之功。

【配伍特点】

1. 发散药与酸收药配伍，散中有收，汗不伤正。
2. 助阳药与益阴药同用，阴阳兼顾，营卫并调。

【临床运用】

1. 证治要点　本方为解肌发表，调和营卫的代表方。以恶风、发热、汗出、脉浮缓为证治要点。

2. 加减应用　若恶风寒较甚者，加防风、荆芥、淡豆豉疏散风寒；体质虚弱者，加黄芪益气补虚，助正气以祛邪；见咳喘者，加杏仁、苏子、桔梗宣肺止咳平喘。

3. 现代应用　感冒、流行感冒、产后及病后发热，出汗异常（盗汗、自汗、黄汗）、风湿性关节炎、妊娠呕吐、心律不齐、颈椎病、遗精、过敏性鼻炎、荨麻疹等辨证属于营卫不和证的多种疾病。

【附方】

1. 桂枝加葛根汤（《伤寒论》）　组成：桂枝（去皮）二两（6g），芍药二两（6g），生姜三两（9g），炙甘草二两（6g），大枣十二枚（3枚），葛根四两（12g）。用法：以水一斗，先煮葛根，减二升，纳诸药，煮取三升，温服一升，覆取微似汗，不需啜粥，余如桂枝法将息及禁忌。功用：解肌发表，升津舒经。主治：风寒客于太阳经输，营卫不和之恶风、汗出、项背强几几。

2. 桂枝加厚朴杏子汤（《伤寒论》）　组成：桂枝（去皮）三两（9g），芍药三两（9g），生姜三两（9g），炙甘草二两（6g），大枣十二枚（3枚），厚朴（炙，去皮）二两（6g），杏仁五十枚（6g）。用法：以水七升，微火煮取三升，去滓，温服一升，覆取微似汗。功用：解肌发表，降气平喘。主治：宿有喘疾，又感风寒而见桂枝汤证者；或风寒表证误用下法，表证未解而见微喘者。

【病案链接】里间张太医家一妇，病伤寒，发热、恶风、自汗、脉浮而弱。予曰：当服桂枝汤，彼云家有自合者，予令三啜之，而病不除，予询其药中用肉桂耳。予曰：肉桂与桂枝不同。予自治以桂枝汤，一啜汗解。（《伤寒九十论》）

【方歌】

桂枝汤治太阳风，芍药甘草姜枣同；
解肌发表调营卫，表虚有汗此为功。

> **🔖 知识拓展**
>
> ### 关于"卫强营弱"
>
> 外感风寒，营卫不和证，《伤寒论》称之为"卫强营弱"。所谓"卫强"，是指风邪侵袭，卫阳抗邪，有邪气实之意；所谓"营弱"，是指汗出、恶风、脉缓。

九味羌活汤
（张元素方，录自《此事难知》）

微课　PPT

【组成】羌活一两半（9g），防风一两半（9g），苍术一两半（9g），细辛五分（3g），川芎一两（6g），白芷一两（6g），生地黄一两（6g），黄芩一两（6g），甘草一两（6g）。

【用法】上九味，㕮咀，水煎服，若急汗，热服，以羹粥投之；若缓汗，温服，而不用汤投之。

【功用】发汗祛湿，兼清里热。

【主治】**外感风寒湿邪，内有蕴热证**　症见恶寒发热，肌表无汗，头痛项强，肢体酸楚疼痛，口苦微渴，舌苔白或微黄，脉浮或浮紧。

【病机分析】本方证由外感风寒湿邪，兼内有蕴热所致。风寒湿邪侵犯肌表，卫阳被遏，正邪交争于表，故恶寒发热。寒为阴邪，其性收引，湿为阴邪，其性重浊而黏滞。太阳主一身之表，其经络循行头顶，过项夹脊，寒邪客于肌表，肌肉，致腠理闭塞，经络阻滞，气血运行不畅，故肌表无汗，头痛项强，肢体酸楚疼痛。里有蕴热，故口苦微渴。苔白或微黄，脉浮等，是表证兼里热之征。本证多见于阳盛之体感受寒湿之邪，湿郁化热，从而形成外有表证，里有蕴热的表里同病，但以表证为主的证候特征。

【配伍意义】本方体现解表祛湿之法。方中用羌活辛苦性温，散表寒、祛风湿、利关节、止痹痛，为治风寒湿邪在表之要药，为君药。防风辛甘性温，祛风燥湿，长于散风邪，治一身痛；苍术辛苦而温，专入脾胃，主治风寒湿痹，两药相合，助羌活祛风散寒，除湿止痛，共为臣药。细辛、白芷，辛温芳香，祛风散寒止痛。川芎辛温，为"血中之气药"，生地、黄芩清泄里热，并防诸辛温燥烈之品伤津。细辛、白芷、川芎、生地、黄芩五药共为佐药。甘草调和诸药为使。九味药物配伍，既能统治风寒湿邪，又能兼顾协调表里，共成发汗祛湿，兼清里热之剂。

【配伍特点】

1. 本方升散药与清热药配合使用，达到"升者不峻，寒者不滞"。

2. 本方体现了"分经论治"的基本结构。配方药备六经，通治四时，运用灵活，对后世多有启迪。

【临床运用】

1. **证治要点**　本方主治四时感冒风寒湿邪，表实无汗而兼有里热证的常用方剂。以恶寒发热，头痛无汗，肢体酸楚，口苦微渴为辨证要点。

2. **加减应用**　若湿较轻，肢体酸楚不甚者，可去苍术、细辛以减其温燥之性；若肢体关节痛剧者，加独活、威灵仙、姜黄等，以加强宣痹止痛之功。里热盛而烦渴者，可加石膏、知母清热除烦止渴。

3. **现代应用**　感冒、偏头痛、急性肌炎、风湿性关节炎、腰肌劳损、荨麻疹等属于外感风寒湿邪，兼有里热证候者。

【病案链接】某男，30岁，工人，1980年5月13日初诊。头项部转动不便，左颈项肩部牵拉样痛已半月，经针推治疗效果不明显。近日疼痛加甚，且影响左手臂活动，外观呈斜颈，左颈项肩部按压痛明显。证属风寒湿邪阻滞经络，治宜祛风胜湿通络，用九味羌活汤去生地、黄芩，加天仙藤、陈皮、葛根。5月16日复诊：服药3剂，左颈项肩部疼痛减轻，守方加当归以活血止痛，又3剂病愈。(《江西中医药》1984，4：29）

【方歌】

九味羌活用防风，细辛苍芷与川芎，
黄芩生地同甘草，分经论治宜变通。

小青龙汤
(《伤寒论》)

微课　　PPT

【组成】麻黄(去节)三两(9g)，芍药三两(9g)，细辛三两(9g)，干姜三两(9g)，炙甘草三两(9g)，桂枝(去皮)三两(9g)，半夏(洗)半升(9g)，五味子半升(6g)。

【用法】上八味，以水一斗，先煮麻黄，减二升，去沫，纳诸药，煮取三升，去滓，温服一升。

【功用】解表散寒，温肺化饮。

【主治】外寒内饮证　症见恶寒，发热，头身疼痛，无汗，咳嗽，痰涎清稀而量多，胸痞，或干呕，或痰饮喘咳，不得平卧，或身体疼重，头面四肢浮肿，舌苔白滑，脉浮。

【病机分析】本方证是素有痰饮，复感风寒，外寒引动内饮所致。风寒束表，皮毛闭塞，卫阳被遏，营阴郁滞，故见恶寒发热，无汗，身体疼痛。素有水饮，外寒袭表，引动内饮，水寒相搏，水寒射肺，肺失宣降，故咳喘痰多而稀。肺失宣降，通调失常，津液不布，加重饮停。饮停心下，阻滞气机，故胸痞；水留胃中，胃气上逆，故干呕；水溢于肌肤，故浮肿身重。舌苔白滑，脉浮，是外寒内饮之证。

【配伍意义】本方证属于外寒内饮证。治宜解表散寒与温肺化饮配合，解表化饮，表里同治。用麻黄、桂枝配伍，发汗散寒，以解表邪为主，其利尿行水之功可顾及水饮之患；宣肺通脉之效又兼治喘咳身痛等症，共为君药。干姜、细辛、半夏温肺化饮，燥湿祛痰，治已成之水饮，共为臣药。五味子收敛肺气，芍药和营养血，二药与辛散之品相配，一散一收，既可增止咳平喘之功，又可防麻、桂、姜、辛发散太过之性，共为佐药。炙甘草既可益气和中，又能调和辛散酸收之间，兼佐使之能。八味相配，开中有合，宣中有降，使风寒解，营卫和，水饮去，宣降畅，共奏解表散寒，温肺化饮之功。

【配伍特点】

1. 散中有收，用麻黄、桂枝，发散表寒，配白芍酸寒敛阴，达到散中有收之效。

2. 开中有合，用干姜、细辛、半夏温化在肺之痰饮，酸五味子敛肺止咳，而令开中有合。

【临床运用】

1. **证治要点**　本方是治疗外感风寒，水饮内停的常用方剂。以恶寒发热，无汗，咳喘，痰多而稀，舌苔白滑，脉浮为证治要点。

2. **加减应用**　若渴，去半夏，加栝楼根三两(9g)；若小便不利，少腹满者，去麻黄，加茯苓四两(12g)；若喘，去麻黄，加杏仁半升(9g)。

3. **现代应用**　治疗急慢性支气管炎、支气管哮喘、肺源性心脏病、百日咳、过敏性鼻炎等辨证属外寒内饮证者。

【附方】止嗽散(《医学心悟》)　组成：桔梗(炒)、紫菀、荆芥、百部(蒸)、白前(蒸)各二斤(各10g)，甘草(炒)十二两(4g)，陈皮(水洗，去白)一斤(5g)。用法：上为末，每服三钱(9g)，食后，临卧开水调下；初感风寒，生姜汤调下。功效：止咳化痰，疏表宣肺。主治：咳嗽。咳嗽咽痒，咯痰不爽，或微有恶风发热，舌苔薄白，脉浮缓。

【病案链接】某男，45岁。咳嗽喘息不得平卧，痰白质黏难咯。头眩痛，时恶寒，午后微发热，体倦肢楚，历时半月。前医以麻杏石甘汤加味两剂未效。舌苔微黄，脉象弦滑。此系风寒客肺，痰阻气机。治宜散寒肃肺，祛痰定喘，当予小青龙汤，但痰黏韧，舌苔黄，恐病久有郁热，拟加石膏一味，服1剂。服药后，喘逆减少，痰转稀白，量多易咯。仍头眩痛，时时恶寒，午后发热已除，舌有灰色薄苔，脉细而缓……郁热已清而恶寒未罢，痰稀，舌灰，脉细，乃系阳气未复，当于前方中去石膏，加附子，服1剂，诸证告愈。(《伤寒论汇要分析·俞长荣医案》)

【方歌】

小青龙汤桂芍麻，干姜辛夏草味加，
风寒外束内停饮，散寒蠲饮逐水佳。

第三节　辛凉解表剂

银翘散
(《温病条辨》)

【组成】连翘一两（30g），银花一两（30g），苦桔梗六钱（18g），薄荷六钱（18g），竹叶四钱（12g），生甘草五钱（15g），荆芥穗四钱（12g），淡豆豉五钱（15g），牛蒡子六钱（18g）。

【用法】共为散，每服六钱（18g），用鲜芦根煎汤，香气大出，即取服，勿过煮。

【功用】辛凉透表，清热解毒。

【主治】温病初起表热证　症见发热，微恶风寒，无汗或有汗不畅，头痛口渴，咳嗽咽痛，舌尖红，苔薄白或薄黄，脉浮数。

【病机分析】本方证病位在肺卫，肺合皮毛与卫气相通，肺为表中之里，卫为表中之表。邪在卫分，卫气被遏，开合失司，则发热，微恶风寒，无汗或有汗不畅。肺开窍于鼻，邪自口鼻而入，每致开合失宣而见咳嗽。咽为肺之门户，喉为肺系，风势搏击气血，蕴热成毒，热毒侵袭肺系，故见咽喉红肿疼痛。温热之邪易伤津耗液，感邪之初在卫分，伤津不重，故口微渴。苔薄白或微黄，脉浮数均为温病初起之征。综上所述，审症求因，此系温病初起，邪在肺卫，偏于卫表。

【配伍意义】本方所主为温病初起，邪在卫表之卫分证。治当辛凉透表，清热解毒。方中银花，味甘性寒，能散热解表，清络中风火实热；连翘，味苦性寒，能透肌解表，清热逐风，二药合用，气味芳香，既有轻宣透表、疏散风热之功，又具有清热解表、辟秽化浊之用，故重用为君。薄荷辛凉，能疏散风热，清利头目；牛蒡子，辛苦而寒，能疏风散热，泻热清咽，二药合用，疏散风热，清利头目，解毒利咽。荆芥穗、淡豆豉辛而微温，解表散邪，与大剂辛凉药物配伍，可增辛散透表之力，四药共为臣药。芦根、竹叶相伍，清热生津，即可增强清热之力，又可补充受损之津。入桔梗，开宣肺气而止咳利咽。三药均为佐药。甘草既能调和药性，护胃安中，又能配合桔梗，利咽止咳，兼作佐使之用。诸药配伍，共奏疏散风热，清热解毒之功。本方用药均为清轻之品，用法强调"香气大出，即取服，勿过煮"，体现了吴氏"治上焦如羽，非轻莫举"的用药原则。

【配伍特点】

1. 大剂辛凉少佐辛温，既有利于透邪，又不失辛凉之旨。

2. 疏散风热药与清热解毒药物相配，达到外能疏散风热，内可清热解毒，构成疏清兼顾，以疏为主之剂。

【临床运用】

1. 证治要点　本方为"辛凉平剂"，适用于风温初起的风热表证。以发热，微恶风寒，咽痛，口渴，脉浮数证治要点。

2. 加减应用　胸膈闷者，乃挟湿邪秽浊之气，加藿香、郁金芳香化湿，辟秽祛浊；渴甚者，为津伤较甚，加天花粉生津止渴；项肿咽痛者，系热毒较甚，加马勃、玄参清热解毒，利咽水肿。

3. 现代应用　现代广泛应用于急性热病的初起阶段，证属卫分风热证者，如感冒、急性扁桃体炎、肺炎、流行性乙型脑炎、腮腺炎、荨麻疹等。

📎 知识拓展

　　风温表证之发热恶寒与风寒表证之发热恶寒有何区别？温为阳邪，邪热与卫阳相争，二阳相加，遂呈"阳盛"之病理变化，故表现为发热重，恶寒轻，或恶风寒症状持续时间短暂为特点。温病初起，邪客肌表，卫气被遏，开合失司，腠理闭塞，故表现为无汗。然温性为热，变化迅速，若风热入里，热邪渐甚，热性升散，迫津外泄，则可见有汗。然六淫之邪外侵从皮毛或口鼻而入，每致卫阳被郁遏而开合失司，所以即使有汗也表现为汗出不畅。

【病案链接】某女，14岁。来诊时述下午开始觉微恶风寒，头痛，全身不适，晚饭不能进食，继则发热，头痛加剧，周身骨痛，无汗，鼻塞。望其舌，舌尖红，苔薄白，诊其脉，脉象浮数。辨证：属外感风热表证，治宜疏风清热解表。用银翘散加减：银花9g，连翘9g，竹叶6g，荆芥6g，淡豆豉9g，芦根30g，薄荷9g，牛蒡子9g，甘草4.5g，神曲6g。于晚上8时服药，10时左右，全身汗出，汗后向家人索饭吃，令服稀粥，次日症状消失，精神如常，可以上学。(《中医方剂选讲》)

【方歌】

银翘散主上焦疴，竹叶荆牛豉薄荷，
甘桔芦根凉解法，清疏风热煮勿过。

桑菊饮
(《温病条辨》)

微课　　PPT

【组成】桑叶二钱五分（7.5g），菊花一钱（3g），杏仁二钱（6g），连翘一钱五分（5g），薄荷八分（2.5g），桔梗二钱（6g），生甘草八分（2.5g），苇根二钱（6g）。

【用法】水二杯，煮取一杯，日二服。

【功用】疏风清热，宣肺止咳。

【主治】风温初起，表热轻证　症见但咳，身热不甚，口微渴，脉浮数。

【病机分析】肺主宣发肃降，且为娇脏，不耐寒热，温热病邪从口鼻而入，肺必先受，肺失清肃，则以咳嗽为主症。因受邪轻浅而身不甚热。温邪最易伤津，但因感受温热病邪较轻，伤津不重，故口微渴。本方证病机当为温病初起，肺失宣肃的表热轻证。

【配伍意义】风温初起，邪在肺卫，以咳嗽为主症，病情轻浅，治当以疏风清热，宣肺止咳为法。方中桑叶味甘苦性凉，疏散上焦风热，善走肺络而宣肺止咳；菊花味辛甘性寒，疏散风热，清利头目而肃肺，二药合用，清轻灵动，直走上焦，善疏肺中风热而为君。薄荷辛凉，辛能发散，凉能清利，专于消风散热，能助君药疏散上焦风热，加强解表之力，为臣药。杏仁肃降肺气，桔梗开宣肺气，二药配合，一宣一降，以恢复肺的宣降功能而止咳；连翘清热解毒透邪，芦根清热生津而止渴，四味药共为佐药。甘草调和诸药为使，配合桔梗而利咽喉。诸药配伍，共建疏风清热、宣肺止咳之功。

【配伍特点】本方用轻清宣散之品，疏散风热以清利头目；用苦平肃降之品，理气肃肺以止咳嗽，体现"辛凉微苦"立法。

【临床运用】

1. 证治要点　本方是主治风热咳嗽轻证的常用方剂，以咳嗽，发热不甚，口微渴，脉浮数为证治要点。

2. 加减应用　若肺热甚见咳嗽较重者，可加黄芩清肺热；若口渴甚，加天花粉以生津止渴；若兼咽喉红肿疼痛，可加玄参、板蓝根等清热利咽。

3. 现代应用　感冒、急性支气管炎、上呼吸道感染、急性结膜炎、肺炎等辨证属风热犯肺者。

【病案链接】乙酉五月二十四日，刘，十七岁。三月间春温，呛咳见血，现下六脉弦细。五更丑寅卯时单声咳嗽甚，谓之木叩金鸣，风本生于木也。议辛甘化风，甘凉柔木。连翘三钱，细生地三钱，薄荷一钱，苦桔梗三钱，桑叶三钱，天冬一钱，茶菊花三钱，甘草二钱，麦冬三钱，鲜芦根三钱。二十八日复诊：咳嗽减，食加，脉犹洪数，左大于右。效不更方，再服四五帖。六月初二，三诊：木叩金鸣，柔肝清肺已效，左脉洪数已减于前。去气分辛药，加甘润。(《吴鞠通医案》)

【方歌】

> 桑菊饮中桔杏翘，芦根甘草薄荷饶，
> 清疏肺卫轻宣剂，风温咳嗽服之消。

📖 **知识拓展**

表2-1　银翘散与桑菊饮的比较

比较		银翘散	桑菊饮
组成	同	连翘、桔梗、甘草、薄荷、芦根	
	异	金银花、荆芥穗、淡豆豉、牛蒡子、竹叶	桑叶、菊花、杏仁
功效	同	辛凉解表，疏风清热	
	异	解表清热力强，为"辛凉平剂"	肃肺止咳力大，解表清热力弱，为"辛凉轻剂"
主治	同	温病初起，风热在表	
	异	邪郁卫表，热毒袭肺，以发热，微恶风寒，咽痛，口渴为特征	风热犯肺，以咳嗽为主症，发热不甚，口微渴等为特征

麻黄杏仁甘草石膏汤

（《伤寒论》）

微课　　PPT

【组成】麻黄（去节）四两（9g），杏仁（去皮尖）五十个（9g），甘草（炙）二两（6g），石膏（碎，绵裹）半斤（18g）。

【用法】以水七升，煮麻黄去上沫，纳诸药，煮取二升，去滓，温服一升。

【功用】辛凉疏表，清肺平喘。

【主治】**外感风热，肺热咳喘证**　症见身热不解，口渴，咳逆气急，甚则鼻煽，有汗或无汗，舌苔薄白或黄，脉浮数者。

【病机分析】风邪袭表，表邪不解而入里，或风寒之邪郁而化热入里，邪热充斥内外，故身热不解，苔黄，脉浮数；热聚于肺，肺宣肃失调，则咳逆气急，甚则鼻煽；热伤津液，则口渴；热性升散，迫津外泄，则有汗，若风邪入里化热而表邪未尽时，可因卫气被郁，腠理闭塞而无汗；苔薄白，脉浮则是表邪未尽之征。

【配伍意义】风邪袭表，邪热壅肺，肺失宣降，当治以辛凉疏散，清热平喘为法。方中麻黄辛甘而温，宣肺平喘，解表散邪，既治表邪未尽，又利肺中热邪外达；石膏辛甘大寒，清泄肺卫之热以生津，辛散解肌以透邪，二药相配，麻黄辛温以宣肺，石膏辛寒以清肺，相反相辅，共为君药。石膏倍于麻黄，使本方不失为辛凉之剂。杏仁味苦，善降肺气而平咳喘。杏仁配麻黄，一宣一降，宣降相因；杏仁配石膏，一清一降，清肃协同，故作臣药。炙甘草益气和中，配石膏生津止渴，配麻黄止咳平喘，更能调和于寒温宣降之间，故为佐使。四药配伍，共建辛凉疏表，清肺平喘之功。

【配伍特点】

1. 解表与清肺并用，以清肺为主。
2. 宣肺与降气结合，以宣肺为主。

【临床运用】

1. **证治要点**　本方以发热，咳喘，苔薄黄，脉数为证治要点，不必表证悉具。

2. **加减应用**　若肺热甚，壮热汗出者，可加重石膏用量，酌配桑白皮、黄芩、知母清泄肺热；痰多气急，可加葶苈子、枇杷叶降气化痰。

3. **现代应用**　感冒、上呼吸道感染、急性支气管炎、支气管哮喘、大叶性肺炎、百日咳等辨证属表证未解，热邪壅肺者。

【附方】柴葛解肌汤（《伤寒六书》）　组成：柴胡6g，干葛9g，甘草3g，黄芩6g，羌活3g，白芷3g，芍药6g，桔梗3g。用法：水二盅，姜三片，枣二枚，石膏一钱（5g），煎之热服。功用：解肌清热。主治：外感风寒，郁而化热证。见恶寒渐轻，身热增盛，无汗目痛，目疼鼻干，心烦不眠，咽干耳聋，眼眶痛，舌苔薄黄，脉浮微洪者。

【病案链接】某男，年二十岁。于1924年2月患春温病3日，脉来浮数，发热微恶寒，头疼体重，面垢，唇赤而焦，舌苔白而燥，尖绛，渴喜冷饮，小便短赤。此系春温病邪热内壅，外有表邪闭束，遂成表寒里热之证，以麻黄杏仁甘草石膏汤主之。麻黄12g，生石膏30g（碎，布包），杏仁10g，甘草6g。服1剂后，汗出淋漓，脉静身凉，霍然而愈。(《吴佩衡医案》)

【方歌】

伤寒麻杏甘石汤，汗出而喘法度良，
辛凉宣泄能清肺，定喘除热效力彰。

第四节　扶正解表剂

败毒散
（《太平惠民和剂局方》）

PPT

【组成】柴胡（去苗）、前胡（去苗，洗）、川芎、枳壳（去瓤，麸炒）、羌活（去苗）、独活（去苗）、茯苓（去皮）、桔梗、人参（去芦）、甘草各三十两（各900g）。

【用法】上为粗末。每服二钱（6g），水一盏，加生姜、薄荷少许，同煎七分，去滓，不拘时服，寒多则热服，热多则温服。

【功用】散寒祛湿，益气解表。

【主治】气虚，外感风寒湿表证　症见憎寒壮热，头项强痛，肢体酸痛，无汗，鼻塞声重，咳嗽有痰，胸膈痞满，舌淡苔白，脉浮而按之无力。

【病机分析】本方主治病证为正气虚弱，复感风寒湿邪所致气虚外感表证。风寒湿邪入侵肌表，郁遏卫阳，邪正交争，则见憎寒壮热，无汗；寒湿阻滞肌肉经络，气血运行不畅，则见头项强痛，肢体酸楚；肺合皮毛，寒邪外束，肺失宣肃，津液不布，则咳嗽有痰，鼻塞声重；湿气阻滞，则胸膈痞闷。舌苔白腻，脉浮按之无力，实为虚人外感风寒兼湿之象。

【配伍意义】气虚，外感风寒湿邪表证，治当解表散寒祛湿，兼益气扶正。方中选用羌活，辛苦而温，独活辛苦微温，二药俱为风温痹痛之要药，具有发散风寒，除湿止痛之功，羌活善祛上部之风寒湿邪，独活善祛下部之风寒湿邪，二药合用，上下结合，通治一身风寒湿证，共为君药。柴胡疏散解肌，并能行气；川芎行气活血，兼能祛风，二药合用，既可助君解表逐邪，又能行气活血而增强宣痹止痛之力，共为臣药。桔梗配枳壳，桔梗宣肺而止咳，枳壳宽胸而利膈，二药一升一降，既复肺之宣降，又除胸膈痞闷；前胡善降气化痰以除已成之痰，茯苓淡渗利湿以绝生痰之源；桔梗、枳壳、前胡、茯苓四药相配，则气机通畅，痰湿得去，胸闷咳嗽等症可愈，共为佐药。生姜、薄荷为引，以助解表之力；再佐以少量人参，一则扶正以助驱邪外出，二则散中有补，不致耗伤真元。甘草兼为佐使，合人参甘温益气，扶正祛邪，兼能调和药性。诸药相合，解表不伤正，扶正不留邪，相辅相成，相得益彰，共建散寒祛湿，益气解表之功。

【配伍特点】解表药与益气药相配伍，扶正祛邪，邪正兼顾，以祛邪为主。

【临床运用】

1. 证治要点　本方为益气解表的常用方。以憎寒壮热，肢体酸痛，无汗，脉浮无力为证治要点。

2. 加减应用　若气虚明显者，可重用人参，或加黄芪以益气补虚；若湿滞肌表经络，肢体酸楚疼痛较重者，可加威灵仙、秦艽、桑枝、防已等增强祛风除湿，通络止痛之力。

3. 现代用法　感冒、风湿性关节炎、痢疾、皮肤瘙痒及疮疡初起辨证属气虚外感风寒湿邪者。

【附方】荆防败毒散（《摄生众妙方》）　组成：羌活、柴胡、前胡、独活、枳壳、茯苓、荆芥、防风、桔梗、川芎各一钱五分（各5g），甘草五分（3g）。用法：水煎服。功效：发汗解表，消疮止痛。主治：疮肿初起，症见红肿疼痛，恶寒发热，无汗不渴，舌苔薄白，脉浮数。

【病案链接】云岫钱某，忽因冒雨，当夜遂发寒热，头身并疼。吾衢士俗，怕有龌龊所染，即以揪刮当先，第三朝始延医治。医见寒热交作，遂以小柴胡汤加消食之品，不但不效，更增面浮痛痢，合家惊骇，来邀丰医。脉形浮缓兼弦，舌苔白泽，此风湿由表入里，疟痢两兼之候也。当用嘉言先生逆流挽舟之法，加木香、荷叶治之。服两剂，寒热顿除，痛痢并减矣。(《时病论》)。

【方歌】

人参败毒草苓芎，羌独柴前枳桔同，
薄荷少许姜三片，时行感冒有奇功。

> **知识拓展**
>
> ### 何谓"逆流挽舟"
>
> 　　喻嘉言治疗外邪陷里而成痢疾之证，用此方疏散表邪，表气疏通，里滞亦除，其痢自止。后人把这种治疗方法，称为"逆流挽舟"法。

参苏饮
（《太平惠民和剂局方》卷二淳祐新添方）

PPT

【组成】人参、紫苏叶、葛根、半夏（汤洗七次，姜汁制，炒）、前胡（去苗）、茯苓（去皮）各三分（各6g），木香、枳壳（去瓤，麸炒）、桔梗（去芦）、陈皮（去白）、炙甘草各半两（各4g）。

【用法】哎咀，每服四钱（12g），水一盏半，姜七片，枣一个，煎六分，去滓，微热服，不拘时服。作汤剂煎服，按原方比例酌情增减。

【功用】益气解表，理气化痰。

【主治】**虚人外感风寒，内有痰湿者**　症见恶寒发热，无汗，头痛，鼻塞，咳嗽痰白，胸脘满闷，倦怠无力，气短懒言，舌苔白，脉弱。

【病机分析】本方所主之证为素体肺脾气虚，内蕴痰湿，再感受风寒而成。风寒外束肌表，卫阳被遏，正邪相争，则见恶寒发热，无汗，头痛；外邪束表，肺气失宣，则鼻塞。素体肺脾气虚，内有痰湿，复感风寒，使肺气不宣，脾虚不运，津液不布而加重痰湿为患，故咳嗽痰白；湿阻气滞，则胸脘满闷。脉弱兼见气短懒言、倦怠无力是为气虚之象。

【配伍意义】本方证属肺脾气虚外感风寒夹痰湿证，当益气解表，理气化痰为法。方中紫苏叶辛温，归肺脾经，擅发散表邪，宣肺止咳，行气宽中，为君药。葛根解肌发汗，助紫苏叶发散风寒，解肌透邪；人参益气健脾，扶正以助祛邪，助紫苏叶、葛根祛邪而不伤正，葛根、人参共为臣药。半夏、前胡、桔梗止咳化痰，宣降肺气；木香、枳壳、陈皮理气宽胸，醒脾畅中；茯苓健脾渗湿，共为佐药。甘草合人参、茯苓补气安中，以增扶正之力，又兼具调和诸药之能，为佐使。煎加姜、枣，既协苏、葛以解表，又合参、苓、草以益脾。诸药配伍，共建益气解表，理气化痰之功。

【配伍特点】

1. 发散风寒之药与益气健脾之药相配伍，散补并行，散不伤正，补不留邪。

2. 化痰药与理气药相配，气津并调，气行痰消，津行气畅。

【临床运用】

1. **证治要点**　本方所治为气虚外感风寒，内有痰湿之证。以恶寒发热，无汗头痛，胸脘满闷，咳痰色白，倦怠乏力，苔白脉弱为要点。

2. **加减应用**　若头痛甚者，可加川芎、白芷、藁本以增强解表止痛之力；若气滞轻者，可去木香以减其行气之力。

3. **现代应用**　上呼吸道感染、感冒等辨证属气虚外感风寒夹痰湿者。

【病案链接】相国戴莲士，发热，头痛，干呕，烦躁。众皆以冬月伤寒，当用麻黄汤发汗。余曰：脉浮大而滑，此外感风邪，内停痰饮，且脉浮而不紧，邪尚轻浅，非伤寒邪甚而深也，宜进参苏饮去枣，加杏仁、葱白；以解表和中，则邪散而痰消矣。次日客邪悉退，脉静身凉，惟心部虚涩，乃思虑劳心，故虚烦不寐，易归脾汤。数帖而愈。（《临证医案笔记》卷一）。

【方歌】

参苏前胡草葛夏，茯苓枳桔木香加，
陈皮姜枣同煎煮，益气解表痰自化。

执医考点

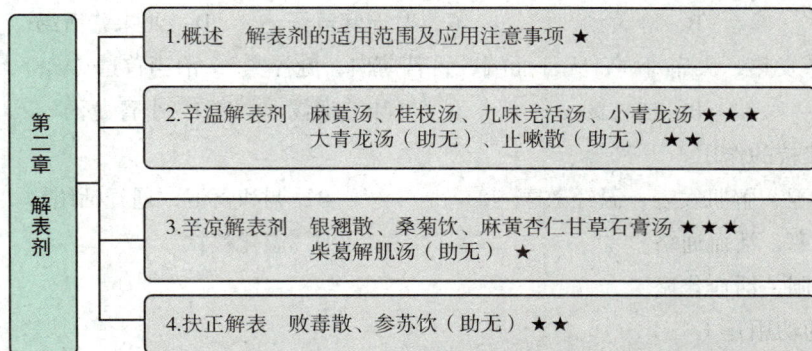

第二章 解表剂

1. 概述 解表剂的适用范围及应用注意事项 ★

2. 辛温解表剂 麻黄汤、桂枝汤、九味羌活汤、小青龙汤 ★★★
大青龙汤（助无）、止嗽散（助无）★★

3. 辛凉解表剂 银翘散、桑菊饮、麻黄杏仁甘草石膏汤 ★★★
柴葛解肌汤（助无）★

4. 扶正解表 败毒散、参苏饮（助无）★★

目标检测

答案解析

单项选择题

1. 桂枝汤中体现"散收配伍"，调和营卫的药对是（ ）
   A. 桂枝与大枣 　　B. 芍药与生姜 　　C. 桂枝与芍药 　　D. 桂枝与生姜 　　E. 芍药与甘草

2. 银翘散和桑菊饮组成中均含有的药物是（ ）
   A. 连翘、杏仁、桔梗 　　　　B. 银花、薄荷、芦根 　　　　C. 银花、杏仁、桔梗
   D. 连翘、薄荷、桔梗 　　　　E. 杏仁、薄荷、芦根

3. 银翘散中具有疏散风热、清利头目，具可解毒利咽的配伍意义的药组是（ ）
   A. 薄荷、牛蒡子 　　　　　B. 芦根、生甘草 　　　　　C. 荆芥穗、淡豆豉
   D. 芦根、淡竹叶 　　　　　E. 银花、连翘

4. 桂枝汤原方服法中要求"服已须臾，啜热稀粥一升余"的意义在于（ ）
   A. 护中以防伤胃 　　　　　B. 防止过汗伤阳 　　　　　C. 防止过汗伤阴
   D. 助汗以祛外邪 　　　　　E. 既防亡阳，又防亡阴

5. 九味羌活汤证的病因病机是（ ）
   A. 风寒外束，水饮内停，肺气失宣 　　　　B. 风寒湿邪，困束肌表，内有蕴热
   C. 风邪在表，卫强营弱，营卫不和 　　　　D. 阳虚外感，风寒束表，湿郁肌腠
   E. 风寒外束，营郁卫涩，肺气不宣

6. 小青龙汤的功效是（ ）
   A. 温肺化饮，止咳平喘 　　　B. 解表化饮，降气平喘 　　　C. 解表散寒，温肺化饮
   D. 宣肺降气，祛痰平喘 　　　E. 温肺化痰，降气定喘

7. 银翘散中配伍荆芥、淡豆豉的目的是（　　）

    A. 宣郁发表，疏风泻热　　　　　　　B. 疏风散邪，和营止痒　　　　　　C. 解郁除烦，疏散风热

    D. 辛散透邪，以助解表　　　　　　　E. 疏散风热，宣肺止咳

8. 败毒散中配伍少量人参的主要用意是（　　）

    A. 益气生津，以资汗源　　　　　　　B. 扶助正气，鼓邪外出　　　　　　C. 补脾益肺，培土生金

    D. 补中益气，以扶正气　　　　　　　E. 大补肺脾，以扶正气

9. 具有"发汗解表，宣肺平喘"功用的方剂是（　　）

    A. 桂枝汤　　　　B. 麻黄汤　　　　C. 射干麻黄汤　　　　D. 九味羌活汤　　　　E. 大青龙汤

10. 症见"恶寒发热，头痛身痛，无汗而喘，舌苔薄白，脉浮紧"，治当首选（　　）

    A. 麻黄汤　　　　B. 桂枝汤　　　　C. 九味羌活汤　　　　D. 小青龙汤　　　　E. 香薷散

11. 麻黄汤中桂枝的作用（　　）

    A. 透达营卫，解肌发表，温经散寒　　　　　　B. 调和营卫，通经活络

    C. 发表散寒，活血通络　　　　　　　　　　　D. 温化痰饮

    E. 温通心阳，活血化瘀

12. 大青龙汤的功用是（　　）

    A. 发汗解表，宣肺平喘　　　　　　　B. 发汗解表，清热除烦　　　　　　C. 解肌发表，调和营卫

    D. 发汗解表，散寒祛湿　　　　　　　E. 宣肺解表

13. 症见"恶寒发热，肌表无汗，头痛项强，肢体酸楚疼痛，苦微渴，舌苔白或微黄，脉浮"，治当首选（　　）

    A. 羌活胜湿汤　　　　B. 九味羌活汤　　　　C. 柴葛解肌汤　　　　D. 小青龙汤　　　　E. 桂枝汤

14. 主治四时感冒风寒湿邪，表实无汗而兼有里热证的常用方剂是（　　）

    A. 羌活胜湿汤　　　　B. 三仁汤　　　　C. 九味羌活汤　　　　D. 小青龙汤　　　　E. 香薷散

15. 桑菊饮的功用是（　　）

    A. 辛凉透表，清热解毒　　　　　　　B. 辛凉宣肺，清热平喘　　　　　　C. 发汗利水

    D. 解肌清热　　　　　　　　　　　　E. 疏风清热，宣肺止咳

16. 选用麻黄汤与桂枝汤最重要的区别指征是（　　）

    A. 恶寒与恶风　　　　　　　　　　　B. 喘与鼻鸣干呕　　　　　　　　　C. 无汗与有汗

    D. 脉浮紧与脉浮缓　　　　　　　　　E. 身痛与头痛

17. 扶正解表方剂中具有"逆流挽舟"作用的方剂是（　　）

    A. 再造散　　　　B. 加减葳蕤汤　　　　C. 参苏饮　　　　D. 葱白七味饮　　　　E. 败毒散

18. 主治外寒内饮证的方剂是（　　）

    A. 大青龙汤　　　　B. 射干麻黄汤　　　　C. 小青龙汤　　　　D. 苓桂术甘汤　　　　E. 麻黄加术汤

书网融合······

知识回顾　　　习题

第三章 | 泻下剂

学习目标

知识要求：

1. 掌握大承气汤、温脾汤、麻子仁丸、济川煎等方剂的组成、功用、主治病证、配伍特点及随证加减规律。

2. 熟悉泻下剂的概念、适应证、分类与使用方法。

3. 了解小承气汤、调胃承气汤、复方大承气汤、大黄牡丹汤、大陷胸汤、大黄附子汤、十枣汤、黄龙汤、新加黄龙汤的组成、功用、主治病证。

技能要求：

1. 会背诵大承气汤、温脾汤、麻子仁丸、济川煎的方歌。

2. 学会鉴别各种不同类型里实积滞证，并选择适当的泻下方剂进行治疗。

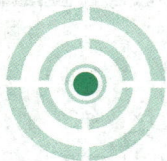

第一节　概　述

PPT

【含义】凡以泻下药为主组成，具有泻下积滞、通导大便、攻逐水饮等作用，主治有形实邪内积的方剂，称为泻下剂。属于"八法"中的"下法"。

【适应范围】泻下剂是为治疗有形实邪内积而设。实邪内积，可由外邪入里化热，结于肠胃，伤津化燥而成，出现发热、烦渴、腹痛、腹胀、便秘等症；也可由寒邪内凝，导致积滞内停，出现腹痛喜温，大便不通等症；还可为津液亏损，肠道失润，燥结不通，或精津不足，传化失司，出现大便干结；还有水饮壅聚于里，积聚于胸腹、肢体，出现胸胁疼痛、水肿腹胀、二便不利等症。此外，里实积滞如伴有明显气血不足或阴液亏损，也可以用攻补兼施之法治疗。

【分类】泻下剂因邪气性质不同，正气盛衰有异，而分为寒下剂、温下剂、润下剂、逐水剂、攻补兼施剂五大类。寒下剂由寒性泻下药如大黄、芒硝等为主的中药组成，适用于里热积滞之证，代表方有大承气汤、大黄牡丹汤、大陷胸汤等。温下剂由泻下药如大黄、巴豆等，配伍温里药如附子、干姜等中药为主组成，适用于里实积滞证偏寒者，代表方如大黄附子汤、温脾汤等。润下剂由润下药如火麻仁、郁李仁、杏仁等组成，适用于津液亏损，或精津不足所致便秘，代表方如麻子仁丸、济川煎等。逐水剂由峻下逐水药如甘遂、芫花等为主的中药组成，适用于水饮壅盛之里实证，代表方如十枣汤。攻补兼施剂由泻下药如大黄、芒硝等配伍补虚药如人参、当归、麦冬等为主组成，适用于里实积滞兼有正气不足证，代表方如黄龙汤。

【使用注意】①使用泻下剂当辨证准确，若虽为里证，邪实尚未成形，则不宜使用，须待实邪已成时才能使用。使用时应根据病情轻重缓急、寒热虚实，选择适当方剂。②里实已成，但表邪未解，不可单纯使用泻下剂，以免表邪乘虚内陷，变生他证。应根据表里轻重，采取先表后里、表里双解等治法。③泻下剂大多药性峻猛，故年老体弱、病后体虚的患者，以及女性在孕期、产后、经期，均应禁用或慎用。可根据病情灵活选择先攻后补、攻补兼施等方法。④泻下剂易伤正气，使用时应中病即止、慎勿过剂。⑤服药期间注意调理饮食，忌食油腻和难以消化的食物，防止重伤胃气。

第二节　寒下剂

大承气汤
《伤寒论》

微课　　PPT

【组成】 大黄（酒洗）四两（12 g），厚朴（去皮，炙）半斤（24 g），枳实（炙）五枚（12 g），芒硝三合（9 g）。

【用法】 上四味，以水一斗，先煮二物，取五升，去滓，纳大黄，更煮取二升，去滓，纳芒硝，更上微火一二沸，分温再服。得下，余勿服。（现代用法：先煎枳实、厚朴，后下大黄，芒硝溶服）。

【功用】 峻下热结。

【主治】

1. **阳明腑实证**　症见大便不通，频传矢气，脘腹痞满，腹痛拒按，按之硬，甚或潮热谵语，手足濈然汗出，舌苔黄燥起刺，或焦黑燥裂，脉沉实。

2. **热结旁流证**　症见下利清水，色纯青，其气臭秽，脐腹满痛，按之坚硬有块，口舌干燥，脉滑数。

3. **里实热证**　热厥、痉病、发狂等。

【病机分析】 本方所治阳明腑实证，是由伤寒之邪入里化热，内传于阳明腑，或温热病邪由表入里，与肠中宿食相结所致。热入阳明，灼伤津液，燥屎乃成，邪热与肠中燥屎互结成实。实热内结，阻碍胃肠气机，故大便不通，频传矢气，脘腹痞满，腹痛拒按；燥屎结聚肠中，故按之坚硬；热结于阳明，阳明经气旺于申酉之时，故潮热；热上扰神明，故谵语；四肢皆禀气于胃，阳明胃热，逼迫津液外泄，故手足濈然汗出；舌苔黄燥或焦黑燥裂，脉沉实，均为热盛津伤，燥实内结之征。前人将本方证的临床特征归纳为"痞、满、燥、实"四字。"痞"，即自觉胸脘胀闷不通；"满"，是脘腹胀满，按之则痛；"燥"，是肠中燥屎干结；"实"，是大便不通，或下利清水而腹痛不减，以及潮热、谵语、脉实等。至于"热结旁流"证，乃热邪逼迫粪水从燥屎之旁流下，故见下利清水，色纯青，其气臭秽。看似下利，然而燥屎未出，脐腹满痛，按之坚硬，其病机仍为实热内结。实热内结，阻滞气机，阳气不能外达于四肢，可发为热厥；热盛灼伤津液，以致筋脉失养，可发为痉病；邪热上扰心神，可致神昏发狂。

【配伍意义】 本方证虽然症状各异，但其病机均为热盛津伤，燥实内结，故治当峻下热结，保存津液，即"釜底抽薪，急下存阴"。方中大黄苦寒通降，泻热通便，荡涤胃肠实热积滞，为君药。芒硝咸寒泻热，软坚通便，以除燥坚，为臣药。大黄、芒硝相须为用，泻热软坚相互配合，泻下热结之力更为强大。厚朴下气除满、枳实行气消痞，两药合用，既能疏通气机、消除痞满，又能行气以助泻下通便，共为佐药。四药相合，共奏峻下热结之功。本方不仅承顺胃气下行以通六腑，而且力量颇大，故名"大承气"。吴瑭《温病条辨》说："承气者，承胃气也……曰大承气者，合四药而观之，可谓无坚不破，无微不入，故曰大也。"

【配伍特点】

1. 泻下药大黄、芒硝与行气药枳实、厚朴同用，使得气机通畅，泻下力得到增强。

2. 本方治热结旁流、热厥，体现了"通因通用""寒因寒用"的治法。

【临床运用】

1. **证治要点**　本方为治疗阳明腑实证的基础方，又是寒下法的代表方。临床应用以"痞、满、燥、实"四症及舌红苔黄，脉沉实为辨证要点。

2. **加减应用**　若兼神疲少气、脉虚者，宜加人参以补气，以防泻下气脱；兼口干唇燥、脉细者，宜加玄参、生地等以滋阴润燥；若痞满较轻而重在燥实，可减轻厚朴的用量。

3. **现代应用**　急性单纯性肠梗阻、粘连性肠梗阻、蛔虫性肠梗阻、急性胆囊炎、急性胰腺炎、幽门梗阻，以及某些热性病过程中出现高热、神昏谵语、惊厥、发狂而见大便不通、苔黄、脉实者。

【附方】

1. **小承气汤**（《伤寒论》）　组成：大黄（酒洗）四两（12g），厚朴（去皮，炙）二两（6g），枳实（炙）三枚大者（9g）。用法：以水四升，煮取一升二合，去滓，分温二服。初服当更衣，不尔者，尽饮之。若更衣者，勿服之。功用：轻下热结。主治：阳明腑实轻证。症见谵语潮热，大便秘结，胸腹痞满，舌苔老黄，脉滑而疾；或痢疾初起，腹中胀痛，里急后重者。

2. **调胃承气汤**（《伤寒论》）　组成：大黄（去皮，清酒洗）四两（12g），甘草（炙）二两（6g），芒硝半升（9g）。用法：以水三升，煮二物至一升，去滓，纳芒硝，更上微火一二沸，温顿服之，以调胃气。功用：缓下热结。主治：阳明病胃肠燥热证。症见大便不通，口渴心烦，蒸蒸发热，濈然汗出，腹痛胀满，舌苔正黄，脉滑数；以及胃肠热盛而致发斑吐衄，口齿咽喉肿痛等。

3. **复方大承气汤**（《中西医结合治疗急腹症》）　组成：厚朴15g，莱菔子（炒）30g，枳实9g，桃仁9g，赤芍15g，生大黄（后下）9g，芒硝（冲服）9~15g。用法：水煎后口服或胃管注入。功用：通里攻下，行气活血。主治：单纯性肠梗阻属于阳明腑实而气胀较明显者。

【病案链接】陈姓少年住无锡路矮屋，年十六，幼龄丧父，惟母是依，终岁勤劳，尚难一饱。适值新年，贩卖花爆，冀博微利。饮食失时，饥餐冷饭，更受风寒，遂病腹痛拒按，时时下利，色纯黑，身不热，脉滑大而口渴。家清寒，无力延医。经十余日，始来求诊。察其症状，知为积滞下利，遂疏大承气汤方，怜其贫也，并去厚朴。计大黄四钱，枳实四钱，芒硝三钱。书竟，谓其母曰：倘服后暴下更甚于前，厥疾可瘳。其母异曰：不止其利，反速其利，何也？余曰：服后自知。果一剂后，大下三次，均黑粪，干湿相杂，利止而愈。此《金匮》所谓宿食下利，当有所去，下之乃愈，宜大承气汤之例也。（《经方实验录》）

【方歌】

大承气汤用硝黄，加入枳朴泻力强，

痞满燥实四症见，峻下热结用方良；

去硝名曰小承气，便秘痞满泻热良，

调胃承气硝黄草，便秘口渴急煎尝。

📝 知识拓展

关于四承气汤的鉴别

　　四个承气汤均用大黄以荡涤胃肠积热。大承气汤加芒硝、枳实、厚朴，攻下之力强大，为"峻下剂"，主治痞、满、燥、实四症俱全之阳明腑实重证；小承气汤配伍枳实、厚朴，用量较大承气汤轻，攻下之力较弱，为"轻下剂"，主治痞、满、实三症为主，而燥不明显之阳明腑实轻证；调胃承气汤配伍芒硝，不用枳、朴之下气而用甘草之缓和，泻下之力较缓，为"缓下剂"，主治阳明燥热内结，有燥、实而无痞、满之证；复方大承气汤由大承气汤枳壳易枳实，加炒莱菔子、桃仁、赤芍而成，其行气、活血作用更强，适用于单纯性肠梗阻而气胀较重者，并可防止气滞引起血瘀。

大陷胸汤
（《伤寒论》）

PPT

【组成】大黄（去皮）六两（10g），芒硝一升（10g），甘遂一钱匕（1g）。

【用法】上三味，以水六升，先煮大黄，取二升，去滓，纳芒硝，煮一二沸，纳甘遂末，温服一升。得快利，止后服。（现代用法：水煎，芒硝溶服，甘遂研末服冲）。

【功用】泻热逐水。

【主治】结胸证　心下疼痛、拒按，按之硬，或从心下至少腹硬满疼痛，手不可近。伴见短气烦躁，大便秘结，舌上燥而渴，日晡潮热，舌红，苔黄腻或兼水滑，脉沉紧有力。

【病机分析】本方证因表证误下，邪气内陷而化热，热邪与水饮互结，停于胸膈所致，又称为大结胸证。水热内结，气不得通，轻则心下疼痛、拒按，重则从心下至少腹硬满疼痛；邪气内阻，腑气不通，津液失布，在上则舌上燥而渴、短气烦躁，在下则大便秘结；邪郁阳明，故日晡潮热；舌红，苔黄腻为水热互结之征，因邪盛而正不虚，故脉沉紧有力。

【配伍意义】本证病机为水热互结，故治当泻热逐水。方中甘遂攻逐水饮，泻热破结之力峻猛，为君药。大黄先煎，不在泻下而取其荡涤胸腹之邪，芒硝泻热软坚，配合大黄共为臣药，加强君药泻热逐水之功。综观全方，逐水泻热并施，使水热之邪从大便而去，且药简力峻，为泻热逐水之峻剂。

【临床运用】

1. 证治要点　本方为治疗水热互结之结胸证的常用方。临床应用以心下硬满，疼痛拒按，便秘，舌红苔黄腻，脉沉有力为辨证要点。

2. 现代应用　胸腔积液、急性胰腺炎、急性肠梗阻、肝脓肿、急性胆囊炎、胆石症等属于水热互结证者。

【病案链接】沈家湾陈姓孩，年十四，独生子也。其母爱逾掌珠，一日忽得病，邀余出诊。脉洪大，大热，口干，自汗，右足不得伸屈。病属阳明，然口虽渴，终日不欲饮水，胸部如塞，按之似痛，不胀不硬，又类悬饮内痛。大便五日未通。上湿下燥，于此可见。且太阳之湿内入胸膈，与阳明内热同病。不攻其湿痰，燥热焉除？于是遂书大陷胸汤与之。制甘遂一钱五分、大黄三钱、芒硝二钱。服后大便畅通，燥屎与痰涎先后俱下。其余诸恙，均各霍然。乃复书一清热之方以肃余邪。嗣后余屡用此方治胸膈有湿痰，肠胃有热结之证，上下双解，辄收奇效。（《经方实验录》）

【方歌】

大陷胸汤治结胸，水热互结心下痛，

泻热逐水效专长，硝黄甘遂为末共。

第三节　温下剂

大黄附子汤
（《金匮要略》）

PPT

【组成】大黄三两（9g），附子（炮）三枚（12g），细辛二两（3g）。

【用法】以水五升，煮取二升，分温三服。若强人煮取二升半，分温三服。服后如人行四五里，进一服（现代用法：水煎服）。

【功用】温里散寒，通便止痛。

【主治】寒积里实证　腹痛便秘，胁下偏痛，发热，手足厥冷，舌苔白腻，脉弦紧。

【病机分析】本方证由寒邪与积滞互结，停于肠道所致。寒为阴邪，易伤阳气，凝滞气血，阳气失于温通，气血被阻，故见腹痛、胁痛；寒阻肠道，传导失职，故大便不通；积滞留阻，气机郁滞，可见发热；阳气不能布达四肢，可见手足厥冷；舌苔白腻，脉弦紧为寒积里实之征。

【配伍意义】本方所主为寒积里实证，治疗当温阳以散寒，泻下以除积滞，立温下之法。方中以苦寒泻下之大黄，泻下通便，荡涤积滞，又重用辛热之附子，既温里散寒止痛，又纠大黄寒性而成温下之功，二药共为君药。细辛辛温宣通，散寒止痛，助附子温里散寒，是为佐药。三味协力，寒温同用，相反相成，共奏温下之功。

【配伍特点】苦寒之大黄配伍辛散大热之附子、细辛，则寒性被制而泻下之功犹存，体现了"去性取用"之法。

【临床运用】

1. 证治要点　本方为温下法的基础方，又是治疗冷积便秘实证的常用方。临床应用以腹痛便秘，形寒肢冷，苔白腻，脉弦紧为辨证要点。

2. 加减应用　若寒邪较重，腹痛甚，可加干姜、肉桂温里祛寒止痛；若寒阻气滞，腹胀满，可加厚朴、木香以行气导滞；若伴体虚，可加党参、当归以益气养血。

3. 现代应用　慢性阑尾炎、急性肠梗阻、肾结石、胰腺炎、睾丸肿痛、胆绞痛、胆囊术后综合征等属寒积里实证者。

【病案链接】钟大满，腹痛有年，理中四逆辈皆已服之，间或可止。但痛，发不常。或一月数发，或两月一发，每痛多为饮食寒冷之所诱致。自常以胡椒末用姜汤冲服，痛得暂解。一日，彼晤余戚家，谈其痼疾之异，乞为诊之。脉沉而弦紧，舌白润无苔，按其腹有微痛，痛时牵及腰胁，大便间日一次，少而不畅，小便如常。吾曰："君病属阴寒积聚，非温不能已其寒，非下不能荡其积，是宜温下并行，而前服理中辈无功者，仅祛寒而不逐积耳。依吾法两剂可愈。"即书予大黄附子汤：大黄四钱，乌附三钱，细辛钱半。并曰："此为《金匮》成方，屡用有效，不可为外言所惑也。"后半年相晤，据云："果二剂而瘥。"噫！经方之可贵如是。（《治验回忆录》）

【方歌】

金匮大黄附子汤，细辛散寒止痛良，
冷积内结成实证，功专温下妙非常。

温脾汤
(《备急千金要方》)

微课　PPT

【组成】大黄五两（15g），当归、干姜各三两（各9g），附子、人参、芒硝、甘草各二两（各6g）。

【用法】上七味，㕮咀，以水七升，煮取三升，分服，一日三次（现代用法：水煎服）。

【功用】攻下冷积，温补脾阳。

【主治】阳虚冷积证　腹痛便秘，脐下绞痛，绕脐不止，手足不温，苔白不渴，脉沉弦而迟。

【病机分析】本方证因中焦阳气不足，阴寒内生而盛，积滞内停所致。寒邪积滞阻于肠间，腑气不通，故腹痛便秘、绕脐不止；阳气不足，四末失于温煦，则手足不温；寒邪不伤津液，故不渴；苔白、脉沉弦而迟，为寒积内停之征。

【配伍意义】本方证虽有寒积内停，但兼有中焦阳气不足，若一味攻下，必更伤阳气；仅用温补，则积滞难去，故应攻下冷积与温补脾阳并用。方中大黄荡涤肠胃而除积滞，附子温壮脾阳以解散寒凝，共为君药。芒硝泻下软坚，助大黄泻下攻积；干姜温中助阳，助附子温中散寒，均为臣药。人参益气补脾，配合附子、干姜以补脾阳，当归养血润肠，使下不伤正，共为佐药。甘草既助人参益气，又可调和诸药，兼为佐使。诸药协力，寒积去，腑气通，脾阳复而病自除。《备急千金要方》中另有一温脾汤，比本方少当归、芒硝。

【配伍特点】本方由温补脾阳药配伍寒下攻积药组成，温、下、补三法兼备，寓温补于攻下之中，具有温阳以祛寒、攻下不伤正之特点。

【临床运用】

1. 证治要点　本方为治疗脾阳不足，寒积内停的常用方。临床应用以腹痛，便秘，手足不温，苔白，脉沉弦为辨证要点。

2. 加减应用　若气滞明显，腹中胀痛者，加木香、厚朴以行气止痛；若寒邪较甚，腹中冷痛者，加肉桂、吴茱萸以增强温中祛寒之力。

3. 现代应用　急性肠梗阻、慢性结肠炎、肝硬化腹水、幽门梗阻、胆道蛔虫病等属中阳虚寒，冷积内阻者。

【病案链接】患者，女，70岁，2015年7月1日初诊。主诉：排便困难伴便次减少5年余。患者便秘5年，曾于多家医院治疗，收效均不显。现症：排便困难，5~6天/次，大便先干后稀，排便后仍觉肠胃胀闷不舒，小便清长，四肢不温，喜热怕冷，腰膝酸冷，舌质黯，苔白厚腻，脉沉细迟。西医诊断：习惯性便秘。中医诊断：便秘。中医辨证：脾肾阳虚，阴寒凝结，大肠传导失司。治宜温阳健脾，行气导滞。给予温脾汤加减，处方：淡附片6g，干姜5g，熟大黄6g，红参5g，甘草6g，艾叶10g，厚朴10g，莱菔子10g，木香6g，乌药10g。每日1剂，水煎，分2次口服。二诊：服药7剂，患者便秘有所好转，排便困难较治疗前减轻，便次增至3~4天/次，苔厚腻，脉沉迟，上方加秦皮10g。三诊：继服5剂，患者便秘明显好转，1~2天/次，苔白厚腻，脉濡。四诊：上方加防风10g，白头翁10g，炒枳壳10g，调服月余，诸症遂愈。[《中医研究》2016，29（8）]

【方歌】

温脾参附与干姜，甘草当归硝大黄，
寒热并行治寒积，脐腹绞结痛非常。

知识拓展

表3-1　大黄附子汤与温脾汤的比较

比较	方名	大黄附子汤	温脾汤
组成	同	大黄、附子	
	异	细辛	干姜、芒硝、人参、当归、甘草
功效	同	温下寒积	
	异	温里散寒	温里补阳
主治	同	寒积里实	
	异	实寒证	兼阳虚

第四节　润下剂

麻子仁丸
（《伤寒论》）

微课　PPT

【组成】麻子仁二升（500g），芍药半斤（250g），枳实（炙）半斤（250g），大黄（去皮）一斤（500g），厚朴（炙，去皮）一尺（250g），杏仁（去皮尖，熬，别作脂）一升（250g）。

【用法】上六味，蜜和丸，如梧桐子大，饮服十丸，日三服，渐加，以知为度（现代用法：上药为末，炼蜜为丸，每次9g，每日1~2次，温开水送服。亦可按原方用量比例酌减，改汤剂煎服）。

【功用】润肠泄热，行气通便。

【主治】脾约证　大便干结，小便频数。苔微黄，脉细涩。

【病机分析】本方证《伤寒论》称之为"脾约"。成无己解释为："脾主为胃行其津液者也，今胃强脾弱，约束津液不得四布，但输膀胱，致小便数而大便硬，故曰其脾为约。"乃因胃肠燥热，通降太过，胃中水液直输膀胱，故小便数；脾受制约，津液不能布散全身而滋润肠道，故大便干结。苔微黄，脉细涩为燥热伤津之象。

【配伍意义】本方证以胃肠燥热为本，大便干结为标，治当润肠泻热，行气通便。方中火麻仁性味甘平，质润多脂，功能润肠通便，既治大便干结之标，又可促燥热之邪从大便排出，是为君药。杏仁润肠降气、白芍养血敛阴、柔肝理脾，二药相配加强君药润肠之功，共为臣药。大黄、枳实、厚朴即小承气汤，减小剂量用为丸剂，取其轻下热结，除胃肠燥热以治其本，是为佐药。蜂蜜甘缓，既助麻子仁润肠通便，又可缓和小承气汤攻下之力，以为佐使。诸药合用，标本兼顾，共奏润肠泻热，行气通便之功。

【配伍特点】本方以质润多脂之麻仁、杏仁、芍药、白蜜润肠通便以治标，配伍小剂量泻热行气之大黄、厚朴、枳实轻下热结以治本，攻润相合，具有标本兼顾、下不伤正、润而不腻的特点。

【临床运用】

1. 证治要点　本方为治疗胃肠燥热之便秘的常用方，又是润下法的代表方。临床应用以大便秘结，小便频数，苔微黄少津、脉细涩为辨证要点。

2. **加减应用**　大便干结较重者，可加芒硝以软坚散结；伴痔疮出血者，可加槐花、地榆以凉血止血；伤津较重者，可加生地、玄参、麦冬以增液通便。

3. **现代应用**　本方常用于病后肠燥便秘，以及习惯性便秘、产后便秘、痔疮术后便秘等属胃肠燥热者。

【病案链接】郭氏，得伤寒数日，身热、头疼、恶风、大便不通、脐腹膨胀。易数医，一医欲用大承气，一医欲大柴胡，一医欲用蜜导。病家相知凡三五人，各主其说，纷然不定，最后请予至。问小便如何？病家云："小便频数。"乃诊六脉，下及趺阳脉浮且涩，予曰："脾约证也。"予以麻仁丸百粒，分三服。食顷间尽，是夕大便通，中汗而解。(《伤寒九十论》)

【方歌】

麻子仁丸治脾约，大黄枳朴杏仁芍，
胃热津枯便难解，润肠通便功效高。

济川煎
(《景岳全书》)

PPT

【组成】当归三至五钱（9~15g），牛膝二钱（6g），肉苁蓉（酒洗去咸）二至三钱（6~9g），泽泻一钱半（4.5g），升麻五分至七分或一钱（1.5~3g），枳壳一钱（3g）。

【用法】水一盅半，煎七八分，食前服（现代用法：水煎服）。

【功用】温肾益精，润肠通便。

【主治】**肾阳虚衰，精津不足之便秘**　大便秘结，小便清长，腰膝酸软，头目眩晕，舌淡苔白，脉沉迟。

【病机分析】本方所治便秘，乃因肾虚开合失司所致。肾阳不足，阳气推动无力，肾精亏损，肠道失其滋润，均可导致大便秘结；肾阳不足，膀胱气化不利，故小便清长；肾虚精亏，在下则腰膝酸软，在上则头目眩晕。舌淡苔白、脉象沉迟均为肾精亏损、肾阳不足之象。

【配伍意义】本方为肾虚便秘而设，根据"虚则补之"原则，治当温肾益精、润肠通便。方中肉苁蓉味甘、咸，性温，善补肾阳、益精血、润肠通便，标本兼顾，是为君药。当归补血润燥，润肠通便；牛膝性善下行，补益肝肾，共为臣药。枳壳降气导滞而通便，泽泻利水渗湿而泄肾浊；升麻宣升清阳，而浊阴自降，共为佐药。诸药合用，既温肾益精以治其本，又润肠通便以治其标，共奏补肾通便之功。

【配伍特点】

1. 本方补泻兼顾，标本同治，肉苁蓉、当归温补精血，兼顾润肠通便。

2. 补中有泻，降中有升，大队沉降药中妙用升浮之升麻，具有"寓通于补之中、寄降于升之内"的配伍特点。

【临床运用】

1. **证治要点**　本方为治疗肾虚便秘的常用方。临床应用以大便秘结，小便清长，腰膝酸软，舌淡苔白，脉沉迟为辨证要点。

2. **加减应用**　兼气虚者，加人参；兼有里热，加黄芩；肾虚重者，去枳壳，加熟地。

3. **现代应用**　习惯性便秘、老年及妇女产后便秘等属于肾虚精亏者。

【病案链接】张某，女，73岁，2017年4月22日前来就诊。时值初春，天气回暖，患者仍着厚衣厚裤。自述顽固性便秘二三十年，深受其苦。大便每多秘结，艰涩难出，但便质不硬，有时感觉腹中冷痛。面色白，纳呆，腹部胀满，眠可，腰部酸痛，乏力，偶有虚冷汗出，小便清长，舌质淡，苔白薄腻，舌体略胖边有齿痕，脉沉迟。无糖尿病病史。处方：当归20g，肉苁蓉20g，牛膝15g，枳壳15g，茯苓20g，升麻15g，盐泽泻15g，杜仲15g，炙甘草10g，黄芪20g，浮小麦15g，丹参15g，菟丝子15g，覆盆子15g，生白术20g。5剂，水煎取汁300ml，每次150ml，日2次分服。嘱患者清淡饮食，适当运动。病情变化随诊。二诊：患者自述排便仍不通畅，有便意但每次排便量少，腹部胀满稍减，纳食可，怕冷症状减轻，仍有乏力，偶有汗出，腰部酸痛不适，舌脉同前。在原方基础上将黄芪用量加至30g，远志用量加至20g。仍5剂，服法改为每次100ml，日3次分服。三诊：患者自述每日可排便1次，排便量增多，便质不甚硬，但仍有不通畅之感。周身轻松不少，乏力症状减轻，无汗出，腰部疼痛减轻，舌质红润，苔略腻，边有齿痕，脉沉。在原方基础上去浮小麦，加柏子仁15g，5剂，服用方法同前。四诊：患者自述排便通畅许多，感觉身体轻松，嘱患者继服上方。[《世界最新医学信息文摘》2018，18（35）]

【方歌】

> 济川归膝肉苁蓉，升麻泽泻枳壳从，
> 肾虚津亏肠中燥，寓通于补法堪宗。

第五节　逐水剂

十枣汤
（《伤寒论》）

PPT

【组成】芫花（熬）、甘遂、大戟各等份。

【用法】三味等份，各别捣为散。以水一升半，先煮大枣肥者十枚，取八合，去滓，纳药末。强人服一钱匕，羸人服半钱，温服之，平旦服。若下后病不除者，明日更服，加半钱，得快下利后，糜粥自养（现代用法：上三味等份为末，装入胶囊，每服0.5~1g，每日1次，以大枣10枚煎汤送服，清晨空腹服）。

【功用】攻逐水饮。

【主治】

1. 悬饮　咳唾胸胁引痛，心下痞硬，干呕短气，头痛目眩，或胸背掣痛不得息，舌苔滑，脉弦滑。

2. 水肿　一身悉肿，尤以身半以下为重，腹胀喘满，二便不利，脉沉实。

【病机分析】本方证为津液内停、化为水饮、壅盛于里所致。停于胸胁者为悬饮，泛溢肢体为水肿。水停胸胁，胸胁气机不畅，故胸胁作痛；水饮上迫于肺，肺失宣降，故咳唾、短气；咳唾牵引胸胁经络，故引胸胁疼痛，甚或胸背掣痛不得息。饮动不居，停留心下，则心下痞硬胀满、干呕；上扰清阳，则头痛目眩。若水饮泛溢肢体，则一身悉肿；内聚脘腹，则腹胀喘满；阻碍气机，则二便不利。舌苔滑为水饮内停之征，脉弦滑或沉实均为水饮内停阻碍气机所致。

【配伍意义】本方证为水饮壅盛重症，若采用利水渗湿、祛痰化饮之法，有病重药轻之虞。故治宜攻逐水饮，使水邪速下。方中甘遂善行经隧水湿，大戟善泄脏腑水湿，芫花善消胸胁伏饮，三者均为峻烈逐水之药，各有专攻，合而用之，逐水之力更著，且经隧脏腑胸胁无处不到，"决渎而大下，一举而水患可平矣"。重用大枣十枚为佐使，煎汤送服，既缓和三药毒性，又保护胃气，减少药后不良反应，同时还寓有培土制水、邪正兼顾之意。

【配伍特点】水饮内停重症，以峻药逐之，同时重用大枣，体现"祛邪不伤正"的配伍特点。

【临床运用】

1. 证治要点　本方为攻逐水饮的代表方，又是治疗悬饮及水肿的常用方。临床应用以咳唾胸胁引痛，或水肿腹胀，二便不利，舌苔白滑、脉沉弦为辨证要点。

2. 现代应用　渗出性胸膜炎、结核性胸膜炎所致的胸腔积液，肝硬化、慢性肾炎、心衰等所致的腹水或全身水肿等属于水饮内停里实证者。

【病案链接】张任夫，初诊。水气凌心则悸，积于胁下则胁下痛，冒于上膈则胸中胀，脉来双弦，证属饮家，兼之干呕短气，其为十枣汤证无疑。炙芫花五分，制甘遂五分，大戟五分，研细末分作两服，先用黑枣十枚煎烂，去渣，入药末，略煎和服。其夜七时许，未进夜饭，先服药浆，随觉喉中辛辣，甚于胡椒。张君素能食椒，犹尚畏之，则药性之剧可知。并觉口干，心中烦，若发热然。九时起，喉哑不能作声，急欲大便，不能顷刻停留，所下非便，直水耳，其臭颇甚。于是略停，稍进夜饭，竟得安眠，非复平日之转侧不宁矣。夜二时起，又欲大便，所下臭水更多，又安眠。六时，又大便，所下臭水益增多。又睡至十时起床，昨夜之喉哑者，今乃愈矣。且不料干呕、嗳气、心悸、头晕诸恙均减，精神反佳。张君自知肋膜炎为难愈之疾，今竟得速效如此，乃不禁叹古方之神奇！（《经方实验录》）

【方歌】

十枣逐水效堪夸，大戟甘遂与芫花，
悬饮内停胸胁痛，大腹肿满用无差。

第六节　攻补兼施剂

黄龙汤
（《伤寒六书》）

PPT

【组成】大黄12g，芒硝9g，枳实6g，厚朴6g，当归9g，人参6g，甘草3g（原书未著用量）。

【用法】水二盅，姜三片，枣子二枚，煎之后，再入桔梗煎一撮，热沸为度（现代用法：加桔梗3g，生姜3片，大枣2枚水煎，芒硝溶服）。

【功用】泻热通便，补气养血。

【主治】阳明腑实兼气血不足证　下利清水，色纯青，或大便秘结，脘腹胀满，硬痛拒按，口渴，身热，神疲少气，谵语，甚则神昏肢厥，循衣摸床，撮空理线，舌苔焦黄或焦黑，脉虚。

【病机分析】本方证因素体气血不足，又为邪热所侵，燥屎内结，腑气不通所致。其病机为肠胃燥结，气血不足。邪热与燥屎互结肠中，既可形成大便秘结，脘腹胀满，硬痛拒按的阳明腑实，也可逼迫肠中水液，形成下利纯青水的热结旁流。邪热内盛，故口渴、身热。热扰心神则谵语，伴气血不足，除神疲少气外，更可出现神昏肢厥、循衣摸床、撮空理线等危候。舌苔焦黄或焦黑，脉虚均为里热炽盛、气血不足的表现。

【配伍意义】本方证病机为热结肠胃，气血不足。属邪实正虚，故当攻补兼施，以泻热通便、补气养血之法治之。方中大黄、芒硝、枳实、厚朴同用，即大承气汤，善攻下热结，荡涤肠胃实热积滞，使邪去而正安；人参、当归益气补血，扶正以利祛邪，且使攻邪而不伤正；肺与大肠相表里，胃肠热结，肺失宣降，方中桔梗开宣肺气以利大肠，以助泻下，且桔梗药性升浮，与大承气汤下行相配，升降相宜，调畅气机；姜、枣补益脾胃，甘草调和诸药，共为辅助。诸药合用，攻补兼施，为邪正合治之良方。

【配伍特点】泻热通便的大黄、芒硝、枳实、厚朴，配伍补益气血的人参、当归，攻补兼施，体现了祛邪而不伤正，扶正而不碍邪的配伍特点。

【临床运用】

1. 证治要点 本方既是攻补兼施的代表方，又是治阳明腑实、气血不足证的常用方。临床应用以下利纯青水或大便秘结，脘腹胀满，硬痛拒按，谵语，口渴，身热，神疲少气，舌苔焦黄或黑，脉虚为辨证要点。

2. 加减应用 若老年气血虚者，去芒硝以防正气大虚。

3. 现代应用 伤寒、副伤寒、流行性脑脊髓膜炎、流行性乙型脑炎、肠梗阻等属于阳明腑实、气血不足证者。

【附方】新加黄龙汤（《温病条辨》） 组成：细生地五钱（15g），生甘草二钱（6g），人参（另煎）一钱五分（4.5g），生大黄三钱（9g），芒硝一钱（3g），玄参五钱（15g），麦冬（连心）五钱（15g），当归一钱五分（4.5g），海参（洗）二条（2条），姜汁六匙（6匙）。用法：以水八杯，煮取三杯。先用一杯，冲参汁五分，姜汁二匙，顿服之。如腹中有响声，或转矢气者，为欲便也，候一二时不便，再如前法服一杯；候二十四刻不便，再服第三杯。如服一杯，即得便，止后服。酌服益胃汤一剂，参或可加入。功用：泻热通便，滋阴益气。主治：热结里实，气阴不足证。大便秘结，腹中胀满而硬。神倦少气，口干咽燥，唇裂舌焦，苔焦黄或焦黑燥裂。

【病案链接】王氏子于四月间患感冒，昏热喘胀便闭，腹中雷鸣，服硝黄不应，脉之气口弦滑，按之则芤，其腹胀满，按之则濡，此痰湿夹瘀、浊阴锢闭之候。与黄龙汤去芒硝，易桂、芩、半夏、木香，下瘀垢甚多。因宿有五更咳嗽，更以小剂异功加细辛润之。大抵腹中奔响之症，虽有内实当下，必无燥结，所以不用芒硝而用木香、芩、半也。用人参者，借以资助胃气，行其药力，则大黄辈得以振破敌之功，非谓虚而兼补也。当知黄龙汤中用参，则硝、黄之力愈锐，用者慎之。（《续名医类案》）

【方歌】

黄龙汤用朴硝黄，参归甘桔枳枣姜，
阳明腑实气血弱，泻热通便气血养。

执医考点

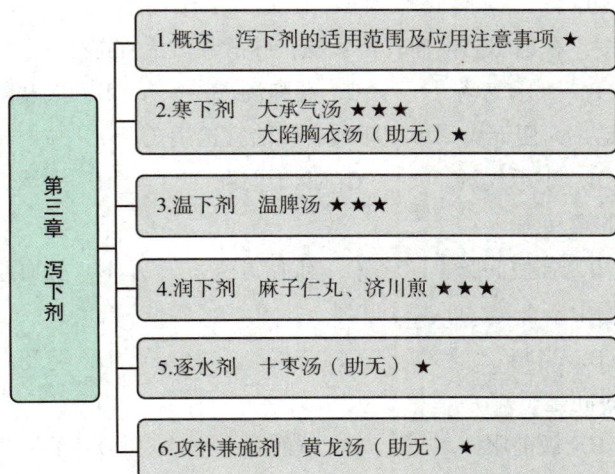

1. 概述 泻下剂的适用范围及应用注意事项 ★

2. 寒下剂 大承气汤 ★★★
   大陷胸衣汤（助无）★

3. 温下剂 温脾汤 ★★★

4. 润下剂 麻子仁丸、济川煎 ★★★

5. 逐水剂 十枣汤（助无）★

6. 攻补兼施剂 黄龙汤（助无）★

第三章 泻下剂

目标检测

答案解析

单项选择题

1. 下列泻下剂组成中不含大黄的是（ ）

    A．大陷胸汤   B．温脾汤   C．麻子仁丸   D．黄龙汤   E．济川煎

2. 大承气汤的煎法是（ ）

    A．先煮枳实、厚朴，后下大黄，芒硝溶服   B．先煎大黄，后下枳实、厚朴

    C．大黄、枳实、厚朴同煎   D．先煎枳实，后下大黄、厚朴

    E．以上都不是

3. 下列不是大承气汤主治证的是（ ）

    A．阳明腑实证   B．热结旁流证   C．里实热证之热厥

    D．肠燥便秘   E．里实热证之痉病

4. 大承气汤的证治要点是（ ）

    A．痞、满、实   B．燥、实   C．痞、满、燥、实

    D．痞、满   E．满、燥、实

5. 大黄牡丹汤中含有（ ）

    A．桃仁   B．厚朴   C．甘草   D．甘遂   E．西瓜子

6. 治疗湿热瘀滞之肠痈初起的常用方是（ ）

    A．大承气汤   B．温脾汤   C．十枣汤   D．大黄牡丹汤   E．小承气汤

7. 大陷胸汤的主治证是（ ）

    A．阳明腑实证   B．水热互结之结胸证   C．里实热证之热厥

    D．肠燥便秘   E．阳虚寒积证

8. 温脾汤用于（ ）

    A．阳虚寒积证   B．脾约便秘证   C．胃肠燥热证   D．肠痈   E．阳明腑实证

9. 腹痛，便秘，手足不温，舌淡苔白腻，脉弦紧。治宜选用（ ）

    A．小承气汤   B．大承气汤   C．温脾汤   D．大黄附子汤   E．增液承气汤

10. 温脾汤的组成除附子、干姜、甘草，还包括（ ）

    A．人参、大黄、白术   B．人参、大黄、当归   C．人参、大黄、芒硝、当归

    D．人参、大黄、枳实   E．人参、芒硝、厚朴

11. 症见右下腹疼痛拒按，右足屈而不伸，苔黄腻，脉滑数。治宜选用（ ）

    A．小承气汤   B．大承气汤   C．温脾汤   D．大黄附子汤   E．大黄牡丹汤

12. 胃肠燥热，津液不足，大便干燥，小便频数者。治宜选用（ ）

    A．济川煎   B．小承气汤   C．麻子仁丸   D．大承气汤   E．增液承气汤

13. 济川煎中配伍当归的意义（ ）

    A．补血活血   B．补血润肠   C．补血调经   D．补血益肝   E．引血归经

14. 麻子仁丸的组成药物中不含（ ）

    A．枳实   B．当归   C．杏仁   D．芍药   E．大黄

15. 十枣汤的最佳服用时间是（ ）

    A．饭后服   B．饭前服   C．睡前服   D．不拘时服   E．清晨空腹服

16. 大枣在十枣汤中是（　　）
　　A. 佐药　　　　　　B. 君药　　　　　　C. 臣药　　　　　　D. 引经药　　　　　E. 调和药

17. 攻补兼施的代表方剂是（　　）
　　A. 黄龙汤　　　　　B. 温脾汤　　　　　C. 十枣汤　　　　　D. 大黄牡丹汤　　　E. 大承气汤

书网融合……

知识回顾　　　习题

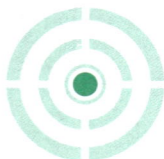

第四章 和解剂

学习目标

知识要求：

1. 掌握小柴胡汤、蒿芩清胆汤、四逆散、逍遥散、痛泻要方、半夏泻心汤等方剂的组成、功用、主治病证、配伍特点及随证加减规律。

2. 熟悉和解剂的概念、适应证、分类与使用方法。

3. 了解加味逍遥散、逍遥散、生姜泻心汤、甘草泻心汤、黄连汤的组成、功用、主治病证。

技能要求：

1. 会背诵小柴胡汤、蒿芩清胆汤、四逆散、逍遥散、痛泻要方、半夏泻心汤的方歌。

2. 学会辨少阳证、肝脾不和证、胃肠不和证，并选择适当的和解方剂进行治疗。

第一节　概　述

【含义】凡具有和解少阳、调和肝脾、调和肠胃等作用，治疗伤寒邪在少阳、肝脾不和、肠胃不和等证的方剂，称为和解剂。属于"八法"中的"和法"。

【适应范围】和解剂原为治疗伤寒邪入少阳而设。足少阳胆经位于表里之间，邪犯少阳，临床表现以往来寒热，胸胁苦满，嘿嘿不欲饮食，心烦喜呕，口苦，咽干，目眩等为特征。此时既不宜发汗，又不宜吐下，金·成无己说："其于不外不内，半表半里，既非汗之所宜，又非吐下之所对，是当和解则可矣。"后世对和解剂多有扩展，如蒲辅周说："寒热并用，补泻合剂，表里双解，苦辛分消，调和气血，皆谓和解。"将和解剂用于肝脾不和证、肠胃不和证的治疗。肝脾不和证，是因肝失疏泄、脾失运化，二者互相影响所致的病证，临床表现以胁肋胀闷、脘腹疼痛为特征。肠胃不和证，是因邪在肠胃，导致升降失常、寒热互见、虚实夹杂的病证，临床表现以心下痞满，呕吐泻利为特征。

【分类】和解剂因适应病证不同而分为和解少阳剂、调和肝脾剂、调和胃肠剂三大类。和解少阳剂常由柴胡或青蒿与黄芩相配为主组成，适用于伤寒邪入少阳证，代表方有小柴胡汤、蒿芩清胆汤等。调和肝脾剂常由疏肝药如柴胡、薄荷等与健脾药如白术、茯苓等配伍组成，适用于肝脾不和证，代表方如四逆散、逍遥散、痛泻要方等。调和胃肠剂常由辛温药如干姜、生姜、半夏等，与苦寒药如黄连、黄芩等，以及补虚药如人参、大枣等配伍组成，适用于胃肠不和证，如半夏泻心汤等。

【使用注意】和解剂的使用应当注意：①邪在肌表，未入少阳，以及邪已入里，阳明热盛者，不宜使用和解剂。②和解剂以祛邪为主，纯虚不宜用，以防其伤正。③和解剂兼顾正气，纯实者亦不可选，以免贻误病情。

第二节　和解少阳剂

小柴胡汤
(《伤寒论》)

微课　　PPT

【组成】柴胡半斤（24g），黄芩三两（9g），人参三两（9g），甘草（炙）三两（9g），半夏（洗）半升（9g），生姜（切）三两（9g），大枣（擘）十二枚（4枚）。

【用法】上七味，以水一斗二升，煮取六升，去滓，再煎，取三升，温服一升，日三服（现代用法：水煎服）。

【功用】和解少阳。

【主治】

1. **伤寒少阳证**　症见往来寒热，胸胁苦满，嘿嘿不欲饮食，心烦喜呕，口苦，咽干，目眩，舌苔薄白，脉弦。

2. **热入血室证**　妇人中风，经水适断，寒热发作有时。

3. **其他**　黄疸、疟疾等病见少阳证者。

【病机分析】本方证为伤寒邪犯少阳。少阳位于太阳、阳明表里之间，邪犯少阳，邪正相争，正胜欲拒邪出于表，邪胜欲入里并于阴，故往来寒热；少阳经脉循胸布胁，经气不利，故胸胁苦满；胆经气郁化热，胆热犯胃则嘿嘿不欲饮食、喜呕，热扰心神则心烦；胆火循经上炎，则口苦、咽干、目眩；邪在少阳，尚未入里，故舌苔薄白；脉弦为少阳经气不利之征。妇人经水适断，血室空虚，邪气乘虚而入化热，热与血结于血室，出现寒热往来；黄疸病位在肝胆，常有胸胁胀满、食欲不振、心烦喜呕；疟疾以寒热往来为主症。以上三者均可考虑从少阳论治。

【配伍意义】邪在表者，当从汗解；邪入里者，则当吐下。今邪在少阳表里之间，则非汗、吐、下所宜，惟宜和解之法。方中柴胡苦辛微寒，入肝胆经，既能发散少阳，使少阳半表之邪得以疏散，又能疏畅少阳气机之郁滞，为君药。黄芩苦寒，使少阳半里之热得以清泄，为臣药。两药配合，外透内清，共祛少阳之邪，为和解少阳所常用方。半夏、生姜和胃降逆止呕，以治胆气犯胃，胃失和降，为佐药。邪入少阳，缘于正气本虚，人参、大枣益气健脾，既可以扶助正气以助祛邪，又能防止半表半里之邪内传，为佐药。炙甘草助参、枣扶正，且能调和诸药，为佐使。诸药合用，使邪气得除，正气得复，胆胃气畅，则诸症自除。原方要求"去滓，再煎"，一方面可使方中诸药药性调和，更好地发挥和解作用；一方面使药汤减少，减轻药物对胃的刺激。

【配伍特点】

1. 以柴胡、黄芩祛邪为主，人参、大枣、甘草兼顾正气。

2. 以柴胡、黄芩和解少阳为主，半夏、生姜兼降胃气。体现了祛邪扶正、胆胃同治的配伍特点。

【临床运用】

1. **证治要点** 本方是治疗伤寒少阳证的基础方，也是和解少阳的代表方剂。临床以往来寒热，胸胁苦满，嘿嘿不欲饮食，心烦喜呕，口苦，咽干，目眩，苔白，脉弦为证治要点。

2. **加减应用** 若痰热聚于上焦，胸中烦而不呕，去半夏、人参，加瓜蒌清热理气宽胸；若热伤津液，口渴，去半夏，加天花粉止渴生津；若肝气乘脾，腹中痛，去黄芩，加芍药柔肝缓急止痛；若痰气凝滞，胁下痞硬，去大枣，加牡蛎软坚散结；若三焦不畅，水饮内停，心下悸，小便不利，去黄芩，加茯苓利水宁心；若表邪未解，去人参，加桂枝解表；若寒饮停肺，咳痰清稀者，去人参、大枣、生姜，加五味子、干姜温肺止咳。

3. **现代应用** 感冒、流行性感冒、疟疾、慢性肝炎、肝硬化、胆结石、急慢性胆囊炎、胸膜炎、急性胰腺炎、抑郁症、产褥热、急性乳腺炎、睾丸炎、胆汁反流性胃炎、胃溃疡等辨证属邪犯少阳，胆胃不和者。

【病案链接】 张某某，女，59岁。患风湿性心脏病。初冬感冒，发热恶寒，头痛无汗，胸胁发满，兼见心悸，时觉有气上冲于喉，更觉烦悸不安，倍感痛苦。脉来时止而有结象。此为少阳气机郁勃不舒，复感风寒，由于心阳坐镇无权，故见脉结而挟冲气上逆。此证原有风心病而又多郁，外感内伤相杂。治法：解少阳之邪，兼下上冲之气。处方：柴胡12g，黄芩6g，桂枝10g，半夏9g，生姜9g，大枣5g，炙甘草6g。3剂后诸症皆安。(《刘渡舟临证验案精选》)

【方歌】

小柴胡汤和解功，半夏人参甘草从，
更加黄芩生姜枣，少阳为病此方宗。

🖊 **知识拓展**

关于"但见一证便是"

《伤寒论》101条说："伤寒中风，有柴胡证，但见一证便是，不必悉具。"历代医家对此条解释颇多。"柴胡证"指小柴胡汤的适应证，在《伤寒论》96条，仲景列了"往来寒热，胸胁苦满，嘿嘿不欲饮食，心烦喜呕"，在《伤寒论》263条少阳病提纲，列了"口苦、咽干、目眩"一共七个主症，其余还有"或胸中烦而不呕，或渴，或腹中痛，或胁下痞硬，或心下悸、小便不利，或不渴、身有微热，或咳"等或然症。综合大多数医家观点，一般认为"但见一证便是"中，"一证"必须是主症而不是或然症，而且不能简单地理解成一个症状，更应强调"不必悉具"，即不要求七个主症都出现。如《伤寒论》原文149条"呕而发热者，小柴胡汤主之"，229条"阳明病，发潮热，大便溏，小便自可，胸胁满不去者，与小柴胡汤"，都是两个主症。

蒿芩清胆汤
（《重订通俗伤寒论》）

微课　PPT

【组成】青蒿脑钱半至二钱（4.5~6g），淡竹茹三钱（9g），仙半夏钱半（4.5g），赤茯苓三钱（9g），青子芩钱半至三钱（4.5g~9g），生枳壳钱半（4.5g），陈广皮钱半（4.5g），碧玉散（滑石、甘草、青黛）（包）三钱（9g）。

【用法】原方未著用法（现代用法：水煎服）。

【功用】清胆利湿，和胃化痰。

【主治】少阳湿热痰浊证　症见寒热如疟，寒轻热重，胸胁胀痛，口苦胸闷，吐酸苦水，或呕黄涎而黏，甚则干呕，呃逆，小便黄少，舌红苔白腻，脉数而右滑左弦。

【病机分析】本方所治为湿热郁结少阳，兼有痰浊内阻之证。正邪交争于少阳半表半里，且湿热较盛，故寒热如疟，寒轻热重；湿遏热郁，少阳气机不畅，故胸闷、胸胁胀痛；湿热熏蒸胆汁向上，故口苦；胆热犯胃，灼津为痰，胃气上逆，故吐酸苦水，或呕黄涎而黏，甚则干呕呃逆；湿热郁阻三焦，水道不痛，故小便黄少；舌红苔白腻，脉滑数为湿热痰浊内停之征，弦脉示少阳气机不畅。

【配伍意义】少阳湿热痰浊内阻，故治宜清胆利湿，和胃化痰。方中青蒿性味苦寒，气味芳香，既清少阳伏火，又引邪外出，兼能芳香辟秽；黄芩苦寒，善清肝胆热，兼能燥湿，两药相合，内清外透少阳湿热之邪，共为君药。竹茹善清热化痰止呕，半夏燥湿化痰降逆，枳壳、陈皮理气化痰，四药相伍，清热化湿，理气除痰，共为臣药。赤茯苓、碧玉散清利湿热，导邪从小便而去，共为佐使药。诸药合用，使得湿热去，痰浊化，胆胃调畅，诸症自解。

【配伍特点】

1. 清透与渗利并用，消除少阳湿热。

2. 降气与化痰同施，通达胆胃气机。

【临床运用】

1. 证治要点　本方为治疗少阳湿热痰浊的代表方。临床应用以寒热如疟，寒轻热重，胸胁胀疼痛，吐酸苦水，舌红苔腻，脉弦滑为辨证要点。

2. 加减应用　若呕吐重，加黄连、紫苏清热止呕；纳呆、苔腻明显，加藿香、佩兰、薏苡仁、厚朴等以芳香化浊；若小便不利重，加泽泻、木通、车前子以利小便。

3. 现代应用　感冒、肠伤寒、急性胆囊炎、急性黄疸型肝炎、胃炎、慢性胰腺炎、肾盂肾炎、疟疾、盆腔炎等属少阳湿热痰浊内阻者。

【病案链接】患者，男，35岁。就诊时间2015年9月10日。患者因盗汗2个月余就诊。自述2个月前感冒后，每日凌晨4~5点之时有汗出，上半身为主，醒后衣湿，身发热。平素伴有口苦尿黄，胸胁胀满。就诊时见面色微黄，舌红、苔黄腻，脉弦数。诊断为湿热郁结少阳证。治以清热除湿，疏理少阳，选用蒿芩清胆汤加减，处方如下：青蒿15g，姜半夏12g，黄芩10g，陈皮15g，枳实15g，竹茹15g，茯苓30g，滑石30g，牡丹皮10g，煅牡蛎（先煎半小时）30g，炙甘草5g。3剂，水煎服，一日1剂。9月14日复诊：药后发汗明显减少，效不更方，续进4剂而汗止。[《光明中医》2017，（32）：2250]

【方歌】

> 蒿芩清胆碧玉入，陈枳茯苓半夏竹，
> 热重寒轻痰夹湿，胸痞呕恶总能除。

知识拓展

表4-1　小柴胡汤与蒿芩清胆汤的比较

比较＼方名		小柴胡汤	蒿芩清胆汤
组成	同	黄芩、半夏、甘草	
	异	柴胡、生姜、人参、大枣	青蒿、茯苓、陈皮、枳壳、竹茹、青黛、滑石
功效	同	和解少阳	
	异	益气扶正	清热利湿、理气化痰
主治	同	邪在少阳：往来寒热、胸胁不适	
	异	胆胃不和，胃气偏虚，以嘿嘿不欲饮食，心烦喜呕，舌苔薄白等为特征	胆热偏重，兼有湿热痰浊，以寒轻热重，吐酸苦水，小便黄少，舌红苔白腻等为特征

第三节　调和肝胃剂

四逆散
（《伤寒论》）

PPT

【组成】甘草（炙）、枳实（破，水渍，炙干）、柴胡、芍药各十分（各6g）。

【用法】上四味，捣筛，白饮和，服方寸匕，日三服（现代用法：水煎服）。

【功用】透邪解郁，疏肝理脾。

【主治】

1. **阳郁厥逆证**　症见手足不温，或身微热，或咳，或悸，或小便不利，或腹痛，或泄利下重，脉弦。

2. **肝脾不和证**　症见胁肋胀闷，脘腹疼痛，脉弦。

【病机分析】本方原为治阳郁厥逆证而设。其病机为外邪传经入里，郁遏气机，使得阳气不得疏泄而内郁。阳气内郁不能达于四末，故手足不温。此外，气郁于内，升降失常，波及脏腑，还可出现其他症状：如阳郁化热，可致身微热；肺失宣降，则咳；心阳被郁，则悸；膀胱气化失司，则小便不利；肝脾气滞，则腹痛、泄利下重。后世认为此证也可为肝气郁结、脾气不通所致，出现胁肋胀闷，脘腹疼痛等症状。脉弦为肝郁之征。

【配伍意义】本方证由阳郁气滞所致，故治宜透邪解郁，疏肝理脾。方中以柴胡为君药，既疏肝解郁以通畅气机，又升发阳气、透邪外出。白芍敛阴养血柔肝，养肝体而助肝用，配柴胡可使升散而无耗伤阴血之弊，配甘草又能缓急止痛，为臣药。枳实理气解郁、泻热破结，配柴胡则一升一降，共奏升清降浊、疏畅气机之功，配白芍又能调和气血，为佐药。甘草既益气健脾以扶土抑木，又助白芍缓急止痛，还能调和诸药，为佐使。原方用白饮（米汤）和服，亦取中气和则阴阳之气自相顺接之意。

【配伍特点】

1. 柴胡配芍药，疏散收养结合，养肝体而助肝用。

2. 柴胡配枳实，一升一降，调理气机。

3. 柴胡、芍药疏肝柔肝，枳实、甘草理气补脾，肝脾同治。

【临床运用】

1. **证治要点** 本方原治阳郁厥逆证，也是治疗肝脾不和的常用方。临床应用以手足不温，或胁肋胀闷，脘腹疼痛，脉弦为辨证要点。

2. **加减应用** 若气郁甚，胁肋胀闷明显，加香附、郁金以行气解郁；伴咳嗽，加五味子、干姜以温肺散寒；伴心悸，加桂枝以温通心阳；伴小便不利，加茯苓以利小便；若兼寒，腹痛重，加炮附子以散里寒；若兼热，心烦脉数，加栀子以清热除烦。

3. **现代应用** 慢性肝炎、胆囊炎、胆石症、肋间神经痛、胆道蛔虫病、胃炎、胃溃疡、胃肠神经官能症、附件炎、输卵管阻塞、急性乳腺炎等属肝脾不和者。

【病案链接】李某，男，63岁。初诊：1985年11月19日。主诉：近6个月来，胸胁肩背作痛，走窜不定，时作时休；胃脘胀满，嗳气颇多，自觉有气上冲。1985年7月份曾在解放军某医院做上消化道造影，未见异常；B超诊断为"慢性胆囊炎""胆结石"。曾经耳针治疗，但症状如故。诊查：舌苔黄，脉沉小。辨证：肝气横逆，木土不和。治法：拟以疏肝理气，行气消胀为法。处方：柴胡10g，枳壳10g，郁金10g，白芍12g，甘草10g，青皮、陈皮各8g，香橼皮8g，厚朴10g，炒栀子10g，旋覆花10g，生赭石10g，法半夏10g，全瓜蒌15g，荷梗3g，片姜黄10g。二诊：12月3日。上方服药12剂，诸症近平。舌黄已退，脉仍同前。续进上方药，巩固疗效。(《中国现代名中医医案精华》)

【方歌】

> 四逆散中用柴胡，枳实芍药甘草入，
> 此是阳郁成厥逆，疏肝理脾厥自除。

知识拓展

关于"四逆"

所谓"四逆"，是指四肢厥逆不温。其病机有寒热之别。阴盛阳衰，阳气不足以温，可出现四逆，此时伴有神衰欲寐、恶寒蜷卧、腹痛下利，舌淡苔白，脉微弱。阳气亢盛，热邪深入，而致阳气郁结，不能通达于四肢，可出现四逆，此时伴有胸腹灼热，烦躁口渴，大便干结，小便短赤，舌红苔黄，脉数有力。本方所治四逆乃肝气郁结所致，四肢不温较轻，此时伴有身微热，胁肋胀闷，脉弦等。

逍遥散
(《太平惠民和剂局方》)

微课　PPT

【组成】甘草（微炙赤）半两（15g），当归（去苗，锉，微炒）、茯苓（去皮，白者）、白芍药、白术、柴胡（去苗）各一两（各30g）。

【用法】上为粗末，每服二钱（6g），水一大盏，烧生姜一块、切破，薄荷少许，同煎至七分，去滓热服，不拘时候（现代用法：加煨姜、薄荷水煎服，用量按原方比例酌减）。

【功用】疏肝解郁，养血健脾。

【主治】**肝郁血虚脾弱证** 症见两胁作痛，头痛目眩，口燥咽干，神疲食少，或寒热往来，或月经不调，乳房胀痛，舌淡红，脉弦而虚。

【病机分析】肝主疏泄、主藏血，性喜条达而恶抑郁，体阴而用阳。若情志不畅，肝木不能条达则肝郁，见两胁作痛、头痛、乳房胀痛；肝体失于柔和则血虚，见目眩、口燥、咽干。木郁乘土，脾气虚弱，故神疲食少；女子月经既有赖于肝气疏泄，又与肝中所藏之血有关，脾化生气血兼能统血，肝郁脾弱则血虚而致月经不调。弦脉主肝气郁结，虚脉主脾气不足。

【配伍意义】本方证病机为肝失疏泄、血虚脾弱，故治宜疏肝解郁，养血健脾。方中柴胡辛苦，微寒，入肝经，善条达肝气而解肝郁，为君药。当归养血和血、白芍养血敛阴，两药合用，既补血以治血虚，又防柴胡疏散太过耗伤肝阴，共为臣药。白茯苓、甘草健脾益气，既补脾之不足，又使营血生化有源，共为佐药。加薄荷少许，轻疏透达以助柴胡疏肝解郁；生姜一块，温中降逆以助苓、术益气健脾，亦为佐药。柴胡引药入肝、甘草调和诸药，两者兼为使药。诸药合用，使肝郁得疏，血虚得养，脾弱得复，而症自除。

【配伍特点】本方具有疏养并施、肝脾同调、气血兼顾的配伍特点。

【临床运用】

1. 证治要点　本方是治疗肝郁血虚脾弱的代表方，又是妇科调经的常用方。临床应用以两胁疼痛，目眩神疲，食少倦怠，月经不调，脉弦而虚为辨证要点。

2. 加减应用　肝郁气滞较甚，加香附、郁金以疏肝解郁；血虚甚者，重用当归、白芍，并加熟地以养血；脾虚甚者，重用白术、茯苓，并加人参以益气健脾；肝郁化火者，可加丹皮、栀子以清热凉血。

3. 现代应用　慢性肝炎、肝硬化、慢性胆囊炎、胆石症、慢性胃炎、胃溃疡、胃肠神经官能症、经前期紧张症、乳腺小叶增生、围绝经期综合征、盆腔炎、子宫肌瘤等属肝郁血虚脾弱者。

【附方】

1. 加味逍遥散（《内科摘要》）　组成：当归、芍药、茯苓、白术（炒）、柴胡各一钱（各6g），牡丹皮、山栀（炒）、甘草（炙）各五分（各3g）。用法：水煎服。功用：养血健脾，疏肝清热。主治：肝郁血虚，内有郁热证。症见潮热、晡热、烦躁易怒，或自汗盗汗，或头痛目涩，或颊赤口干，或月经不调，少腹胀痛，或小便涩痛，舌红苔薄黄，脉弦虚数。

2. 黑逍遥散（《医略六书·女科指要》）　组成：逍遥散加熟地。功用：疏肝健脾，养血调经。主治：肝脾血虚证。症见临经腹痛，脉弦虚。

【病案链接】韩某，女，30岁。自述因痢疾住某医院，经治疗病渐减轻，黏液血便次数减少，但小便点滴不通，渐至闭塞，每靠导尿排出。患者精神抑郁，常悲伤啼哭。遂请肖老会诊，服中药治疗。诊查：见症同前，表情痛苦，两颧微红，脉弦数，苔黄边白而腻。辨证：此湿热蕴积，肝郁气滞，郁则下陷，积热膀胱，约束下焦，热甚结涩，故令小便塞。证为痢疾并发尿闭。治法：宜疏肝燥脾滋肾，利湿清热，方用丹栀逍遥散合滋肾丸主之。处方：柴胡6g，当归9g，白芍9g，白术9g，茯苓12g，丹皮6g，栀子9g，黄柏9g，知母9g，上桂6g，滑石9g，甘草3g，升麻6g，车前子12g。二诊：服上方药2剂，拔除导尿管，能自行排尿，大便次数减为每日两次，未见黏液。守上方，去上桂、滑石继服。三诊：服修改方药2剂，大便正常，小便频数，此湿热未尽，下元肾虚，易方缩泉丸、导赤散，通涩并用治之。四诊：继服三诊方药2剂，诸症消失，痊愈出院。（《中国现代名中医医案精华》）

【方歌】

逍遥散用当归芍，柴苓姜薄术甘草，
肝郁血虚脾气弱，丹栀加入热无着。

🌱 **知识拓展**

关于逍遥散中柴胡、薄荷的剂量问题

四逆散方中以柴胡疏肝解郁为君药，薄荷轻疏透达以助柴胡为使。按照君臣佐使的原则，柴胡用量应大，而且按原方比例，柴胡也是全方用量最大的药物之一。但实际应用中，柴胡、薄荷用量应以小剂量为宜，作汤剂一般在4~6g。因为柴胡、薄荷味辛，用量大则解表发汗，轻用方能疏肝解郁。

痛泻要方
（《丹溪心法》）

PPT

【组成】白术（炒）三两（90g），白芍药（炒）二两（60g），陈皮（炒）一两五钱（45g），防风一两（30g）。

【用法】上细切，分作八服，水煎或丸服（现代用法：水煎服，用量按原方比例酌减）。

【功用】补脾柔肝，祛湿止泻。

【主治】**脾虚肝郁之痛泻**　肠鸣泄泻，泻必腹痛，泻后痛缓，舌苔薄白，脉两关不调，左弦而右缓。

【病机分析】本方所治之痛泻，以泻必腹痛、泻后痛缓为特点。其病机为土虚木乘，肝脾不和。脾气虚弱，运化失职，清浊不分，故肠鸣泄泻。脾主运化、肝主疏泄，二者相互协调、互为因果，脾气虚弱则肝气不畅，肝气乘脾则腹痛。泻后腑气稍通，肝气略疏，故泻后痛缓。正如《医方考》所说："泻责之脾，痛责之肝；肝责之实，脾责之虚，脾虚肝实，故令痛泻。"两关脉候肝脾，左关弦为肝郁，右关缓为脾虚。

【配伍意义】本方证虽虚实夹杂，终究以脾虚为本，故治宜补脾柔肝，祛湿止泻。方中以甘温之白术为君药，补脾燥湿以治土虚。以酸寒之白芍为臣药，柔肝缓急止痛，配伍白术可于土中泻木。陈皮辛苦而温，擅燥湿行气，配伍白术以醒脾和胃，为佐药。防风辛香，具升散之性，伍白芍能散肝郁而止痛，伍白术能舒脾气而止泻，且为脾经引经之药，兼为佐使。四药相合，脾气健运而泻停，肝气条达而痛止。

【配伍特点】本方补脾柔肝，具有寓疏于补、扶土抑木的配伍特点。

【临床运用】

1. **证治要点**　本方为治疗脾虚肝郁之痛泻的常用方。临床应用以肠鸣泄泻，泻必腹痛，泻后痛缓，脉左弦而右缓为辨证要点。

2. **加减应用**　泄泻日久，中气下陷者，加炒升麻以升阳止泻；脾虚生湿，郁久化热，见舌苔黄腻者，加黄连以清热燥湿。

3. **现代应用**　慢性结肠炎、神经性腹泻、肠易激综合征等属脾虚肝郁者。

【病案链接】一职员薛某，年近四旬。1972年3月间患泄泻。一日三四次，便下稀溏，腹鸣之声隔衣可闻。且不可进食荤腥，稍涉油腻，则便泻次数立增。某医院断为慢性肠炎，服药未效。余见其面色苍白带青，脉象弦细。初以为脾虚，予健脾之剂数剂亦未好转。后改由他医给予脾肾双补汤药，连服一月病证依旧。仍来余处索方，余仔细推敲，反复揣摩。见患者情志反常，多郁易怒。且询知便泻之前，腹中胀急绞痛，刻不容缓；便泄之时，一倾而出，气屎俱下；泻后腹痛全失。过一二小时，腹又渐痛，痛又渐重，重极则复泻。由此悟及本病为精神性大肠功能紊乱所致，中医所谓肝旺犯脾之候。即投痛泻要方：炒白芍18g，焦白术6g，陈皮9g，防风4.5g。嘱服3剂，并暂戒荤腥房帏。服2剂后，病情大减，自以为久泻之后，需补营养，大吃油腻荤物，竟亦未见增病。服毕又予3剂，仍嘱淡食以调之，清心以

守之。从此安然矣。（《邹孟城三十年临证经验集》）

【方歌】

> 痛泻要方功效奇，术芍防风共陈皮，
>
> 肠鸣泄泻腹又痛，寓疏于补调肝脾。

第四节　调和胃肠剂

半夏泻心汤
（《伤寒论》）

微课　PPT

【组成】半夏（洗）半升（12g），黄芩、干姜、人参各三两（各9g），黄连一两（3g），大枣（擘）十二枚（4枚），甘草（炙）三两（9g）。

【用法】上七味，以水一斗，煮取六升，去滓，再煎，取三升，温服一升，日三服（现代用法：水煎服）。

【功用】寒热平调，消痞散结。

【主治】寒热错杂之痞证　心下痞，但满而不痛，或呕吐，肠鸣下利，舌苔腻而微黄。

【病机分析】本方原为小柴胡汤证误用下法而设。心下，即是胃脘；痞，即是胀满。少阳误下，邪热乘虚内陷于阳明胃，又兼误下损伤中阳，寒从中生。阳气不运，故心下痞。因热邪无形，阳气又虚，故虽痞但满而不痛。寒热互结，中焦痞塞不通，升降失常，故可见呕吐、肠鸣下利。邪热壅于中焦，可见舌苔腻而微黄。

【配伍意义】本方证病机为邪热内陷，中阳受损，寒从中生，寒热互结，升降失常。故治当寒热平调，消痞散结，益气和胃。方中半夏辛温，散结除痞，兼降逆止呕，为君药；干姜辛热，温中散寒；黄连、黄芩性味苦寒，清除内陷邪热，共为臣药。以上四味相伍，不仅平调寒热，而且辛开苦降，通畅中焦气机。人参、大枣甘温益气，以补中焦之虚，共为佐药；甘草补脾和中，兼能调和诸药，为佐使。诸药共用，寒热得去，升降得畅，正气得复，则痞满、呕利自愈。

本方亦可视为小柴胡汤变化而来。本为少阳证，当用小柴胡汤，然误下后无半表证，故去解表之柴胡；因邪热乘虚内陷，故加清热之黄连、黄芩；因中阳受损，故改解表之生姜为温里之干姜。

【配伍特点】本方具有寒热互用以和其阴阳，苦辛并进以调其升降，补泻兼施以顾其虚实的配伍特点。

【临床运用】

1. 证治要点　本方为治疗寒热错杂之痞证的常用方，也是辛开苦降法的代表方。临床应用以心下痞，呕吐下利，苔腻微黄为辨证要点。

2. 加减应用　本方可根据寒热虚实的轻重灵活加减。热多寒少，重用黄连、黄芩；寒多热少，重用干姜；苔腻呕恶明显，重用半夏；中气不虚，去人参、大枣。

3. 现代应用　胃炎、胃及十二指肠溃疡、神经性呕吐、慢性结肠炎、慢性肝炎、慢性胆囊炎等属中气虚弱，寒热互结者。

【附方】

1. 生姜泻心汤（《伤寒论》）　组成：生姜（切）四两（12g），甘草（炙）三两（9g），人参三两（9g），干姜一两（3g），黄芩三两（9g），半夏（洗）半升（9g），黄连一两（3g），大枣十二枚（4枚）。用法：上八味，以水一斗，煮取六升，去滓，再煎，取三升，温服一升，日三服。功用：消痞和胃，宣散水气。主治：水热互结痞证。伤寒汗出后，胃中不和，心下痞硬，噫气臭，胁下有水气，腹中雷鸣下利者。

2.　**甘草泻心汤（《伤寒论》）**　组成：甘草（炙）四两（12g），黄芩、人参、干姜各三两（各9g），黄连一两（3g），大枣（擘）十二枚（4枚），半夏（洗）半升（9g）。用法：上七味，以水一斗，煮取六升，去滓，再煎，温服一升，日三服。功用：益气和胃，降逆消痞。主治：胃气虚弱痞证。伤寒中风，医反下之，其人下利日数十行，完谷不化，腹中雷鸣，心下痞硬而满，干呕，心烦不得安。

3.　**黄连汤（《伤寒论》）**　组成：黄连三两（9g），甘草（炙）三两（9g），干姜三两（9g），桂枝（去皮）三两（9g），人参二两（6g），半夏（洗）半升（12g），大枣（擘）十二枚（4枚）。用法：上七味，以水一斗，煮取六升；去滓，温服。功用：清上温下，和胃降逆。主治：寒热错杂之腹痛。症见腹中痛，胸中烦热，欲呕吐，畏寒喜暖。

【病案链接】张某，男，36岁。素有酒癖，因病心下痞满，时发呕吐，大便不成形，日三四次，多方治疗，不见功效。脉弦滑，舌苔白。此证为酒伤脾胃，升降失调，痰从中生。痰饮逆胃则呕吐，脾虚气陷则大便不调，中气不和，气机不利，故作心下痞。拟方：半夏12g，干姜6g，黄芩6g，黄连6g，党参9g，炙甘草9g，大枣7枚，服1剂，大便泻出白色黏涎甚多，呕吐遂减十分之七；再1剂，而痞、利俱减，又服2剂，则病痊愈。(《伤寒论通俗讲话》)

【方歌】

半夏泻心黄芩连，干姜人参草枣全。

辛开苦降除痞满，寒热错杂痞证蠲。

🖉 知识拓展

关于方中君药

关于本方君药，历来争议颇多。有以黄连为君者，如成无己认为"泻心者，必以苦为主，是以黄连为君。"也有人根据五泻心汤均用芩、连，也认为该以黄连为君。有以半夏为君者，如柯琴"此痞本于呕，故君以半夏"。也有人根据本方方名，认为该以半夏为君。实际上，君臣佐使结构虽然是分析方剂的重要工具，但不必拘泥于此，很多方剂都有类似争议但并不妨碍它的使用。另外，本方运用非常灵活，根据寒热虚实的轻重不同，方中药物的用量、君臣佐使的地位，也应随之变化。

执医考点

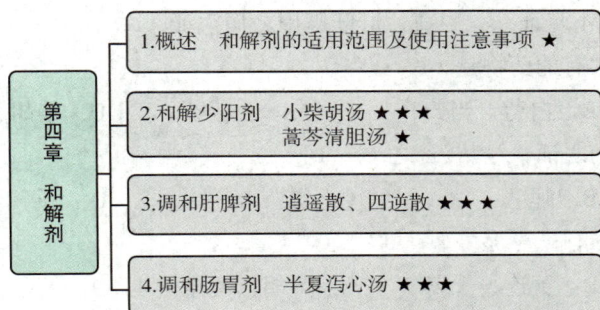

第四章
和解剂

1. 概述　和解剂的适用范围及使用注意事项 ★

2. 和解少阳剂　小柴胡汤 ★★★
　　　　　　　　蒿芩清胆汤 ★

3. 调和肝脾剂　逍遥散、四逆散 ★★★

4. 调和肠胃剂　半夏泻心汤 ★★★

目标检测

单项选择题

答案解析

1. 和解少阳的代表方是（　　）
   A. 逍遥散　　　　　B. 四逆散　　　　　C. 小柴胡汤　　　　　D. 大柴胡汤　　　　　E. 痛泻要方

2. 小柴胡汤中人参、大枣、甘草的作用是（　　）
   A. 大补元气，扶正固脱，强心生脉　　　　　B. 补益肺气，化痰止咳
   C. 补益脾气，升阳举陷　　　　　D. 益气补肾，固精止遗
   E. 益气健脾，扶正祛邪，防邪内传入里

3. 下列属于小柴胡汤主治症状的是（　　）
   A. 发热头痛　　　　B. 心烦自汗　　　C. 咳嗽胸痛　　　D. 胸胁苦满　　　E. 腹满便秘

4. 下列不属于小柴胡汤主治病证的是（　　）
   A. 伤寒少阳证　　　　　B. 黄疸见少阳证　　　　　C. 热入血室证
   D. 寒热互结之痞证　　　　　E. 疟疾见少阳证

5. 含有碧玉散的方剂是（　　）
   A. 大柴胡汤　　　B. 蒿芩清胆汤　　　C. 防风通圣散　　　D. 半夏泻心汤　　　E. 甘草泻心汤

6. 蒿芩清胆汤的功用是（　　）
   A. 和解少阳　　　　　B. 疏肝解郁，养血健脾　　　　　C. 解表清里
   D. 补脾柔肝，祛湿止泻　　　　　E. 清胆利湿，和胃化痰

7. 四逆散的组成为（　　）
   A. 柴胡、枳实、杏仁、甘草　　　　　B. 柴胡、枳实、白芍、甘草
   C. 柴胡、枳壳、杏仁、甘草　　　　　D. 柴胡、枳实、白芍、干姜
   E. 柴胡、枳壳、芍药、干姜

8. 四逆散中柴胡、枳实的配伍意义（　　）
   A. 疏肝理气　　　　　B. 下气散结　　　　　C. 疏畅气机，升清降浊
   D. 透邪解郁　　　　　E. 疏肝解郁

9. 阳郁厥逆证，治宜选用（　　）
   A. 四逆汤　　　　B. 当归四逆　　　C. 四逆散　　　D. 大承气汤　　　E. 温脾汤

10. 柴胡在逍遥散中的作用是（　　）
    A. 疏肝解郁　　　B. 解肌退热　　　C. 和解少阳　　　D. 解表透热　　　E. 升举阳气

11. 逍遥散可主治（　　）
    A. 肝脾气郁证　　　　　B. 气血郁滞证　　　　　C. 肝郁血虚脾弱证
    D. 肝肾阴虚，肝气不疏证　　　　　E. 肝旺脾虚之痛泻证

12. 逍遥散与四逆散所共有的药物是（　　）
    A. 柴胡、白芍　　　B. 白芍、当归　　　C. 白术、茯苓　　　D. 柴胡、当归　　　E. 枳实、甘草

13. 痛泻要方所治的痛泻之证，"痛"责之（　　）
    A. 胆　　　　B. 脾　　　　C. 胃　　　　D. 肝　　　　E. 大肠

14. 半夏泻心汤的组成中有（　　）
    A. 半夏、生姜　　　B. 黄连、干姜　　　C. 柴胡、黄连　　　D. 人参、枳实　　　E. 柴胡、黄芩

15. 半夏泻心汤的主治证是（ ）

    A. 寒热错杂之痞证   B. 水热互结之痞证   C. 胃气虚弱之痞证

    D. 上热下寒证   E. 少阳阳明同病

16. 小柴胡汤证误下损伤中阳，外邪乘虚而入，遂成寒热错杂的心下痞，治宜首选（ ）

    A. 黄连汤   B. 甘草泻心汤   C. 生姜泻心汤   D. 半夏泻心汤   E. 大柴胡汤

17. 半夏泻心汤的用药特点是（ ）

    A. 通因通用   B. 逆流挽舟   C. 增水行舟   D. 辛开苦降   E. 热因热用

书网融合……

知识回顾   习题

第五章 清热剂

学习目标

知识要求：

1. 掌握白虎汤、清营汤、犀角地黄汤、黄连解毒汤、普济消毒饮、导赤散、龙胆泻肝汤、左金丸、清胃散、芍药汤、青蒿鳖甲汤的组成、功用、主治病证、配伍意义、配伍特点、加减运用。

2. 熟悉清热剂的概念、适应范围、分类与使用注意事项；熟悉竹叶石膏汤、凉膈散、泻白散、白头翁汤的组成、功用、主治、主要配伍意义。

3. 了解玉女煎、当归六黄汤的组成、功用、主治病证。

技能要求：

1. 会背诵白虎汤、竹叶石膏汤、清营汤、犀角地黄汤、黄连解毒汤、凉膈散、普济消毒饮、导赤散、龙胆泻肝汤、左金丸、泻白散、清胃散、芍药汤、白头翁汤、青蒿鳖甲汤的方歌。

2. 熟练掌握清营汤中"透热转气"，黄连解毒汤中"苦寒直折"，凉膈散中"以泻代清"，普济消毒饮、清胃散中"火郁发之"的含义。

3. 学会鉴别、应用白虎汤与竹叶石膏汤、清营汤与犀角地黄汤、龙胆泻肝汤与左金丸、清胃散与玉女煎、芍药汤与白头翁汤。

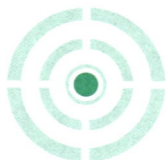

第一节 概 述

PPT

【含义】凡以清热药为主要组成，具有清热、泻火、凉血、解毒和清退虚热等的作用，治疗里热证的方剂，统称清热剂。属于"八法"中的"清法"。《素问·至真要大论》中"热者寒之""温者清之"，为清热剂的立法依据。

【适应范围】清热剂是为治疗里热证而设。温、热、火、毒四者同一属性。温盛为热，热极为火，火热壅盛又可化为毒，其区别只是程度不同，故统称为热。凡热不在表而在里，且尚未与有形积滞相结成实者皆为里热证，主要表现为但热不寒、心烦口渴、舌红苔黄、脉数等。究其病因，多为外感六淫，入里化热，或五志过极化火，或痰、湿、瘀、食郁而化热，或病久耗阴，虚热内生所致。其病性有实热、虚热之分；病位有在气、在营、在血、在胸膈、在脏腑、深伏阴分之别。所以，里热证的范围较广，病情变化复杂。

　　【分类】清热剂根据里热证的具体病因、病性、病位不同，相应分为清气分热剂、清营凉血剂、清热解毒剂、清脏腑热剂、清退虚热剂五类。清气分热剂由清热泻火药石膏、知母、竹叶为主要组成，配伍益气养阴生津的人参、麦冬等，适用于热在气分，热盛津伤；或热病之后，气分余热未清，气阴两伤证。代表方如白虎汤、竹叶石膏汤。清营凉血剂由清热凉血药水牛角、生地黄为主要组成，配伍银花、连翘、竹叶等清气分热之品以促透热转气，或配伍丹皮、赤芍等凉血散瘀之品，使止血而不留瘀，适用于邪热传入营分或热入血分证。代表方如清营汤、犀角地黄汤。清热解毒剂由清热解毒泻火药黄芩、黄连、连翘等为主要组成，配伍栀子等通泻三焦之品以导邪从小便而出，或配伍大黄、芒硝等通利之品以导热下行，或配伍牛蒡子、薄荷、僵蚕等辛凉疏散之品以分消热毒，适用于瘟疫、温毒、火毒及疮疡疔毒等病证。代表方如黄连解毒汤、凉膈散、普济消毒饮。清脏腑热剂根据所治脏腑火热证候的不同，分别使用相应的清热药物为主组成，适用于邪热偏盛于某一脏腑所产生的火热证。如心经火热者，常用黄连、栀子、木通、竹叶等以清心泻火；肝胆实火者，常用龙胆草、夏枯草、青黛等以清肝泻火；肺中有热者，常用桑白皮、黄芩等以清肺泻热，胃有积热者，常用石膏、黄连等以清胃泻热；热在大肠者，常用黄连、黄芩、黄柏、白头翁等以清解肠热。代表方如导赤散、龙胆泻肝汤、左金丸、泻白散、清胃散、玉女煎、芍药汤、白头翁汤。清退虚热剂由滋阴清热的鳖甲、知母、生地黄与清透伏热的青蒿、秦艽、银柴胡等为主要组成，适用于热病后期，阴液已伤，余热未尽，深伏阴分所致的夜热早凉、热退无汗；或由肝肾阴虚，虚火内扰所致的骨蒸潮热或久热不退的虚热证；或阴虚火扰的发热盗汗证。代表方如青蒿鳖甲汤、当归六黄汤。

　　【使用注意】清热剂一般是在表证已解，里热正盛，尚未结实的情况下使用。若邪热在表，当先解表；里热结实，则宜攻下；表证未解，里热已炽，又宜表里双解。使用清热剂时应注意以下事项。一是辨别热证之部位。若热在气而凉血，则必将引邪深入；若热在血而清气，则必使邪不外透而痼结深伏。二是辨别热证之真假，勿为假象迷惑，若为真寒假热者，不可误用寒凉。三是辨别热证之虚实，勿犯"虚虚实实"之戒。四是注意护胃、保津。清热药大多苦寒，最易伤阳败胃劫津，不宜久服，必要时可配伍健脾和胃、护阴生津之品。五是在遣方用药方面，对于邪热炽盛，服凉药入口即吐者，可凉药热服，或加用少量热药，此即《素问·五常政大论》中"治热以寒，温而行之"的反佐法，意在消除寒热格拒的现象。

第二节　清气分热剂

白虎汤
（《伤寒论》）

微课　　PPT

　　【组成】石膏（碎）一斤（50g），知母六两（18g），粳米六合（9g），炙甘草二两（6g）。

　　【用法】上四味，以水一斗，煮米熟汤成，去滓，温服一升，日三服。

　　【功用】清热生津。

　　【主治】阳明气分热盛证　壮热面赤，烦渴引饮，汗出恶热，舌红苔黄，脉洪大有力。

　　【病机分析】本方证是伤寒化热内传阳明之经，或温病邪传气分所致。里热炽盛，故壮热面赤不恶寒；热灼津伤，欲饮水自救，而见烦渴引饮，渴喜饮冷；热蒸外越，迫津外泄，故大汗；大热之邪，充斥经脉，脉见洪大而数。此即所谓大热、大渴、大汗出、脉洪大等四大症。本方证的病机特点为里热炽盛，热灼津伤，治当以清热生津为法。

【配伍意义】方中重用辛甘大寒之石膏，以治阳明（气分）内盛之热，并能生津止渴，清热除烦，为君药。知母苦寒质润，既助石膏以清泄肺胃气分之实热，又可滋阴润燥救护已伤之阴津，为臣药。君臣相须为用，倍增清热生津之力。佐以粳米、炙甘草益胃护津，又可防君臣药大寒伤中之弊。炙甘草兼以调和诸药为使。四药配伍，共奏清热生津、止渴除烦之功，使其热清烦除，津生渴止，由邪热内盛所致诸证自解。药虽四味，但功专力宏，实为清阳明气分大热之良剂。

【配伍特点】

1. 取辛甘寒之石膏与苦寒润之知母相配，使清热生津之力倍增。

2. 寒凉的石膏、知母配伍益胃护津的粳米、炙甘草，以防寒凉伤胃，使祛邪而不伤正。

【临床运用】

1. **证治要点**　本方是治阳明气分热盛证的基础方。临床以"四大症状"为证治要点，即身大热，汗大出，口大渴，脉洪大。

2. **加减应用**　若兼见阳明腑实，症见神昏谵语，大便秘结，小便赤涩者，加大黄、芒硝以攻泻热结；温热病气血两燔，引动肝风，症见高热烦渴，神昏谵语，抽搐者，加羚羊角、水牛角以凉肝息风止痉；消渴以烦渴引饮为主症，病属胃热津伤者，加麦门冬、天花粉、石斛增强清热生津润燥之力；温疟而见寒热往来，热多寒少者，是兼有少阳郁滞，加柴胡以增和解之功。

3. **现代应用**　流感发热、肿瘤发热、小儿夏季热、大叶性肺炎、流行性乙型脑炎、流行性出血热、牙龈炎等病症属气分热盛者。糖尿病初期属胃热津伤者亦可用之。

4. **使用注意**　表证未解的无汗发热、口不渴者，脉见浮细或沉者，血虚发热而脉洪不胜重按者，真寒假热的阴盛格阳证等均不可误用。

【附方】

1. **白虎加人参汤**（《伤寒论》）　组成：石膏（碎）一斤（50g），知母六两（18g），粳米六合（9g），炙甘草二两（6g），人参三两（10g）。用法：上五味，以水一斗，煮米熟，汤成去滓，温服一升，日三服。功用：清热，益气，生津。主治：气分热盛，气阴两伤证。汗、吐、下后，里热炽盛，而见"四大"症者；白虎汤证见有背微恶寒，或饮不解渴，或脉浮大而芤；暑热病气津两伤等证。

2. **白虎加桂枝汤**（《金匮要略》）　组成：石膏（碎）一斤（50g），知母六两（18g），粳米二合（6g），炙甘草二两（6g），桂枝（去皮）三两（9g）。用法：为粗末，每服五钱，水一盏半，煎至八分，去滓温服，汗出愈。功用：清热，通络，和营卫。主治：温疟，其脉如平，身无寒但热，骨节疼烦，时呕；风湿热痹，症见壮热，气粗烦躁，关节肿痛，口渴苔白，脉弦数等。

3. **白虎加苍术汤**（《类证活人书》）　组成：石膏（碎）一斤（50g），知母六两（18g），苍术三两（9g），粳米三两（9g），炙甘草二两（6g）。用法：如麻豆大，每服五钱，水一盏半，煎至八九分，去滓，取六分清汁，温服。功用：清热祛湿。主治：湿温病，症见身热胸痞，汗多，舌红苔白腻；风湿热痹，症见身大热，关节肿痛等。

【病案链接】庄半霞芝阶中翰之三郎也。闱后患感，日作寒热七八次，神气昏迷，微斑隐隐……先以白虎汤三剂，斑化而寒热渐已。按：本证患者平素嗜酒甚多，内生积热，又误投温散，致热邪内闭，出现"神气昏迷"，内伤血络，出现"微斑"；外感表邪，则"日作寒热"。本病机在于积热深蕴，热邪内闭，加之外感表邪玄府闭塞更甚。王孟英急用白虎汤清解内热，透邪外出，则热退神清，表邪得解。
〔《中医文献杂志》2021，39（5）：47〕

【方歌】

白虎膏知甘草粳，气分大热此方清，
热渴汗出脉洪大，加入人参气津生。

知识拓展

白虎加人参汤、白虎加桂枝汤、白虎加苍术汤

白虎加人参汤、白虎加桂枝汤、白虎加苍术汤三方均由白虎汤加味而成，都有清气分热的功用。白虎加人参汤是清热与益气生津并用的方剂，适用于气分热盛而气阴两伤之证；白虎加桂枝汤是清中有透，兼以通经络的方剂，用于治疗温疟或风湿热痹；白虎加苍术汤是清热与燥湿并用之方，以治阳明内热兼湿或湿温之证，亦可用于风湿热痹属热重于湿者。

竹叶石膏汤
(《伤寒论》)

PPT

【组成】竹叶二把（6g），石膏一斤（50g），半夏（洗）半升（9g），麦门冬（去心）一升（20g），人参二两（6g），炙甘草二两（6g），粳米半升（10g）。

【用法】上七味，以水一斗，煮取六升，去滓，纳粳米，煮米熟，汤成去米。温服一升，日三服。

【功用】清热生津，益气和胃。

【主治】**余热未清，气津两伤证** 身热多汗，心胸烦闷，气逆欲呕，口干喜饮，或虚烦不寐，舌红苔少，脉虚数。

【病机分析】本方所治病证乃伤寒、温病、暑病等热病后期，余邪留恋，里热未清而气津已伤，胃气不和证。热病后期，高热虽退，但余热未清，故见身热多汗、渴喜冷饮；热扰心神，而有心烦或虚烦不寐；热伤气阴，故神疲少气、咽干唇燥、舌红苔少、脉虚数；热病后期，胃气未复，故口淡无味、不思饮食；余热内扰，肺胃气逆，故欲呕或咳呛。本方证的病机特点为余热未清，留恋肺胃，气阴两伤，胃气不和。立法组方既要清透余热、益气养阴，又要兼和胃气。

【配伍意义】方以竹叶、石膏为君，清透肺胃余热，除烦止渴。臣以人参、麦冬补气养阴生津。君臣相合，清补并行。佐以半夏降逆和胃，其性虽温，但配于清热生津药中，则温燥之性去而降逆之用存，且有助于输转津液，使人参、麦冬补而不滞；粳米、炙甘草养胃和中。炙甘草调和诸药，兼作使药。诸药配伍，共奏清热生津、益气和胃之功。

【配伍特点】

1. 清补并行，兼以和胃。
2. 清而不寒，补而不滞。

【临床运用】

1. **证治要点** 本方为治疗热病后期，余热未清，气阴耗伤的常用方。临床以身热多汗，气逆欲呕，烦渴喜饮，舌红少津，脉虚数为证治要点。

2. **加减应用** 肺胃热盛，加知母增强清热之力，并可将方中人参改用西洋参以益气养阴清火；气阴两伤、胃火偏盛而消谷善饥、舌红脉数者，加知母、天花粉以增强清热生津之效；胃阴不足、胃火上逆而口舌糜烂、舌红而干者，加石斛、天花粉等清热养阴生津。

3. **现代应用**   中暑、夏季热、流行性乙型脑炎、流行性脑脊髓膜炎、肺炎恢复期、胆道术后呕吐等属余热未清而气阴两伤、胃气失和者，以及糖尿病的干渴多饮属胃热气阴两伤者。

4. **使用注意**   本方清凉质润，如内有痰湿，或阳虚发热，均应忌用。

【病案链接】患者，男，73岁。因"反复呃逆5个月，食管癌放疗后4个月"入院，于2016年2月行食管癌受累调强放疗IMRTPTV/PGTV 54GY/63GY/30F，并于四五月行DP方案化疗3次。刻诊：纳欠佳，偶有呃逆，烦热少气，眠差易醒，盗汗，便秘，小便偏少，舌红、苔黄燥，脉细数。辨证：胃热上逆，气津两伤。治法：清热和胃，益气生津。处方：淡竹叶、制半夏、茯苓、太子参、蒲公英、夏枯草、粳米、天花粉各12g，荷叶9g，生石膏20g，麦冬15g，炙甘草6g。7剂，水煎服，日1剂，早晚分服。本证患者素体偏虚，加之病后纳食差，故精气虚衰，可见虚羸少气。其后又行放、化疗干预，此可视为火热毒邪，所谓"壮火食气""热盛伤阴"，故其可耗气伤阴，而患者脾胃本虚，胃阴易损。胃阴亏而热则致气机上逆，发为呃逆，是中焦虚弱又余热未清之胃热气逆、气津两伤证，治以清热和胃，益气生津，方用竹叶石膏汤加减。方中竹叶石膏汤，清热和胃，益气生津，加蒲公英、夏枯草、天花粉清热解毒，加白术、太子参补中益气。[《浙江中医杂志》2020，55（12）：903]

【方歌】

竹叶石膏汤人参，麦冬半夏甘草临，
再加粳米同煎服，清热益气养阴津。

✐ **知识拓展**

　　竹叶石膏汤是白虎加人参汤去知母，加竹叶、麦冬、半夏而成。虽余热未尽，但热势不如白虎加人参汤证盛，故不用知母而用竹叶清热除烦；气阴已伤，故配以麦冬合人参、甘草益气养阴生津；更加半夏降逆和胃，输转津液，且使人参、麦冬补而不滞，相制相成。

第三节　清营凉血剂

清营汤
（《温病条辨》）

微课　　PPT

【组成】犀角三钱（水牛角代，30g），生地黄五钱（15g），元参三钱（9g），竹叶心一钱（3g），麦冬三钱（9g），丹参二钱（6g），黄连一钱五分（5g），银花三钱（9g），连翘（连心用）二钱（6g）。

【用法】水八杯，煮取三杯，日三服。

【功用】清营解毒，透热养阴。

【主治】**热入营分证**　身热夜甚，神烦少寐或时有谵语，口渴或不渴，或斑疹隐隐，舌绛而干，脉细数。

【病机分析】本方专为邪热初传营分而设。邪热传营，伏于阴分，入夜阳气内归营阴，与热相争，故身热夜甚；营气通于心，热扰心神，故神烦少寐，甚至时有谵语；营阴耗伤，理当口渴，今反不渴者，与营分热盛，心神被扰，神志不清有关；营热窜络则斑疹隐隐可见；舌绛而干、脉数，为热伤营阴之象。本方证的病机特点为营热伤阴，扰心窜络。立法组方当遵叶天士"入营犹可透热转气"之旨，在清营热、养营阴基础上，辅以透热转气。

【配伍意义】方中水牛角清解营分之热毒，为君药。生地黄凉血滋阴，麦冬清热养阴，玄参凉血滋阴、降火解毒，共为臣药。君臣相配，咸寒与甘寒并用，清营热而滋营阴，祛邪扶正兼顾。温邪初入营分，尚有向外透达、转出气分从外而解之机，故用银花、连翘清热解毒的同时，轻清透泄，促使营分热邪透出气分而解；营气与心相通，故用竹叶心清心除烦，黄连清心解毒，丹参清心凉血，并能活血散瘀以防热与血结。以上五药均为佐药。诸药配伍，共奏清营解毒、透热养阴之功。

【配伍特点】

1. 寒凉清解配伍辛凉宣散，力求"透热转气"。

2. 养阴凉血配活血散瘀，务使血凉无瘀。

【临床运用】

1. **证治要点**　本方为治疗热邪初入营分证的常用方。临床以身热夜甚，神烦少寐，斑疹隐隐，舌绛而干，脉数为证治要点。

2. **加减应用**　邪热虽入营分但气分邪热尤盛者，可重用银花、连翘、黄连，或更加石膏、知母及大青叶、板蓝根、贯众之属，增强清热解毒之力；热灼营阴而舌干较甚者，可去黄连，以免苦燥伤阴；热陷心包而窍闭神昏者，可与安宫牛黄丸或至宝丹合用以清心开窍；营热炽盛，引动肝风而见痉厥抽搐者，可配用紫雪，或酌加羚羊角、钩藤、地龙以息风止痉；若兼热痰，加竹沥、天竺黄、川贝母等清热涤痰。

3. **现代应用**　流行性乙型脑炎、流行性脑脊髓膜炎、败血症、肠伤寒或其他热性病证，中医辨证属热入营分或气营两燔者。

4. **使用注意**　舌绛苔白滑乃湿遏热伏之象，忌用本方。原著说："舌白滑者，不可与也。"并在该条自注中说"舌白滑，不惟热重，湿亦重矣，湿重忌柔润药"，以防滋腻而助湿留邪。

【病案链接】患某，女，21岁，学生，2020年9月10日于我院就诊，因5天前淋雨后发热，次日全身皮肤出现红色斑点、上覆鳞屑，伴瘙痒，发病以来未行任何治疗，病情遂逐渐加重，斑点增大、融合成片，现全身可见散在多发片状红斑、伴脱屑、瘙痒，时有畏寒、发热，舌红绛，有裂纹，苔薄黄，脉弦数。治以祛风透热，凉血解毒为原则，方选清营汤加减：生地黄30g，竹叶6g，连翘15g，黄芩10g，玄参15g，金银花15g，防风15g，薄荷6g（后下），丹参15g，甘草6g。3剂，每日1剂、分早晚水煎服。本证患者素体血热，外感邪气袭表致表郁气闭，正邪相争，体温升高，故血分素热不得透，郁而成邪，灼伤血络，迫血妄行，则发为红斑，血热化燥，则生鳞屑。当急投以透表清热之品，表郁得宣，热势得退，血热得透，病情逐渐好转。[《中国中医急症》2021，30（12）：2229]

【方歌】

清营汤是鞠通方，热入心包营血伤，

牛角丹玄连地麦，银翘竹叶服之康。

📖 **知识拓展**

透热转气

"透热转气"，出自清代温病学家叶天士的《外感温热论》，其云："大凡看法，卫之后方言气，营之后方言血，在卫汗之可也，到气才可清气，入营犹可透热转气。"温邪初入营分，尚有向外透达，转出气分从外而解之机，故用银花、连翘轻清透泄，促使营分热邪透出气分而解。可见透热转气，是温热病邪初入营分时期的治疗原则。

犀角地黄汤
《备急千金要方》

PPT

【组成】犀角一钱（水牛角代，30g），生地黄八两（24g），芍药三两（12g），牡丹皮二两（9g）。

【用法】上药四味，㕮咀，以水九升，煮取三升，分三服。

【功用】清热解毒，凉血散瘀。

【主治】热入血分证

1. 热扰心神，身热谵语，舌绛起刺，脉细数。

2. 热伤血络，斑色紫黑、吐血、衄血、便血、尿血等，舌红绛，脉数。

3. 蓄血瘀热，喜忘如狂，漱水不欲咽，大便色黑易解等。

【病机分析】本方原治蓄血留瘀，属"消瘀血方"，后世用于热入血分证。心主血，又主神明，热入血分，热扰心神，而致身热谵语；迫血妄行，上出于口鼻，可见吐血，或衄血；下出于二便，可见便血或尿血；外溢于肌肤，可见斑色紫黑；热与血结或离经之血蓄结而致蓄血瘀热之善忘如狂、舌质红绛；血性濡润，血为热迫，渗于肠间，故大便色黑易解。本方证的病机特点为热扰心神、动血耗血、蓄血留瘀。此时不清其热则血不宁，不散其血则瘀不去，故组方配伍当以清热解毒、凉血散瘀为法。清代名医叶天士所谓"入血就恐耗血动血，直须凉血散血"即是此意。

【配伍意义】方中水牛角苦咸性寒，直入血分，凉血清心而解热毒，故为君药。臣以生地，一则清热凉血，既助水牛角清热凉血，又能止血；二则滋阴生津以复已失之阴血。赤芍、丹皮清热凉血，活血散瘀，与君臣药相配，凉血与散瘀并用，共为佐药。诸药配伍，共奏清热解毒、凉血散瘀之功。

【配伍特点】

1. 清热之中兼以养阴，则热清血宁而无耗血动血之虑。

2. 凉血与散瘀并用，则凉血止血而无冰伏留瘀之弊。

【临床运用】

1. 证治要点　本方是治疗温热病热入血分证的常用方。临床以各种失血，斑色紫黑，神昏谵语，身热舌绛为证治要点。

2. 加减应用　若见蓄血、喜忘如狂者，系热燔血分，邪热与瘀血互结，可加大黄、黄芩，以清热逐瘀与凉血散瘀同用；郁怒而夹肝火者，加柴胡、黄芩、栀子以清泻肝火；用治热迫血溢之出血证，酌加白茅根、侧柏炭、小蓟等增强凉血止血之功。

3. 现代应用　重症肝炎、肝昏迷、弥漫性血管内凝血、尿毒症、过敏性紫癜、急性白血病、败血症等属血分热盛者。

4. 使用注意　本方寒凉清滋，对于阳虚失血、脾胃虚弱者忌用。

【病案链接】崔某，女，54岁。2019年3月10日初诊。反复皮肤瘀点瘀斑16年，伴神疲、乏力，遇风腹泻。他院诊断为再生障碍性贫血。经西药治疗，效果一般。刻下见：面色晦暗，皮肤少量瘀点瘀斑，牙龈出血，心烦易紧张，口干口臭，寐差。舌红，苔白，脉细。中医诊断：紫癜。辨证：热毒深入营分，损伤血络，迫血妄行。处方：生地60g，水牛角（先煎）、赤芍、白茅根、仙鹤草、生黄芪、蛇舌草各30g，丹皮、鹿角片、升麻20g，生山栀15g，三七粉3g（冲服）。7剂，水煎分服。本证患者长期食用肥甘厚味，脾胃运化失司，内热聚生，热毒之邪深入营分，损伤血络，迫血妄行，泛溢肌肤，而致紫斑，予清热解毒、凉血和营之犀角地黄汤加减治疗。方中水牛角替代犀角为君，其性味咸、寒，归心、肝、胃经，功能清热凉血，泻火解毒，合生地、赤芍、丹皮凉血止血，清热和营；山栀、升麻、蛇舌草清热解毒；白茅根活血止血，鹿角片行血而不留瘀；三七粉、仙鹤草止血；生黄芪补气固表。[《浙江中医杂志》2021，56（10）：765]

【方歌】

犀角地黄芍药丹，血热妄行吐衄斑，

蓄血发狂舌质绛，凉血散瘀皆可痊。

> ✎ **知识拓展**
>
> **犀角地黄汤与清营汤的区别**
>
> 犀角地黄汤与清营汤均以水牛角、生地为主，以治热入营血证。但清营汤适用于邪初入营尚未动血之证，故在清热凉血之中伍以银花、连翘等轻清宣透之品，寓有"透热转气"之意；犀角地黄汤用治热入血分而见耗血、动血、蓄血之证，方中配伍赤芍、丹皮泻热散瘀，寓有"凉血散血"之意。

第四节　清热解毒剂

黄连解毒汤

（方出《肘后备急方》，名见《外台秘要》引《崔氏方》）

微课　　PPT

【组成】黄连三两（9g），黄芩二两（6g），黄柏二两（6g），栀子（擘）十四枚（9g）。

【用法】上四味切，以水六升，煮取二升，分二次服。

【功用】泻火解毒。

【主治】**三焦火毒证**　大热烦躁，口燥咽干，错语不眠，或热病吐血、衄血，或热甚发斑，或身热下利，或湿热黄疸，或外科痈疡疔毒，小便黄赤，舌红苔黄，脉数有力。

【病机分析】本方证乃火毒充斥三焦所致。火毒炽盛，内外皆热，上扰神明，故大热烦躁、错语不眠；热盛则津伤，故口燥咽干；血为热迫，随火上逆，则为吐衄；热伤络脉，血溢肌肤，则为发斑；热毒下迫大肠，则身热下利；疫毒炽盛，内迫肝胆，胆汁外溢肌肤，发为黄疸；热毒壅聚肌腠，则为痈肿疔毒；舌红苔黄，脉数有力，皆为火毒炽盛之征。本方证的病机特点为火毒炽盛，充斥三焦，立法组方应以苦寒之品直折三焦火毒。

【配伍意义】方以黄连为君药，清泻心火，兼泻中焦之火。臣以黄芩清上焦之火。黄柏泻下焦之火，栀子清泻三焦之火，导火下行，共为佐药。四药配伍，共奏泻火解毒之功。

【配伍特点】大苦大寒，直折热势，泻火解毒，上下俱清，三焦兼顾，体现苦寒直折法。

【临床运用】

1. **证治要点**　本方为苦寒直折法的代表方，泻火解毒剂的基础方。临床以大热烦躁，口燥咽干，舌红苔黄，脉数有力为证治要点。

2. **加减应用**　本方证兼大便秘结者，加大黄通腑泻火解毒；火毒发斑紫黑或吐血、衄血者，可合犀角地黄汤以清热凉血；湿热疫毒发黄者，可去黄柏，加水牛角、茵陈、大黄凉血解毒，利胆退黄；疔疮肿毒者，加蒲公英、银花、连翘以增强清热解毒之力。

3. 现代应用　败血症、脓毒血症、急性黄疸型肝炎、急性细菌性痢疾、肺炎、尿路感染、流行性脑脊髓膜炎、流行性乙型脑炎以及其他感染性炎症等属火毒为患者。

4. 使用注意　本方为大苦大寒之剂，久服或过量易伤脾胃，非火盛者不宜使用。

【附方】清瘟败毒饮（《疫疹一得》）　组成：生石膏大剂六两至八两（180~240g），中剂二两至四两（60~120g），小剂八钱至一两二钱（24~36g），小生地大剂六钱至一两（18~30g），中剂三钱至五钱（9~15g），小剂二钱至四钱（6~12g），乌犀角大剂六钱至八钱（水牛角代，180~240g），中剂三钱至五钱（90~150g），小剂二钱至四钱（60~120g），真川连大剂四钱至六钱（12~18g），中剂二至四钱（6~12g），小剂一钱至一钱半（3~4.5g），栀子、桔梗、黄芩、知母、赤芍、玄参、连翘、甘草、丹皮、竹叶（以上10味，原书无用量）。用法：六脉沉细而数，即用大剂；沉而数者，用中剂；浮大而数者，用小剂。功用：清热解毒，凉血泻火。主治：瘟疫热毒，气血两燔。大热渴饮，头痛如劈，狂躁谵妄，斑色深紫，或吐血、衄血，口干咽痛，舌绛唇焦，脉沉细而数或沉数或浮大而数。

【病案链接】林某，男，33岁。2015年4月30日初诊。体高壮实，肤暗唇红，头发粗黑。主诉：肛周肿块、疼痛1周。病史：患者1周前无明显诱因出现肛周肿块，五角硬币大小，按压疼痛，用麝香痔疮膏外抹治疗无效，大便通畅，余症无殊，舌红苔薄黄，脉有力。既往史：高血压病病史，药物控制不稳定；6年前肛周脓肿，手术后痊愈。诊断：肛周脓肿。处方：黄连解毒汤。用药：黄连5g，黄芩12g，黄柏8g，生栀子12g。3剂。随访：1个月后反馈上药后肛周肿块立即消除，现均正常。按：经方体质学说认为，"火热状态"体质的皮肤易生疮疖、脓包。本证患者体质壮实，头发粗黑，唇红焦状，脉有力，难以控制的高血压病，且容易出现肛周脓肿，是火热体质表现，故用黄连解毒汤取得速效。[《光明中医》2022，37（2）：323]

【方歌】

黄连解毒汤四味，黄芩黄柏栀子备，
躁狂大热呕不眠，吐衄斑黄均可为。

知识拓展

苦寒直折法

　　"苦寒直折"法，是针对火热毒盛实热证的一种治法，火热毒盛充斥三焦，直需泻火解毒，集多种苦寒之品于一方苦寒直折，火邪去而热毒解，诸症可愈。

凉膈散
（《太平惠民和剂局方》）

PPT

【组成】川大黄、朴硝、炙甘草各二十两（各600g），山栀子仁、薄荷（去梗）、黄芩各十两（各300g），连翘二斤半（1250g）。

【用法】上药为粗末，每服二钱（6g），水一盏，入竹叶七片，蜜少许，煎至七分，去滓，食后温服。小儿可服半钱，更随岁数加减服之。得利下，住服（现代用法：上药共为粗末，每服6~12g，加竹叶3g，蜜少许，水煎温服；或按原方比例酌减制成汤剂水煎服）。

【功用】泻火通便，清上泻下。

【主治】**上、中二焦火热证**　身热不已，胸膈烦热，面赤唇焦，烦躁口渴；或有口舌生疮，睡卧不宁，谵语狂妄，咽痛吐衄，便秘溲赤。舌红苔黄，脉滑数。

【病机分析】本方证由脏腑积热，聚于胸膈所致，以上、中二焦见证为主。热灼胸膈，故身热不已、胸膈烦热如焚；热扰心神，则烦躁不安、睡卧不宁，甚则谵语狂妄；心经热甚，则口舌生疮；邪热犯胃，燥热津伤，腑气不降，故有口渴、便秘、溲赤；炽热化火上冲，则见面红目赤、咽痛吐衄；舌红苔黄，脉滑数均为里热炽盛之象。本方证的病机特点为脏腑积热，聚于胸膈，犯及心胃，化火上冲。立法组方取清上泻下法以分消膈热。

【配伍意义】方中连翘轻清透散，长于清心泻火，透散上焦之热，故重用以为君。臣以黄芩清热泻火；山栀清心除烦，引热下行。佐以竹叶助连翘、山栀清心除烦；薄荷清头目，利咽喉；大黄、芒硝通腑泻热，"以泻助清"。使以炙甘草、白蜜，既能益胃生津润燥，又能缓和硝、黄峻泻之力；炙甘草还能调和诸药。综观全方，既有连翘、黄芩、山栀、薄荷、竹叶清散郁热于上，又有大黄、芒硝、炙甘草、白蜜缓泻燥热于下，则胸膈烦热自清，诸症悉除，故方名"凉膈"。

【配伍特点】清上与泻下并行，泻下为手段，清上为目的，体现"以泻助清"法。

【临床运用】

1. **证治要点** 本方为治疗脏腑积热聚于胸膈的常用方。临床以胸膈烦热，面赤唇焦，烦躁口渴，舌红苔黄，脉数为证治要点。

2. **加减应用** 若热毒壅阻上焦气分，症见壮热、口渴、烦躁、咽喉红肿、大便不燥者，可去大黄、芒硝、竹叶，加石膏、桔梗以清心凉膈，泻热解毒；心经热甚而口舌生疮者，加黄连以清心泻火；火热上冲而咽喉肿痛溃烂者，加板蓝根、山豆根、桔梗以解毒利咽；吐衄不止，加鲜茅根、鲜藕节以凉血止血。

3. **现代应用** 咽炎、口腔炎、急性扁桃体炎、胆道感染、胆石症、急性黄疸型肝炎、流行性脑脊髓膜炎等证属上、中二焦火热证者。

4. **使用注意** 服用本方得利下时，应当停服，以免损伤脾胃；孕妇及体虚者应慎用。

【病案链接】患某，女，79岁，因"发热3天，意识不清1天"于2018年3月27日入院。患者无明显诱因出现发热，无明显咳嗽咯痰，高热1天伴意识不清，坐位时喘息，入院时体温40.7℃，发病以来数日大便不解，尿少色黄。中医诊断：外感发热，热毒壅肺证。入院后予抗感染，吸氧雾化，降温通便等以及对基础疾病的对症治疗，予凉膈散加减方：大黄15g，芒硝10g，黄芩10g，石膏60g，麻黄10g，连翘20g，杏仁10g，甘草6g。颗粒剂冲服，每日2次。药后未再发热，体征平稳。按：本证患者高热，肠腑不通，毒邪内盛，入血随行，与正气激烈相争致高热，且热邪炎上，耗伤肺之津气，致肺宣发肃降失调，通调水道不能，故治疗时给予抗生素，并以凉膈散清上泻下原则为指导及时通腑，以助毒邪得出而退热，病情好转。[《中国中医急症》2020，29（4）：664]

【方歌】

凉膈硝黄栀子翘，黄芩甘草薄荷饶，
竹叶蜜煎疗膈上，中焦燥实服之消。

🔖 **知识拓展**

以泻代清法

"以泻代清"，指采用泻下通便药荡热于中，使之从下而泄，以达清泻胸膈郁热之目的。凉膈散主治上中二焦邪郁生热证。方中大黄、芒硝泻火通便，荡涤中焦内结之燥热，使上焦之热得以清解，中焦之实由下而去，其泻下是为清泻胸膈郁热而设，此即"以泻代清"。

普济消毒饮
（《东垣试效方》）

【组成】黄芩、黄连各半两（15g），陈皮（去白）、生甘草、玄参、柴胡、桔梗各二钱（各6g），连翘、板蓝根、马勃、牛蒡子、薄荷各一钱（各3g），白僵蚕、升麻各七分（各2g）。

【用法】上药为末，汤调，时时服之，或蜜拌为丸，嚼化。

【功用】清热解毒，疏风散邪。

【主治】大头瘟　恶寒发热，头面红肿焮痛，目不能开，咽喉不利，舌燥口渴，舌红苔白兼黄，脉浮数有力。

【病机分析】大头瘟又名"大头天行"，乃风热疫毒，壅于肺胃，发于头面，上攻咽喉所致。阳明胃络起布于面，热毒循经上攻，故头面红肿焮痛，甚则目不能开；咽喉为肺胃之门户，热毒充斥肺胃，故咽喉疼痛；热盛伤津，故舌燥口渴；初起风热时毒侵袭肌表，卫阳被郁，正邪相争，故恶寒发热；舌红苔黄，脉数有力均为里热炽盛之象。疫毒宜清解，风热宜疏散，病位在上宜因势利导。故立法组方当解毒与散邪兼施而以清热解毒为主。

【配伍意义】方中黄连善清胃热，黄芩善清肺热，二药酒炒而用者，是借酒性之辛散上行，而使药力发挥于上，合以清解中上二焦热毒，故重用为君。臣以连翘、生甘草助君药清热解毒，牛蒡子、薄荷、僵蚕合连翘辛凉疏散头面、肌表风热。佐以玄参、马勃、板蓝根既助君药清热解毒，又合薄荷、甘草、桔梗以清利咽喉；陈皮理气而疏通壅滞，以利于散邪消肿。升麻、柴胡升阳散火，寓"火郁发之"之意，并引君药上达头面，为佐使之用。诸药配伍，共奏清热解毒、散风消肿之功。

【配伍特点】辛凉升散与苦寒清泻并用，专清头面之热毒，并有发散郁火之意。

【临床运用】

1. **证治要点**　本方为治疗大头瘟的常用方剂。临床以头面红肿焮痛，恶寒发热，舌红苔白兼黄，脉浮数为证治要点。

2. **加减应用**　肺胃热盛，壮热而不恶寒、口渴甚者，加石膏、知母清热生津；若胃热肠燥而大便秘结者，加大黄以泻热通便；腮腺炎并发睾丸炎者，加川楝子、龙胆草以泻肝经湿热。

3. **现代应用**　颜面丹毒、流行性腮腺炎、急性扁桃体炎、上呼吸道感染、头面部蜂窝织炎、急性化脓性中耳炎、带状疱疹、淋巴结炎伴淋巴管回流障碍等属风热时毒为患者。

4. **使用注意**　方中药物多苦寒辛散，故素体阴虚以及脾虚便溏者慎用。

【病案链接】患儿，男，6岁10个月。2020年3月15日初诊。以"发热伴咽痛5天"为代主诉就诊，每天4~5次热峰，最高体温39.5℃，院外治疗后无明显好转，查体热退后精神可，咽腔充血，双侧扁桃体Ⅱ度肿大，可见少量脓性分泌物，心肺听诊无异常。中医诊断：乳蛾属肺胃热盛证。治疗：耳尖放血联合普济消毒饮加减。处方：黄芩、牛蒡子、玄参、连翘、马勃、陈皮、薄荷、僵蚕、佩兰、藿香、青蒿、炒麦芽、炒山楂、炒莱菔子各10g，黄连、升麻、蝉蜕、桔梗各6g，柴胡、车前子各15g。水煎服，3剂，每日1剂。治疗后次日凌晨热退，未再发热，停耳尖放血，继续服用中药巩固治疗。按：中医学认为，咽喉为肺胃之门户，本证患儿肺胃热盛，上攻咽喉，导致发热、咽痛等，治以清热解毒、疏风散邪之品，使得热势速去，疼痛快缓，肿核早消。［《中国中西医结合儿科学》2021，13（4）：349］

【方歌】

> 普济消毒治头风，陈皮甘桔柴胡升，
> 翘芩连荷牛僵蚕，玄参马勃和板蓝。

📎 **知识拓展**

火郁发之

　　火郁发之，语出《素问·六元正纪大论》。火郁，是指热邪伏于体内；发，是因势利导、发泄之意。若火邪郁于头面部，位置较高，可用升麻、柴胡之类升阳散火，如普济消毒饮中用升麻、柴胡治疗"大头瘟"，清胃散中用升麻治疗胃火牙痛，均体现了"火郁发之"的治法。

第五节　清脏腑热剂

导赤散
（《小儿药证直诀》）

微课　　PPT

【组成】生地黄、木通、生甘草梢各等份（各6g）。

【用法】上药为末，每服三钱（9g），水一盏，入竹叶同煎至五分，食后温服。

【功用】清心利水养阴。

【主治】**心经火热证**　心胸烦热，口渴面赤，意欲饮冷，以及口舌生疮；或心热移于小肠，小便赤涩刺痛，舌红，脉数。

【病机分析】本方主治心经热盛或心热下移小肠之证。心经火热内扰神明，则见心胸烦热；心火循经上炎，故见面赤、口舌生疮；火热内灼，阴液被耗，故见口渴、意欲饮冷；心与小肠相表里，心移热于小肠，故见小便赤涩刺痛；舌红、脉数，均为内热之象。本方证病机，钱氏只言及"心热"或"心气热"未言及虚实，《医宗金鉴》以"水虚火不实"五字括之，即水虚不甚，火实亦不显之意。钱乙根据小儿稚阴稚阳、易寒易热、易虚易实、病变快速的特点，提出治实证当防其虚、治虚证当防其实的用药原则；针对心火上炎易伤肾水的病机特点，提出清心与养阴兼顾、利水以导热下行的制方思路。

【配伍意义】方中生地甘寒而润，入心肾经，凉血滋阴以制心火；木通苦寒，清心泻火，利水通淋，一药两用，共为君药。臣以甘淡之竹叶清心除烦，导心火下行。佐以生甘草，其用有三：一是止淋痛；二是清热解毒；三是防木通、生地之寒凉伤胃。四药配伍，共奏清热利水养阴之功。

【配伍特点】清心与养阴两顾，利水并导热下行。利水而不伤阴，滋阴而不恋邪。

【临床运用】

1. **证治要点**　本方是体现清热利水养阴治法的代表方，用治心经火热证的常用方。临床以心胸烦热，口舌生疮，或小便赤涩，舌红，脉数为证治要点。

2. **加减应用**　心火较盛，加黄连以清心泻火；心热移于小肠，小便不畅，加车前子、赤茯苓以增强清热利水之功；小便淋涩明显，加萹蓄、瞿麦、生蒲黄、滑石等增强利尿通淋之效；阴虚较甚，加麦冬增强清心养阴之力。

3. **现代应用**　口腔炎、鹅口疮、小儿夜啼等属心经热盛者；尿路感染属心热移于小肠者。

4. **使用注意**　方中川木通苦寒，生地阴柔寒凉，故脾胃虚弱者宜慎用。

【病案链接】郑某，男，3岁，2018年5月23日因"反复睡前蹭动1个月余"就诊。患儿近1个月来每晚睡觉前喜欢伏卧在床，拱起屁股来回蹭动，且不愿旁人打搅，每周3~4次，发作期间伴面赤汗出，数分钟后停止，恢复正常。晨起伴有口气，胃纳及二便无殊，舌尖红，苔薄黄，脉偏数。西医诊断情感交叉擦腿综合征，中医证属心肝火旺。处方：白茅根10g，玄参9g，生地黄、淡竹叶、蒲公英、石菖蒲、钩藤各6g，蝉蜕、连翘、生甘草各3g，共7剂，水煎服。本证患儿的发病表现可作为《小儿药证直诀》导赤散所主"夜间发搐"之类证，属肾不足而心肝有余之象。肾水不足，受偏颇之气则易热积于心肝。心气热则心胸亦热，故而平素喜伏卧、合面睡，有就冷之意也；肝气热则易上扰、动风，肝络阴器故见发作有时，面赤若血，来回蹭动。"阳入于阴则寐"，因之阳偏盛、阴不能制，故于夜间睡前好发。治疗多拟清心安神、平肝息风为治，方用导赤散化裁，以生地、白茅根、淡竹叶、连翘、钩藤、蝉蜕、玄参、生甘草为主方，法钱乙之法，清心平肝而滋肾。[《中国中医基础医学杂志》2021，27（3）：511］

【方歌】

导赤生地与木通，草梢竹叶四般攻，
口糜淋痛小肠火，引热同归小便中。

知识拓展

《医宗金鉴·删补名医方论》："心以小肠为表里也。然所见口糜生疮，小便赤黄，茎中作痛，热淋不利等证，皆心移热于小肠之证，故不用黄连直泻其心，而用生地滋肾凉心，木通通利小肠，佐以甘草梢，取易泻最下之热，茎中之痛可除，心经之热可导也。此则水虚火不实者宜之，以利水而不伤阴，泻火而不伐胃也。若心经实热，须加黄连、竹叶，甚者更加大黄，亦釜底抽薪之法也。"

龙胆泻肝汤
（《医方集解》）

微课   PPT

【组成】龙胆草（酒炒）（6g），黄芩（炒）（9g），栀子（酒炒）（9g），泽泻（12g），木通（6g），车前子（9g），当归（酒洗）（6g），生地黄（酒炒）（12g），柴胡（12g），生甘草（6g）。（原方未著用量）

【用法】水煎服，亦可制成丸剂，每服6~9g，日2次，温开水送下。

【功用】清泻肝胆实火，清利肝经湿热。

【主治】

1. **肝胆实火上炎证**　头痛目赤，胁痛，口苦，耳聋，耳肿，舌红苔黄，脉弦数有力。

2. **肝经湿热下注证**　阴肿，阴痒，筋痿，阴汗，小便淋浊，或妇女带下黄臭等，舌红苔黄腻，脉弦数有力。

【病机分析】本方所治之证是由肝胆实火上炎或肝经湿热循经下注所致。足厥阴肝经绕阴器，布胁肋，连目系，入颠顶；足少阳胆经起于目内眦，布耳前后入耳中，一支入股中，绕阴部，另一支布胁肋。肝胆之火循经上炎则颠顶或两侧太阳穴头痛、目赤、口苦、耳聋、耳肿，旁及两胁则胁肋灼热疼痛；肝经湿热循经下注则为阴部肿痒、潮湿有汗，男子阳痿，妇女带下黄臭；舌红苔黄或腻，脉弦数有力皆为火盛及湿热之象。本方证的病机特点是肝胆实火上炎或肝经湿热下注，肝胆气机不疏。立法组方既要清泻肝胆实火，又要清利肝经湿热，并需疏畅肝胆气机。

【配伍意义】方中龙胆草大苦大寒，既能泻肝胆实火，又能利肝经湿热，泻火除湿，两擅其功，切中方证病机，故为君药。黄芩、栀子苦寒泻火，燥湿清热，加强君药泻火除湿之力，用以为臣。泽泻、木通、车前子渗湿泻热，导湿热从水道而去；肝乃藏血之脏，若为实火所伤，阴血亦随之消耗，且方中以苦燥、渗利伤阴之品居多，易伤阴津，故用当归、生地黄滋阴养血以顾肝体，使邪去而阴血不伤，以上五味皆为佐药。肝体阴而用阳，性喜条达而恶抑郁，火邪或湿热内郁，肝胆之气不疏，骤用大剂苦寒降泄之品，既恐肝胆之气被抑，又虑折伤肝胆生发之机，故又用柴胡疏畅肝胆气机，并能引诸药归于肝胆之经，与当归、生地相合以补肝体，调肝用；甘草调和诸药，护胃安中。二药兼佐使之用。

【配伍特点】

1. 清利并行，既清肝胆实火，又利肝经湿热。

2. 泻中有补，清泻渗利之中寓滋阴养血，使祛邪而不伤正。

3. 降中寓升，大剂苦寒降泄之中又寓疏畅肝胆气机。

【临床运用】

1. **证治要点**　本方为治肝胆实火上炎，湿热下注的常用方。临床以口苦溺赤，舌红苔黄或黄腻，脉弦数或滑为证治要点。

2. **加减应用**　肝胆实火较盛，可去木通、车前子，加黄连以助泻火之力；风火上攻所致头痛、眩晕、目赤易怒，酌加夏枯草、钩藤、菊花等清肝散风；肝经湿重热轻者，可去黄芩、生地，加滑石、薏苡仁以增强利湿之功；肝胆湿热蕴结者，加茵陈蒿、虎杖等清热祛湿；肝经火毒，阴部红肿热痛甚者，可去柴胡，加连翘、黄连、大黄以泻火解毒。

3. **现代应用**　顽固性偏头痛、头部湿疹、高血压、急性结膜炎、虹膜睫状体炎、外耳道疖肿、鼻炎等属肝胆实火上炎者；急性黄疸型肝炎、急性胆囊炎、带状疱疹、急性乳腺炎、阳痿等属肝胆湿热蕴结者；泌尿生殖系统炎症、急性肾盂肾炎、急性膀胱炎、尿道炎、外阴炎、睾丸炎、腹股沟淋巴腺炎、急性盆腔炎、白塞病等属肝经湿热下注者。

4. **使用注意**　方中药多苦寒，易伤脾胃，故对脾胃虚寒和阴虚阳亢之证，皆非所宜。

【病案链接】曹某，女，66岁，初诊主诉：双下肢麻木、胀痛伴无力1年。病史：患者既往有2型糖尿病病史10余年，口服阿卡波糖治疗，平素血糖控制不详。近1年来逐渐出现进行性加重的双下肢麻木、肿胀疼痛，无法自行缓解，自用"止痛膏"外敷，效果不佳。近日来症状反复并加重，伴有口干口苦，情绪烦躁，极易发怒，纳差，寐差，小便正常，大便干结。舌象可见：舌质红，苔黄腻。脉象可见：左脉滑数；右脉滑数弦。中医诊断：消渴、痹证。证型诊断：肝经郁火。方剂如下：龙胆草6g，黄芩9g，栀子9g，乌梢蛇12g，没药6g，泽泻12g，木通6g，生地黄9g，柴胡6g，郁金9g，车前子9g，当归3g，甘草6g。每日1剂，共5剂。本证患者消渴病程时间长，导致阳过于亢盛而伤及津液，以致内热伤阴、痰瘀交阻，郁而化火。体内湿热困遏，阻滞气机，故出现口干口苦、失眠、下肢麻木等诸多症状。治法上在清利肝胆湿热的同时，灵活采用解郁活血、祛风通络、散瘀止痛等随症加减，遂用龙胆泻肝汤加味，标本同治。[《中国处方药》2022，20（1）：138]

【方歌】

> 龙胆泻肝栀芩柴，生地车前泽泻来，
> 木通甘草当归合，肝经湿热力能排。

📝 **知识拓展**

龙胆泻肝丸与肾损害

龙胆泻肝汤为中医经典名方，临床应用甚为广泛，还曾是我国出口的重要中成药之一。近年国内出现因服龙胆泻肝丸导致肾损害的报道，引起不少人的恐慌。其主要原因是处方中的关木通所致。关木通为马兜铃科木通马兜铃的木质茎；马兜铃酸为有毒成分，它可直接损害肾小管上皮细胞，致其变性、坏死。但研究表明，龙胆泻肝汤中配伍小量关木通，在较短时间内具有相对安全性，当剂量达到一定浓度时或长期服用即可引起肾损害，说明肾损害与关木通用量的大小、服药时间的长短及个体差异有关。

木通作为药材有三种不同的植物，即木通科植物木通、毛茛科植物川木通、马兜铃科植物关木通。经学者考证，中国古代处方中木通多用木通科木通，因其不含马兜铃酸，未见毒性报道。因此，在制作龙胆泻肝汤、丸时，应选用木通科木通，以确保用药安全。

左金丸
（《丹溪心法》）

微课　　PPT

【组成】黄连六两（180g），吴茱萸一两（30g）。

【用法】上药为末。水丸或蒸饼为丸，白汤下五十丸（现代用法：丸剂口服或按比例酌减用量，制成汤剂水煎服）。

【功用】清泻肝火，降逆止呕。

【主治】**肝火犯胃证**　胁肋疼痛，嘈杂吞酸，呕吐口苦，舌红苔黄，脉弦数。

【病机分析】本方证是由肝郁化火，横逆犯胃，肝胃不和所致。肝之经脉布于胁肋，肝经火郁自病则胁肋灼热胀痛；肝火犯胃则胃失和降，故嘈杂吞酸、呕吐口苦；舌红苔黄，脉象弦数乃肝经火郁之候。本方证肝火为本，胃逆为标，故立法组方应以清泻肝火为主，兼降逆止呕。

【配伍意义】方中重用黄连为君，一药而三用：一善清肝火；二善清胃热，如此肝胃并治，标本兼顾；三善泻心火，有"实则泻其子"之意。然气郁化火之证，纯用大苦大寒既恐郁结不开，又虑折伤中阳，故又少佐辛热之吴茱萸，辛开肝郁，苦降胃逆，既可助黄连和胃降逆，又能制黄连之寒，使泻火而无凉遏之弊，是为佐药。二药配伍，共奏清泻肝火、降逆止呕之功。

【配伍特点】

1. 辛开苦降，寒热并投以苦寒为主，泻火而不至凉遏，降逆而不碍火郁。

2. 肝胃同治以清泻肝火为主，俾肝火得清，则胃气自降。

【临床运用】

1. **证治要点**　本方是治疗肝火犯胃，肝胃不和证的常用方。临床以呕吐吞酸，胁痛口苦，舌红苔黄，脉弦数为证治要点。

2. **加减应用**　黄连与吴茱萸用量比例为6∶1。胁肋疼甚者，可合四逆散、金铃子散以加强疏肝理气止痛之功；吞酸重者，加乌贼骨、煅瓦楞以制酸止痛。

3. **现代应用**　胃炎、食管炎、胃溃疡等属肝火犯胃者。

4. **使用注意**　吐酸属胃虚寒者忌用本方。

【病案链接】高某，女，75岁。初诊日期：2019年1月17日。主诉：食道及胸前区灼烧感反复发作5

年，加重并伴脘腹部胀满1个月。曾多次自行口服泮托拉唑肠溶胶囊等拉唑类药物，症状时轻时重。患者自述平素好生闷气，近1个月又因情绪不畅，上述症状加重。现症见：食道及胸前区灼烧感，伴脘腹部胀满不舒，进食后尤甚，嗳气或矢气后稍舒。频频嗳腐吞酸，口中干苦，尤以晨起时明显。偶有反酸，善太息，面色萎黄晦暗，食少纳呆，二便尚可。舌红，苔黄而干，脉沉弦略数。中医诊断：吞酸（肝胃郁热证）。治法：清肝泻热，和胃降逆。处方：黄连10g，吴茱萸5g，姜半夏10g，紫苏梗10g，枳壳15g，厚朴15g，木香10g，砂仁10g，柴胡10g，郁金10g，香附10g，浙贝母20g，海螵蛸20g，党参20g，白术20g，茯苓20g，薏苡仁30g，炙甘草15g。7剂，水煎服，每日1剂，早、中、晚3次分服。本证患者由情志不遂所致，经质子泵抑制剂治疗后，疗效不显著，又极易反复。郁怒伤肝，肝气失疏，形成郁结。"气有余便是火"，郁结日久生热化火，横逆犯胃，胃失和降，肝火挟持胃中酸水上犯乃本病重要病机。治疗宜采用清肝泻火，和胃降逆之法，用左金丸加减。"肝火得清自不横逆犯胃，胃气得降则其气自和"，热消气降，脾气逐渐充盛，标本兼顾，气机升降之平衡渐复。［《云南中医中药杂志》2021，42（5）：8］

【方歌】

左金连茱六一丸，肝火犯胃吐吞酸，
再加芍药名戊己，热泻热痢服之安。

📖 知识拓展

左金丸与龙胆泻肝汤的区别

左金丸与龙胆泻肝汤皆用于肝经实火，胁痛口苦等证。然左金丸主要用于肝经郁火犯胃之呕吐吞酸等证，有降逆和胃之功，而无清利湿热作用，泻火作用较弱；龙胆泻肝汤主要用于肝经实火上攻之目赤耳聋，或湿热下注之淋浊阴痒等症，有清利湿热之功，而无和胃降逆作用，泻火之力较强。

泻白散
《小儿药证直诀》

PPT

【组成】地骨皮、桑白皮（炒）各一两（各30g），甘草（炙）一钱（3g）。

【用法】上药锉散，入粳米一撮，水二小盏，煎七分，食前服。

【功用】清泻肺热，平喘止咳。

【主治】肺有伏火之咳喘证　气喘咳嗽，皮肤蒸热，日晡尤甚，舌红苔黄，脉细数。

【病机分析】本方为肺有伏火者而设。伏火郁肺，则气逆不降而为咳嗽气急；肺合皮毛，肺中伏火外蒸于皮毛，故皮肤蒸热；肺金旺于酉时，伏火渐伤阴分，故热以日晡尤甚；舌红苔黄，脉象细数是伏火渐伤阴分之候。根据小儿"稚阴"之体，肺为娇脏，不耐寒热之生理特点，结合肺有伏火的病机特点，钱乙创制本方以清泻肺中伏火为法，遣药不用苦寒凉遏之品。

【配伍意义】方中桑白皮甘寒入肺，善清肺火，泻肺气，平喘咳，为君药。地骨皮甘淡性寒，清肺降火，善退虚热，为臣药。君臣相合，清泻肺火，以复肺金清肃之权。佐以炙甘草、粳米养胃和中，培土生金，以扶肺气。甘草调和药性，兼作使药。四药配伍，共奏清泻肺火、止咳平喘之功。

【配伍特点】清中有润，泻中有补，培土生金，肺脾并调。

【临床运用】

1. 证治要点　本方是治疗肺有伏火之咳喘证的常用方剂。临床以咳喘气急，皮肤蒸热，舌红苔黄，脉细数为证治要点。

2. 加减应用　肺经热重者，加黄芩、知母等增强清泻肺热之功；燥热咳嗽者，加川贝母、瓜蒌皮等润肺止咳；阴虚潮热者，加鳖甲、银柴胡滋阴退热；热伤阴津而烦热口渴者，加天花粉、芦根、麦冬清热养阴生津。

3. 现代应用　支气管炎、肺炎初期、小儿麻疹初期等属肺有伏火者。

4. 使用注意　风寒咳嗽或肺虚喘咳者不宜使用本方。

【病案链接】高某，男，7岁。主因咳嗽1个月于2019年10月3日初诊。患儿1个月前外感后出现咳嗽，早期干咳无痰，伴咽干、喑哑，曾雾化布地奈德，口服小儿肺力咳口服液，疗效不显。现咳嗽阵作，夜间尤剧，甚则咳喘，有痰不易咯出，咽干，纳可，大便正常。查体：口唇红赤明显，舌质红，苔黄，脉细。咽红，双肺呼吸音粗，未闻及干湿啰音。中医诊断：咳嗽。辨证属阴虚肺热，治以清泻肺热、止咳平喘、生津润燥。方选泻白散加减：桑白皮6g，地骨皮、黄芩、知母、瓜蒌、浙贝母、北沙参、麦门冬、射干、木蝴蝶各8g，甘草6g，水煎服，日1剂，连服6剂。药后痊愈。按：该患儿外感咳嗽后日久不愈，正虚邪恋，加之小儿属纯阳之体，感受外邪后多从热化，火热郁结于肺，耗伤肺阴，肺失宣肃，肺气上逆发为本证。本例患儿，尤以火伏营分为主，咳嗽频作，夜咳为甚，舌红苔黄脉细，均为肺有伏火郁热之辨证要点，选用泻白散加减，泻肺降逆、清泄伏火。诸药相合，肺热得泻，肺阴得复，咳嗽自平。[《湖北中医杂志》2021，43（9）：29]

【方歌】

泻白桑皮地骨皮，甘草粳米四味齐，
参苓知芩皆可入，肺热喘嗽此方施。

　◉　**知识拓展**

《医宗金鉴·删补名医方论》："君以桑白皮，质液而味辛，液以润燥，辛以泻肺。臣以地骨皮，质轻而性寒，轻以去实，寒以胜热。甘草生用泻火，佐桑皮、地骨皮泻诸肺肺实，使金清气肃，而喘咳可平。较之黄芩、知母苦寒伤胃者远矣。夫火热伤气，救肺之治法有三：实热伤肺，用白虎汤以治其标；虚火刑金，用生脉散以治其本；若夫正气不伤，郁火又甚，则泻白散之清肺调中，标本兼治，又补二方之不及也。"

清胃散

（《脾胃论》）

PPT

【组成】生地黄、当归身各三分（各6g），牡丹皮一钱（9g），黄连六分（6g），如夏月倍之，升麻一钱（9g）。

【用法】上药为末，都作一服，水盏半，煎至七分，去滓，放冷服之。

【功用】清胃凉血。

【主治】**胃火牙痛**　牙痛牵引头痛，面颊发热，其齿喜冷恶热，或牙宣出血，或牙龈红肿溃烂，或唇舌腮颊肿痛，口气热臭，口干舌燥，舌红苔黄，脉滑数。

【病机分析】本方所治胃火牙痛是由胃有积热，火郁血热，循经上攻所致。足阳明胃经起于鼻翼旁，行面部并过上齿龈；手阳明大肠经上颈贯颊入下齿，胃火血热，循经上攻，则见牙齿疼痛、唇舌腮颊肿痛、口气热臭、口干舌燥，甚至牙龈溃烂。牙齿因热而痛，得冷则痛减，遇热则痛剧，因而喜冷恶热；足阳明胃经循发际上额颅，故牙痛延及额颅、面颊发热，牙痛牵引头痛。胃为多气多血之腑，胃火炽盛，伤及血络，故见牙宣出血；舌红苔黄，脉滑而数，为胃火炽盛之征。此胃火血热、循经上攻之证，治当清胃火与凉血热并举。

【配伍意义】方以苦寒泻火之黄连为君，直折胃火。臣以升麻，不仅清胃火、解热毒，而且升阳散火，寓"火郁发之"之意。黄连得升麻，降中寓升，则泻火而无凉遏之弊；升麻得黄连，则散火而无升焰之虞。胃火炽盛已侵及血分，易伤阴血，故以生地凉血滋阴，丹皮凉血清热，皆为臣药。佐以当归养血活血，合生地滋阴养血，合丹皮消肿止痛。升麻兼以引经为使。诸药配伍，共奏清胃凉血之功。

【配伍特点】清气与凉血并举，苦降与升散并施，清泻与滋养兼顾。

【临床运用】

1. **证治要点** 本方为治胃火牙痛的常用方，凡胃热证或血热火郁者均可使用。临床以牙痛牵引头痛，口气热臭，舌红苔黄，脉滑数为证治要点。

2. **加减应用** 《医方集解》载本方有石膏，其清胃之力更强。为提高临床疗效，可酌加大黄以导热下行，牛膝导热引血下行；若胃火上攻，灼伤血络，齿衄或吐血，血色鲜红，齿龈腐烂疼痛，或有口舌生疮者，加连翘、白茅根、藕节以清胃泻火、凉血止血。

3. **现代应用** 口腔炎、牙周炎、三叉神经痛、痤疮等属胃火血热，循经上攻者。

4. **使用注意** 牙痛属风寒及肾虚火炎者不宜。

【病案链接】杨某，女，82岁，于2018年7月16日初诊。主诉：前额头痛、头晕10余日。患者于10余日前出现前额痛，头部昏沉不清，难以入睡，梦多易醒，浑身乏力，口苦口腻口臭，口干欲饮凉饮，大便结，小便黄，纳呆。经诊见：舌质红，苔黄腻，舌中部有裂纹，双脉寸关弦滑数，尺微无力。中医诊断：胃热头痛。辨证：胃热壅盛，湿热阻滞。治宜清胃热，除湿升清。处方以清胃散为底方化裁，具体用药有：黄连10g，升麻15g，当归15g，生地25g，丹皮15g，生石膏30g，炒栀子15g，川木通10g，泽泻10g，陈皮15g，肉桂3g，炒蔓荆子30g。6剂，水煎服，每日1剂，早中晚3次分服。本证患者为阴虚夹湿之体，湿热壅滞中焦，导致脾胃运转失职，清阳不升，浊阴不降，故出现头痛头晕等症。因前额为阳明所主，故又以前额头痛、头晕为主，同时伴有口苦口干口臭、食欲减退、大便秘结等胃热壅盛的表现。治疗以胃热清、头痛自除为原则，取清胃散清胃热的主要作用，再化裁配合其他药物增加疗效，诸药相合，症状消失，病告痊愈。[《世界最新医学信息文摘》2018，18（102）：26]

【方歌】

清胃散用升麻连，当归生地牡丹全，
或加石膏清胃热，口疮吐衄与牙宣。

✎ **知识拓展**

《医宗金鉴·删补名医方论》："阳明胃多气多血，又两阳合明为热盛，是以邪入而为病常实。若大渴、舌苔、烦躁，此伤气分，热聚胃腑，燥其津液，白虎汤主之。若醇饮肥厚，炙煿过用，以致湿热壅于胃腑，逆于经络，而为是病，此伤血分，治宜清胃。方中以生地益阴凉血为君，佐以丹皮，去蒸而疏其滞。以黄连清热燥湿为臣，佐之以当归，入血而循其经。仍用升麻之辛凉，为本经捷使，引诸药直达血所。则咽喉不清、齿龈肿痛等证，廓然俱清矣。"

玉女煎
（《景岳全书》）

PPT

【组成】石膏二至五钱（9~15g），熟地三至五钱或一两（9~30g），麦冬二钱（6g），知母、牛膝各一钱半（各5g）。

【用法】上药用水一盏半，煎七分，温服或冷服。

【功用】清胃热，滋肾阴。

【主治】**胃热阴虚证**　牙痛头痛，齿松牙衄，烦热干渴，舌红苔黄而干。亦治消渴，消谷善饥等。

【病机分析】本方所治胃热阴虚证是由少阴不足，阳明有余所致。阳明之脉上行头面，阳明胃热有余，循经上攻，则见头痛、牙痛；热伤胃经血络，则牙龈出血；少阴肾水不足，则牙齿松动；胃主受纳，胃热有余，则消谷易饥；热伤阴津，故见烦热干渴、舌红苔黄且干。此为火盛水亏相因为病，而以胃热为主。立法组方应清胃热为主，兼滋肾阴。

【配伍意义】方中石膏善清阳明胃热，故为君药。臣以熟地滋肾水之不足。君臣相伍，清火壮水，虚实兼顾。佐以知母，既助石膏清胃热而止烦渴，又助熟地滋养肾阴；麦冬清热养阴生津，既可养肺助熟地滋肾，寓金水相生之意，又能生津而润胃燥。牛膝导热，引血下行，且补肝肾，用为佐使。诸药配伍，共奏清胃热、滋肾阴之功。

【配伍特点】清热壮水并用，以清胃热为主，兼以引热下行。

【临床运用】

1. **证治要点**　本方是治疗胃热阴虚牙痛的常用方，凡胃火炽盛，肾水不足之牙痛、牙衄、消渴等皆可用本方加减治疗。临床以牙痛齿松，烦热干渴，舌红苔黄而干为证治要点。

2. **加减应用**　根据胃热与肾虚的侧重，调整方中石膏与熟地的用量。若火盛者，加山栀子、地骨皮以清热泻火；如血分热盛而齿衄出血量多，呈气血两燔者，去熟地，加生地、玄参以增强清热凉血之功。

3. **现代应用**　牙龈炎、糖尿病、急性口腔炎、舌炎等属胃热阴虚者。

4. **使用注意**　脾虚便溏者，不宜使用本方。

【病案链接】张某，女，63岁。初诊日期：2020年5月1日。患者于2019年8月3日行左乳腺癌保乳术，术后予局部放射治疗。刻诊：咳嗽少痰，痰中带少量血，口干易饥，偶有反酸嗳气，大便干结，2日一行，舌偏红、苔黄，脉滑。辨证属胃热阴虚，治宜清热养阴、解毒散结，方以玉女煎加减。处方：石膏、玄参、鱼腥草、芦根、冬凌草各30g，知母、麦冬、生地黄、川牛膝、北沙参、火麻仁、浙贝母各10g，木蝴蝶、桔梗、生甘草各6g，姜半夏9g，炒黄芩、石斛各12g。14剂。水煎服，日1剂，早晚温服。目前普遍认为，西医学放射治疗属于中医学中大热之邪，该患者乳腺癌放疗后阴液耗伤，故用生地黄、石膏、知母清泻胃腑实热，并予甘寒之沙参、麦冬濡润养阴，牛膝引热下行。治疗过程有清有补，虚实兼顾，乃获清热养阴之效。［《浙江中医杂志》2021，56（12）：870］

【方歌】

玉女煎用熟地黄，膏知牛膝麦冬裹，
胃火阴虚相因病，牙痛齿枯宜煎尝。

> ◉ **知识拓展**
>
> ### 玉女煎与清胃散
>
> 　　玉女煎与清胃散同治胃热牙痛。但清胃散重在清胃火，以黄连为君，属苦寒之剂，配伍升麻，意在升散解毒，兼用生地、丹皮等凉血散瘀之品，功能清胃凉血，主治胃火炽盛的牙痛、牙宣等症；玉女煎以清胃热为主，而兼滋肾阴，故用石膏为君，配伍熟地、知母、麦冬等滋阴之品，属清润之剂，功能清胃火、滋肾阴，主治胃火旺而肾水不足的牙痛及牙宣诸症。

芍药汤
《素问病机气宜保命集》

PPT

【组成】芍药一两（30g），当归半两（15g），黄连半两（15g），槟榔、木香、炙甘草各二钱（各6g），大黄三钱（9g），黄芩半两（15g），官桂二钱半（5g）。

【用法】上药㕮咀。每服半两，水二盏，煎至一盏，食后温服（现代用法：水煎服）。

【功用】清热燥湿，调气和血。

【主治】**湿热痢疾**　腹痛，便脓血，赤白相兼，里急后重，肛门灼热，小便短赤，舌苔黄腻，脉弦数。

【病机分析】本方证是由湿热积滞壅塞肠中，气血不和而致。湿热熏灼大肠，传导失司，气血壅滞，肠络受损，故下痢脓血、赤白相兼；积滞阻结肠中，腑气通降不利，则腹痛、里急后重；肛门灼热，小便短赤，舌苔黄腻，脉象弦数等俱为湿热内蕴之象。针对湿热积滞壅塞，大肠气血不和之病机特点，以及腹痛、里急后重、痢下赤白三大主症，原书立法强调"行血则便脓自愈，调气则后重自除"（《素问病机气宜保命集》），即突出行血调气，并结合清热燥湿，兼以攻积导滞。

【配伍意义】方中黄芩、黄连性味苦寒，入大肠经，功擅清热燥湿解毒，以除病因，为君药。重用芍药养血和营、缓急止痛，配以当归养血活血，体现了"行血则便脓自愈"之义，且可兼顾湿热邪毒熏灼肠络，伤耗阴血之虑；木香、槟榔行气导滞，"调气则后重自除"，四药相配，调和气血，是为臣药。大黄苦寒沉降，合芩、连则清热燥湿之功著，合归、芍则活血行气之力彰，其泻下通腑作用可通导湿热积滞从大便而去，体现了"通因通用"之法。方以少量肉桂，取其辛热温通之性，既可助归、芍行血和营，又可防呕逆拒药，属佐助兼反佐之用。炙甘草和中调药，与芍药相配，又能缓急止痛，亦为佐使。诸药合用，湿去热清，气血调和，故下痢可愈。

【配伍特点】

1. 气血并调，兼以通因通用。
2. 温清并用，侧重于清肠燥湿。

【临床运用】

1. **证治要点**　本方为治疗湿热痢疾的常用方。临床以痢下赤白，腹痛里急，苔腻微黄为证治要点。

2. **加减应用**　湿热毒邪较盛者，可加白头翁、黄柏、金银花以增强清热燥湿解毒之力；如痢下赤多白少，或纯下血痢，方中当归改用当归尾，加丹皮、地榆以凉血止血；积滞较重而里急后重明显者，可加重大黄用量，并加枳实、薤白以增强行气导滞作用；伤及阴血者，加阿胶以滋阴养血止血；兼有食积，加山楂、神曲以消食导滞；如苔黄而干，热甚伤津者，可去肉桂，加生地养阴清热。

3. **现代应用**　细菌性痢疾、阿米巴痢疾、过敏性结肠炎、急性肠炎等属大肠湿热，气血不和者。

4. **使用注意**　痢疾初起有表证，虚寒性下痢者，均应忌用本方。

【**病案链接**】吴某，男，84岁。2015年8月7日突发腹部钝痛，腹泻、腹胀，水样便，次数频繁、量多，1小时腹泻7次。查体：神志清楚，表情淡漠，脱水貌，双侧上胸部散在少量玫瑰疹，重搏脉，腹部平软，中腹部轻压痛、无反跳痛，中腹部肌稍紧张，右肋下可触及肝下缘约1cm，质软，活动度良好，无压痛。入院大便培养示：乙型副伤寒沙门菌。立即实行消化道隔离，上报疾控中心。诊断：副伤寒，乙型副伤寒沙门菌感染。辨证：表邪未解，湿热毒邪内盛。予以补液、抗生素左氧氟沙星、复方小檗碱抗菌、抗内毒素。中医治以清热化湿、调和气血、通导邪出，选方芍药汤合葛根芩连汤。处方：粉葛、白芍、薏苡仁各30g，黄芩、黄连、槟榔、大血藤、败酱草、当归、木香各15g，肉桂5g，炙甘草10g。3剂，每天1剂，水煎3次，代水饮，频服。次日晨，患者无腹痛，水样便，夹杂少量粪渣，量少，3小时解1次。依原方继续予以中西医结合治疗，后期予以益气健脾药物健脾扶正善后，总疗程14天。按：本证患者为典型副伤寒，属中医热病、腹泻、瘟疫等范畴，主要病机在于疫毒内侵，循环往复。无论邪气在血或是在胃肠，皆需通导疫毒外出，或促进疫毒内消，使正气得以恢复正常，余邪随之自解。方用芍药汤加减，内清胃肠毒邪，外散邪气，具有泄浊生新、导邪外出之功。[《新中医》2017，49（10）：167]

【**方歌**】

芍药汤中用大黄，芩连归桂槟草香，

清热燥湿调气血，里急腹痛自安康。

知识拓展

通因通用

　　通因通用，为治疗学术语。是反治法之一，是以通治通法，即用通下、渗利的药物治疗通利的病证，适用于食积腹痛、泻下不畅及膀胱湿热所致尿急、尿频、尿痛等病证。《素问·至真要大论》曰："寒因寒用，热因热用，塞因塞用，通因通用，心伏其所主，而先其所因。"

白头翁汤
（《伤寒论》）

微课　PPT

【**组成**】白头翁二两（15g），黄柏三两（12g），黄连三两（6g），秦皮三两（12g）。

【**用法**】上药四味，以水七升，煮取二升，去滓，温服一升，不愈再服一升（现代用法：水煎服）。

【**功用**】清热解毒，凉血止痢。

【**主治**】**热毒痢疾**　腹痛，里急后重，肛门灼热，下痢脓血，赤多白少，渴欲饮水，舌红苔黄，脉弦数。

【**病机分析**】热毒血痢是因湿热疫毒壅滞大肠，深陷血分所致。湿热疫毒熏灼大肠，损伤肠络，故下痢鲜艳脓血；下迫大肠，则肛门灼热；阻滞气机，则腹痛、里急后重；热毒伤津，故渴欲饮水；舌红苔黄、脉滑数为热毒炽盛之象。本方证病因为湿热疫毒，病位在大肠血分，立法组方应清热燥湿，凉血解毒。

【配伍意义】方用苦寒而入大肠血分的白头翁为君，清热解毒，凉血止痢，尤善清大肠湿热及血分热毒。臣以苦寒之黄连、黄柏，清热解毒，燥湿厚肠。秦皮苦寒微涩，归大肠经，寒能清热，苦能燥湿，涩可止痢，主热痢下重，为佐药。四药配伍，共奏清热燥湿、凉血解毒之功。

【配伍特点】苦寒清解为主，兼以凉血收涩，共奏清热解毒、凉血止痢之功。

【临床运用】

1. **证治要点**　本方为治疗热毒血痢之常用方。临床以下痢赤多白少，腹痛，里急后重，舌红苔黄，脉弦数为证治要点。

2. **加减应用**　如属疫毒痢，发病急骤，下痢鲜紫脓血，壮热口渴，烦躁不宁，舌质红绛者，应加银花、苦参、赤芍、丹皮、地榆以清热解毒、凉血化瘀，木香、槟榔、枳壳以行气导滞。若腹痛较剧、大便不爽者，加生大黄后下以"通因通用"；病程中出现热毒内陷心肝而高热烦躁、神昏谵语，甚则惊厥者，可合用羚角钩藤汤凉肝息风，或加用紫雪清热开窍、息风镇痉，必要时须中西医结合治疗。如用于阿米巴痢疾，配合吞服鸦胆子（桂圆肉包裹），疗效更佳。

3. **现代应用**　急性细菌性痢疾、阿米巴痢疾、慢性非特异性溃疡性结肠炎属热毒偏盛者。

4. **使用注意**　素体脾胃虚寒者慎用本方。

【病案链接】某男，34岁，2010年3月3日初诊。主诉：腹泻、便血及黏液便反复发作4年余，时轻时重，轻时日排便4~5次，便中夹黏液及血，重时日排便10余次，泻下脓血。中医诊断：泄泻病。刻下症见：腹泻，日行10余次，黏腻不爽，伴有里急后重，下痢赤白，倦怠乏力，少腹胀满。舌尖红，有齿痕，舌苔中部及根部黄白略腻，两边水滑，脉细弦滑。证属肝经湿热，下迫大肠，泄泻日久，肝脾不和，脾虚湿盛兼肠中湿浊壅滞。方以白头翁汤加减，处方：白头翁10g，秦皮10g，白芍15g，黄连10g，生甘草3g，木香3g，苍术12g，白术12g，山药15g，茯苓15g，冬瓜皮15g，冬瓜子15g。每日1剂，水煎温服，200ml，每日2次，7剂。按：本证患者泄泻病程日久，里急后重，下痢赤白，故用白头翁汤加减治疗。方中白头翁汤去黄柏，既保留了"清热燥湿，坚阴厚肠"之功效，又减轻了苦寒之品的用量，避免过度苦寒伤阳；白芍、甘草，调和肝脾，缓急止痛；木香调气，即所谓"气行而血止""调气则后重自除"；苍术、白术、山药、茯苓健脾祛湿；冬瓜皮、冬瓜子，可导大肠积垢。诸药相合，既重视调节人体的阴阳平衡，又较好地解决了苦寒之剂不宜久服的难题。[《现代中医临床》2018，25（5）：37]

【方歌】

白头翁汤治热痢，黄连黄柏与秦皮，

味苦性寒能凉血，解毒坚阴功效奇。

🌿 **知识拓展**

白头翁汤与芍药汤

白头翁汤与芍药汤同为治痢之方，均用黄连清热燥湿解毒。但白头翁汤主治大肠热毒深陷血分之热毒血痢，方以白头翁为君，配伍秦皮、黄柏，重在清热解毒，凉血止痢；芍药汤主治湿热积滞壅塞、大肠气血不和所致湿热痢疾，故以黄芩、黄连为君，配伍芍药、当归、木香、槟榔、黄芩、大黄、肉桂、甘草，清热燥湿与调和气血并进，且取"通因通用"法，使"行血则便脓自愈，调气则后重自除"。

第六节 清退虚热剂

青蒿鳖甲汤
(《温病条辨》)

微课　PPT

【组成】青蒿二钱（6g），鳖甲五钱（15g），细生地四钱（12g），知母二钱（6g），丹皮三钱（9g）。

【用法】上药以水五杯，煮取二杯，日再服（现代用法：水煎服）。

【功用】养阴透热。

【主治】温病后期，邪伏阴分证　夜热早凉，热退无汗，舌红苔少，脉细数。

【病机分析】本方证为温病后期，阴液已伤，余热未尽，深伏阴分所致。人体卫阳之气，日行于表而夜入于里。阴分本有伏热，夜晚阳气入阴，两阳相加，阴不制阳，故入夜身热；白昼卫气外行于表，阳出于阴，则热退身凉；然虽热退身凉，但邪热仍深伏阴分，不从表解，加之邪热久伏，阴液耗伤，无源作汗，故热退而无汗。舌红苔少，脉细数，皆为阴虚有热之象。针对阴伤邪伏阴分之病机特点，若纯用滋阴则滋腻恋邪，若单用苦寒则又有化燥伤阴之弊，故立法组方当养阴与透邪并进。

【配伍意义】方用咸寒之鳖甲先入阴分滋阴退热，青蒿清透伏热后出阳分，有"先入后出"之妙，意在透下焦阴分之伏热出阳分而解，共为君药。生地滋阴凉血，知母滋阴降火，助鳖甲以养阴退热，共为臣药。佐以丹皮泄血中伏火，以助青蒿清透阴分伏热。诸药配伍，共奏养阴透热之功。

【配伍特点】

1. 滋清兼备，清中有透。

2. 养阴不恋邪，祛邪不伤正。

【临床运用】

1. 证治要点　本方为用治温病后期，阴伤邪伏的常用方。临床以夜热早凉，热退无汗，舌红少苔，脉细数为证治要点。

2. 加减应用　阴虚火旺者，加石斛、地骨皮、白薇等以退虚热；气阴两伤而身倦干渴者，加人参、麦冬以益气养阴；如用于小儿夏季热者，加白薇、荷梗祛暑退热。

3. 现代应用　原因不明的发热、各种传染病恢复期的低热、慢性肾盂肾炎、肾结核以及小儿夏季热等属阴虚内热，低热不退者。

4. 使用注意　阴虚欲作动风者不宜使用。

【附方】清骨散（《证治准绳》）　组成：银柴胡一钱五分（5g），胡黄连、秦艽、鳖甲（醋炙）、地骨皮、青蒿、知母各一钱（各3g），甘草五分（2g）。用法：水二盅，煎八分，食远服。功用：清虚热，退骨蒸。主治：肝肾阴虚，虚火内扰证。骨蒸潮热，或低热日久不退，形体消瘦，唇红颧赤，困倦盗汗，或口渴心烦，舌红少苔，脉细数等。

【病案链接】李某，女，23岁。反复发热2个月余。2018年4月30日在上海中医药大学附属岳阳中西医结合医院风湿科住院治疗。入院见：神清，精神欠振，发热（T 38℃），夜间加重，无恶寒，无汗，咽痛，无咳嗽咳痰，双膝关节疼痛不适，口干欲饮、面部潮红，形体消瘦，倦怠少气，纳眠可，大便干，小便调。舌质瘦绛、苔少，脉沉细数。中医诊断：春温病，血热伤阴证。治法：养阴清热，透邪外出。方药：青蒿鳖甲汤加味。组成：青风藤30g，金刚骨50g，拳参30g，忍冬藤30g，青蒿30g，鳖甲30g，知母12g，牡丹皮12g，银柴胡9g，生地黄12g，生石膏30g，赤芍12g。3剂，水煎服，日1剂。本证患者邪伏阴分，耗伤气阴为其基本病机，选用青蒿鳖甲汤加味透邪滋阴。方中鳖甲滋阴入络剔邪，青蒿芳香清透，两药配伍，组成了青蒿鳖甲汤的灵魂：滋阴透邪，吴鞠通形容此方"有先入后出之妙，青蒿不能直入阴分，有鳖甲领之入也；鳖甲不能独出阳分，有青蒿领之出也"；生地黄、牡丹皮凉血散血，配合鳖甲滋阴凉血透络；知母苦寒，既能滋阴，又可清热泻火，与青蒿配合则清热透泄。在原方基础上，加赤芍配牡丹皮，石膏配知母，银柴胡配青蒿，加强了各药物的作用。[《中国中医药现代远程教育》2021，19（11）：149]

【方歌】

青蒿鳖甲知地丹，热自阴来仔细辨，
夜热早凉无汗出，养阴透热服之安。

✎ **知识拓展**

清骨散与青蒿鳖甲汤

清骨散与青蒿鳖甲汤同治阴虚发热。但青蒿鳖甲汤主治阴伤邪伏阴分之夜热早凉，方以青蒿、鳖甲为君，配伍生地、知母，是养阴与透邪并进；本方主治阴虚内热之骨蒸潮热，故以一派清虚热之品组方。

当归六黄汤
《兰室秘藏》

PPT

【组成】当归、生地黄、黄芩、黄柏、黄连、熟地黄各等份（各6g），黄芪加一倍（12g）。

【用法】上药为粗末，每服五钱，水二盏，煎至一盏，食前服，小儿减半服之（现代用法：水煎服）。

【功用】滋阴泻火，固表止汗。

【主治】**阴虚火旺盗汗证** 发热盗汗，面赤心烦，口干唇燥，大便干结，小便黄赤，舌红苔黄，脉数。

【病机分析】本方所治盗汗乃阴虚火旺所致。心属火，肾属水，正常情况下，水火既济，心肾相交。若肾阴亏虚，肾水不能上济心火，则心火独亢，从而形成阴虚火旺证。且阴愈虚火愈旺，火旺则迫津外泄，阴液不守，故发热盗汗；虚火上炎，则见面赤心烦；阴津内耗，可见口干唇燥，大便干结，小便黄赤；舌红苔黄，脉数皆内热之象。本方证的病机特点是阴血不足，心火偏旺，迫津外泄，卫气易损。故立法组方当滋阴养血，清热泻火，益气固表。

【配伍意义】方中当归、生地黄、熟地黄入肝肾而滋阴养血，阴血充则水能制火，共为君药。盗汗乃因水不济火，心火独旺，迫津外泄所致，故臣以黄连清心泻火，并合黄芩、黄柏苦寒泻火以坚阴。君臣相伍，滋阴泻火兼施。汗出过多，易致卫虚不固，故倍用黄芪为佐，一则益气实卫以固表，一则固未定之阴，且合当归、熟地益气养血。诸药配伍，共奏滋阴泻火、固表止汗之功。

【配伍特点】

1. 滋阴清热与泻火坚阴并进，标本兼顾，以固本为主。

2. 滋补阴血与益气固表合用，表里同治，以滋阴为主。

【临床运用】

1. **证治要点** 本方是治疗阴虚火旺盗汗之常用方。临床以盗汗面赤，心烦溲赤，舌红，脉数为证治要点。

2. 加减应用　盗汗甚者，可酌加煅龙骨、煅牡蛎、五味子以固涩敛汗；若阴虚而邪火较轻者，可去黄连、黄芩，加知母，使泻火而不伤阴；气阴两伤者，合生脉散以益气养阴。

3. 现代应用　甲状腺功能亢进症、结核病、糖尿病、围绝经期综合征等属阴虚火旺者。

4. 使用注意　对于阴虚而火不甚，或脾胃虚弱而纳减便溏者，不宜使用本方。

【病案链接】某男，51岁，2019年7月22日初诊。主诉：阵发性胸闷、心慌10年余。患者10年前无明显诱因出现胸闷、心慌，于当地诊断为阵发性心房颤动。刻下症见：阵发性胸闷、心慌、饥饿、平躺以及阴雨天加重，易激动，乏力，多汗，纳可，眠一般，入睡困难，二便调。舌红苔白，脉细涩。中医诊断：心悸（阴虚火旺证）。治拟滋阴降火、定悸安神。处方：当归六黄汤化裁。组成：生地黄15g，当归12g，黄连12g，黄芩15g，黄柏15g，黄芪30g，麦冬15g，五味子9g，丹参15g，葶苈子30g，防风12g，生龙骨（先煎）15g，生牡蛎（先煎）15g，炒酸枣仁15g，木香12g，砂仁（后下）6g，决明子15g，炙甘草9g。14剂，水煎服，日1剂。本证患者阵发性胸闷、心慌，易激动，乏力，且多汗，舌苔白，脉细涩。辨证为阴虚火旺之心悸，故予以当归六黄汤化裁治疗，滋阴降火、固表止汗，使阴虚得补，火热得清，多汗得止，心房颤动得以减轻、缓解，甚至是多年不发。[《中华中医药杂志》2021，36（5）：2752]

【方歌】

当归六黄二地黄，芩连芪柏共煎尝，
滋阴泻火兼顾表，阴虚火旺盗汗良。

> **知识拓展**
>
> 《医宗金鉴·删补名医方论》："寤而汗出曰自汗，寐而汗出曰盗汗。阴盛则阳虚不能外固，故自汗；阳盛则阴虚不能中守，故盗汗。若阴阳平和之人，卫气昼则行阳而寤，夜则行阴而寐，阴阳既济，病安从来？惟阴虚有火之人，寐则卫气行阴，阴虚不能济阳，阴火因盛而争于阴，故阴液失守外走而汗出；寤则卫气复行出于表，阴得以静，故汗止矣。用当归以养液，二地以滋阴，令阴液得其养也。用黄芩泻上焦火，黄连泻中焦火，黄柏泻下焦火，令三火得其平也。又于诸寒药中加黄芪，庸者不知，以为赘品，且谓阳盛者不宜，抑知其妙义正在于斯耶！盖阳争于阴，汗出营虚，则卫亦随之而虚。故倍加黄芪者，一以完已虚之表，一以固未定之阴。"

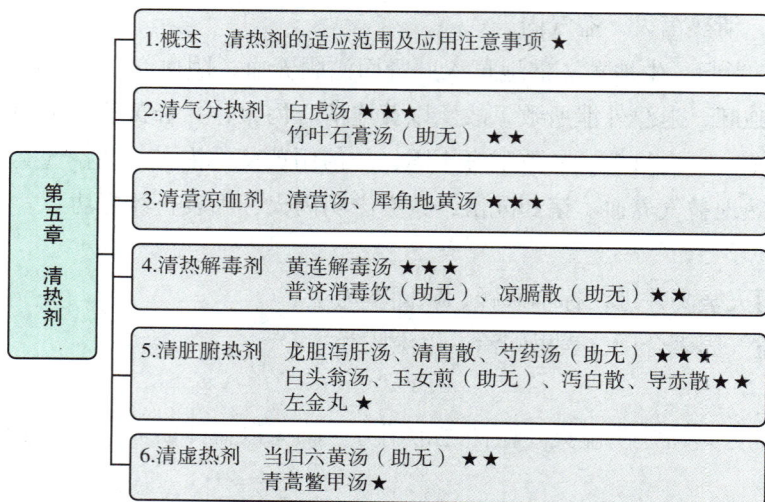

目标检测

单项选择题

1. 阳明气分热盛的代表方剂是（　　）
    A. 黄连解毒汤　　B. 白虎加人参汤　　C. 清瘟败毒饮　　D. 竹叶石膏汤　　E. 白虎汤

2. 竹叶石膏汤的功用是（　　）
    A. 清热解毒，养阴生津　　　　B. 清热养阴，利水通淋　　　　C. 清热生津，益气和胃
    D. 辛凉宣泻，清肺平喘　　　　E. 清热生津，益气通络

3. 王某，男，45岁，症见身热夜甚，神烦少寐，时有谵语，斑疹隐显，脉数，舌绛干，治宜选用（　　）
    A. 安宫牛黄丸　　B. 犀角地黄汤　　C. 清营汤　　D. 黄连解毒汤　　E. 清瘟败毒饮

4. 主治热入血分证的代表方剂是（　　）
    A. 银翘散　　B. 清营汤　　C. 白虎汤　　D. 黄连解毒汤　　E. 犀角地黄汤

5. 黄连解毒汤的组成是（　　）
    A. 黄芩、黄柏、大黄、黄连　　　　　　B. 黄柏、大黄、栀子、黄连
    C. 大黄、山栀、黄芩、黄连　　　　　　D. 山栀、黄芩、黄柏、黄连
    E. 大黄、栀子、地黄、黄连

6. 凉膈散的组成含有（　　）
    A. 小承气汤　　B. 大承气汤　　C. 调胃承气汤　　D. 泻心汤　　E. 增液汤

7. 具有清热解毒，疏风散邪功用的方剂是（　　）
    A. 桑菊饮　　B. 银翘散　　C. 黄连解毒汤　　D. 普济消毒饮　　E. 四妙勇安汤

8. 导赤散的组成是（　　）
    A. 生地黄、木通、甘草梢、竹叶　　　　B. 石膏、滑石、通草、芦根
    C. 竹叶、芦根、滑石、甘草　　　　　　D. 甘草、木通、生地黄、石膏
    E. 石膏、木通、芦根、甘草

9. 下列哪项不是龙胆泻肝汤的主治（　　）
    A. 心胸烦闷，渴欲冷饮　　　　B. 胁痛，头痛　　　　C. 口苦目赤，耳聋耳肿
    D. 阴痒阴肿，妇人带下　　　　E. 小便淋浊

10. 左金丸原方中黄连与吴茱萸的用药比例为（　　）
    A. 6：1　　B. 4：1　　C. 2：1　　D. 3：1　　E. 1：1

11. 肺有伏火郁热最宜选用（　　）
    A. 泻白散　　B. 泻黄散　　C. 左金丸　　D. 清胃散　　E. 玉女煎

12. 清胃散中体现"火郁发之"之意的药物是（　　）
    A. 柴胡　　B. 桔梗　　C. 升麻　　D. 薄荷　　E. 菊花

13. 具有清胃热，滋肾阴功效的方剂是（　　）
    A. 白虎汤　　B. 玉女煎　　C. 竹叶石膏汤　　D. 清胃散　　E. 芍药汤

14. 立法用药体现"行血则便脓自愈，调气则后重自除"的方剂是（　　）
    A. 败毒散　　B. 芍药汤　　C. 白头翁汤　　D. 黄芩汤　　E. 葛根芩连汤

15. 白头翁汤的组成是（　　）
    A. 白头翁、黄芩、黄连、黄柏　　　　　　B. 白头翁、黄连、芍药、牡丹皮

C. 白头翁、黄芩、芍药、牡丹皮　　　　　　　　D. 白头翁、黄连、黄柏、秦皮

E. 白头翁、黄芩、山栀、牡丹皮

16. 温病后期，邪伏阴分，夜热早凉，热退无汗，治宜选用（　　）

A. 竹叶石膏汤　　　B. 清骨散　　　C. 青蒿鳖甲汤　　　D. 泻白散　　　E. 秦艽鳖甲汤

17. 体现"透热转气"治法的方剂是（　　）

A. 清营汤　　　B. 黄连解毒汤　　　C. 左金丸　　　D. 清瘟败毒饮　　　E. 凉膈散

18. 当归六黄汤中的六黄是（　　）

A. 生地黄、黄连、黄芩、黄柏、大黄、黄芪

B. 熟地黄、黄连、黄芩、黄柏、大黄、黄芪

C. 熟地黄、黄连、黄芩、黄柏、大黄、生地黄

D. 熟地黄、黄连、黄芪、黄柏、大黄、生地黄

E. 熟地黄、黄连、黄芩、黄柏、黄芪、生地黄

书网融合……

知识回顾　　　习题

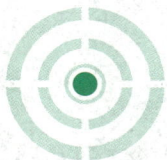

第六章 | 祛暑剂

学习目标

知识要求：

1. 掌握香薷散、六一散、清暑益气汤等方剂的组成、功用、主治病证、配伍特点及随证加减规律。

2. 熟悉祛暑剂的概念、适应证、分类与使用方法。

3. 了解益元散、碧玉散的组成、功用、主治病证。

技能要求：

1. 会背诵香薷散、六一散、清暑益气汤的方歌。

2. 学会鉴别阴暑、暑湿、暑伤气津三证，并选择适当的祛暑方剂进行治疗。

第一节 概 述

【含义】 凡以祛暑药为主要组成，具有祛除暑邪的作用，用以治疗暑病的方剂，统称祛暑剂。

【适应范围】 暑邪为六淫之一，其致病有明显的季节性。前人有"暑本夏月之热病"之说。《素问·热论》载："先夏至日者为病温，后夏至日者为病暑。"所以，夏至以后所患的热病，可以归为暑病。凡夏天感受暑邪而导致的病证，称为暑病。祛暑剂适用于夏月暑热证。暑为阳邪，其性酷热，故暑病多表现为身热、面赤、心烦、小便短赤、舌红脉数或洪大等阳热证候。此外，暑病常有兼夹证候，夏令贪凉露卧，不避风寒，加之腠理疏松，阳气外泄，为病易兼夹表寒；暑病多夹湿邪，常兼胸闷泛恶、苔白腻等湿阻气机证；暑性升散，最易伤津耗气，故常见口渴喜饮、体倦少气等症。

【分类】 治暑之法，各家有所不同。《临证指南医案》卷十引张凤逵之说："暑病首用辛凉，继用甘寒，终用甘酸敛津，不必用下。"王士雄指出："暑伤气阴，以清暑热而益元气，无不应手取效。"（《温热经纬·薛生白湿热病篇》）王纶认为："治暑之法，清心利小便最好。"（《明医杂著》）总之，暑为火热之邪，清暑泻热是暑病最基本的治法，但由于暑病多兼表寒、湿邪及气阴两伤，故其治法又应随证而变。若单纯暑病者，治宜祛暑清热；兼表寒者，宜祛暑解表；兼湿邪者，宜清暑利湿；暑伤气阴者，又当清暑益气养阴。故祛暑剂分为祛暑解表剂、祛暑利湿剂、祛湿益气剂三类。

【使用注意】 运用祛暑剂，应注意辨明暑病的本证及兼夹，分别采用不同的治法。对于单纯暑病，治宜祛暑清热。暑多夹湿，根据暑湿主次轻重不同，在祛暑剂中配伍祛湿之品。如暑重湿轻者，则湿易化火，祛湿之品不宜过于温燥，以免耗伤气津；若湿重暑轻，则暑为湿遏，甘寒之品又当慎用，以免阴柔碍湿。

第二节　祛暑解表剂

香薷散
《太平惠民和剂局方》

【组成】香薷（去土）一斤（500g），白扁豆（微炒）、厚朴（去粗皮姜制）各半斤（各250g）。

【用法】上为粗末，每服三钱（9g），水一盏，入酒一分，煎七分，去滓，水中沉冷。连吃二服，不拘时候（现代用法：水煎服，或加酒少量同煎，用量按原方比例酌减）。

【功用】祛暑解表，化湿和中。

【主治】阴暑　恶寒发热，头重身痛，无汗，腹痛吐泻，胸脘痞闷，舌苔白腻，脉浮。

【病机分析】本方证由夏月乘凉饮冷，感受寒湿所致。夏月酷暑季节，人多贪凉饮冷，每易感受寒湿之邪。寒湿外束，腠理闭塞，卫阳被郁，故恶寒发热无汗；寒湿困束肌表，气血运行不畅，则头重身痛；夏日喜食生冷，损伤脾胃，气机失畅，故胸闷不舒、腹痛；湿困脾胃，升降失司，胃气上逆则呕吐；湿浊下注大肠则泄泻；舌苔白腻，乃寒湿之征。

【配伍意义】本方证为外感寒湿之阴暑，治宜外散寒湿，内化湿滞。方中香薷为君药，辛温芳香，解表散寒，祛暑化湿，以祛在表之寒湿，是夏月解表之要药。臣以厚朴，辛香苦温，燥湿行气以消胀除痞。佐以白扁豆，甘平健脾和中，兼能渗湿消暑。使以白酒，温散以助药力。诸药合用，共奏祛暑解表、化湿和中之功。

【配伍特点】本方以辛温表散与苦温燥湿、甘缓和中配伍，既能散外邪以解表，又可化湿滞而和肠胃。

【临床运用】

1. **辨证要点**　本方是夏月乘凉饮冷，外感风寒，内伤湿滞的常用方。临床以恶寒发热，头重身痛，无汗，胸闷，苔白腻，脉浮为辨证要点。

2. **加减应用**　若素体脾虚，中气不足者，可再加人参、黄芪、白术、橘红以益气健脾燥湿；若湿盛于里者，加茯苓、甘草以利湿和中；若兼内热者，加黄连以清热。

3. **现代应用**　夏季感冒、急性胃肠炎等属外感风寒兼夹湿滞者。

4. **使用注意**　若属表虚有汗或中暑发热汗出，心烦口渴者，则不宜使用。

【病案链接】董仁仲，当暑天纳凉饮冷，忽头疼发热，霍乱吐泻，烦躁口渴，舌苔白滑，此阴暑也。得之过于寒凉，致周身阳气为阴邪所遏，宜香薷之辛热，发越阳气，散水和脾。四剂而愈。（《续名医类案》卷四）

【方歌】

> 香薷散中扁豆朴，祛暑解表化湿阻。
> 夏月感寒又伤湿，温燥并用寒湿除。

第三节 祛暑利湿剂

六一散
《黄帝素问宣明论方》

PPT

【组成】滑石六两（180g），甘草一两（30g）。

【用法】为细末，每服三钱（9g），加蜜少许，温水调下，或无蜜亦可，每日三服。或欲冷饮者，新井泉调下亦得（现代用法：为细末，每服9~18g，包煎，或温开水调下，日2~3服，亦常加入其他方药中煎服）。

【功用】清暑利湿。

【主治】暑湿证　身热烦渴，小便不利，或泄泻。

【病机分析】本方证由暑邪夹湿所致。暑为阳邪，暑气通于心，故伤于暑者，常见身热、心烦；暑热伤津，故见口渴；暑邪夹湿，膀胱气化不利，故小便不利；暑湿下渗于大肠，则为泄泻。

【配伍意义】本方证为暑邪夹湿，治宜清暑热、利小便而祛湿邪之法。方中滑石质重体滑，味甘淡而性寒，既可清热解暑，又可通利水道，使暑湿从小便而去，用为君药。甘草生用清热和中，配滑石则甘寒生津，使小便利而津液无伤，并可防滑石性寒重坠而伐胃。二药相合，清暑而不留湿，利水而不伤津，是治疗暑湿病证的常用良方。因滑石与甘草的用量比例是6∶1，故曰"六一散"。

【配伍特点】本方药性平和，清热而不留湿，利水而不伤阴，是清暑利湿的著名方剂。

【临床运用】

1. 证治要点　本方为治疗暑湿及湿热壅滞所致小便不利的基础方。临床以身热烦渴，小便不利为辨证要点。

2. 加减应用　若暑热较重，加西瓜翠衣、竹叶等清热祛暑；小便涩痛或有砂石者，加车前草、栀子、海金沙、鸡内金等清热通淋；泄泻者，加白扁豆、茯苓、薏苡仁等健脾祛湿止泻。

3. 现代应用　膀胱炎、尿道炎、急性肾盂肾炎等属湿热下注者。

4. 使用注意　若阴虚，内无湿热，或小便清长者，忌用。

【附方】

1. 益元散（《伤寒直格》）　即六一散加辰砂，灯心汤调服。功用：清心解暑，兼能安神。主治：暑湿证兼心悸怔忡，失眠多梦者。

2. 碧玉散（《伤寒直格》）　即六一散加青黛，令如浅碧色。功用：清解暑热。主治：暑湿证兼有肝胆郁热者。

【病案链接】陈子佩治一人，八月间发热谵语，不食，又不大便。诸医告以为伤寒，始而表，继而下，俱不应。延至五十余日，投以人参，热稍减，参少，则又复热。于是益疑其虚也，峻补之，然不食不便如故，诊之六脉平和，绝无死状。谓伤寒无五十日不便不食而不死之理。闻病者夏月治丧，往来奔走，必是中暑无疑，误以伤寒治之，又投以人参补剂，暑得补而愈不解，故至此耳。当与六一散，以凉水调服，病者欲之，虽多不妨。服已即睡，睡醒即便，便后思食，数日而愈。（《续名医类案》）

【方歌】

> 六一散用滑石草，清暑利湿有功效，
>
> 辰砂青黛相继入，益元碧玉化裁妙。

✎ 知识拓展

益元散与碧玉散

益元散与碧玉散两方均为六一散的加味方，均可祛暑利湿，以治暑湿之证。然益元散配有朱砂，故清心安神之功较好，主治暑湿证而心经热盛、心神不安、心悸失眠者；碧玉散则配有青黛，故有清肝胆郁热之效，适用于暑湿证而兼肝胆郁热者。

第四节　祛暑益气剂

清暑益气汤
(《温热经纬》)

PPT

【组成】西洋参（5g），石斛（15g），麦冬（9g），黄连（3g），竹叶（6g），荷梗（15g），知母（6g），甘草（3g），粳米（15g），西瓜翠衣（30g）（原书未著用量）。

【用法】水煎服。

【功用】清暑益气，养阴生津。

【主治】暑伤气津证　身热汗多，口渴心烦，小便短赤，体倦少气，精神不振，脉虚数。

【病机分析】本方所治暑伤气津证乃中暑受热，耗伤气津所致。暑为阳邪，其性酷热，暑热伤人则身热；暑气通于心，暑热扰心则心烦；暑性升散，可使腠理开泄，故见汗多；热伤津液，故口渴、尿少而黄；暑易耗气，故见体倦少气、精神不振、脉虚。

【配伍意义】针对暑伤气津之证，治宜清热祛暑与益气生津并举，正如王士雄在《温热经纬·薛生白湿热病篇》云："暑伤气阴，以清暑热而益元气，无不应手取效。"方中西瓜翠衣清热解暑；西洋参益气生津，养阴清热，共为君药。荷梗助西瓜翠衣清热解暑；石斛、麦冬助西洋参养阴生津，共为臣药。知母泻火滋阴，黄连、竹叶清心除烦，甘草、粳米益胃和中，均为佐药。甘草调和诸药，兼作使药。诸药配伍，共奏清暑益气、养阴生津之功。

【配伍特点】本方清补并行，既清热解暑，又益气生津，有邪正兼顾，标本兼治之意。

【临床运用】

1. **证治要点**　本方用于夏月伤暑，气津两伤之证。临床以身热心烦，口渴汗多，体倦气短，脉虚数为辨证要点。

2. **加减应用**　若暑热较高，加石膏以清热解暑；暑热不盛者，去黄连；气津两伤较盛者，可重用方中益气生津之品；暑热夹湿而苔白腻者，去阴柔之麦冬、石斛、知母，加藿香、六一散等以增强祛湿之功；小儿夏季发热者，去黄连、知母，加白薇、地骨皮等。

3. **现代应用**　夏月伤暑、小儿及老人夏季热、支气管哮喘夏季发作、肺炎及多种急性传染病恢复期等属中暑受热，气津两伤者。

4. **使用注意**　本方因有滋腻之品，故暑病夹湿者不宜使用本方。

【病案链接】某女，1岁。入夏以来低热徘徊在37.5~38.5℃之间，暮轻夜重，无汗口渴，溲少便结，曾用抗生素、解热药及补液未效，又以新加香薷饮2剂，服后未见汗出而身热反增。患儿皮肤干燥，苔薄少而干。证属阴虚伤暑，投王氏清暑益气汤加减：太子参、石斛、麦冬、竹叶、知母、香薷、鲜西瓜衣。浓煎呷服，1剂得微汗，3剂汗出而热退病除。按语：夫汗源于阴津，患儿素体阴虚，暑热复伤阴液，致化源枯乏，误用祛暑解表化湿之剂，则阴液更伤，故无汗而热益甚。以清暑益气汤加减，滋阴清暑，透热于外，俾营阴得充，津液来复，则汗出而病遂解。（《江苏中医杂志》1985，5：17）

【方歌】

王氏清暑益气汤，善治中暑气阴伤，

洋参冬斛荷瓜翠，连竹知母甘粳裹。

执医考点

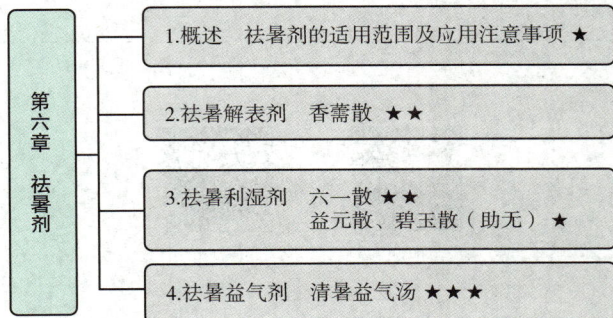

```
            ┌─ 1.概述　祛暑剂的适用范围及应用注意事项 ★
            │
第六章       ├─ 2.祛暑解表剂　香薷散 ★★
            │
祛暑剂       ├─ 3.祛暑利湿剂　六一散 ★★
            │               益元散、碧玉散（助无）★
            │
            └─ 4.祛暑益气剂　清暑益气汤 ★★★
```

目标检测

答案解析

单项选择题

1. 香薷散组成的药物中含有（　）
   A. 佩兰、藿香　　　　　　　　B. 槟榔、桂枝　　　　　　　　C. 金银花、厚朴
   D. 白扁豆、白术　　　　　　　E. 厚朴、白扁豆

2. 香薷饮的功用是（　）
   A. 清暑除烦，益气和胃　　　　B. 祛暑解表，化湿和中　　　　C. 清暑益气，养阴生津
   D. 祛暑解表，清热化湿　　　　E. 清暑利湿，益气和胃

3. 以下药物不属于香薷散组成的是（　）
   A. 香薷　　　B. 白扁豆　　　C. 枳实　　　D. 厚朴　　　E. 酒

4. 下列方剂组成中含滑石的是（　）
   A. 香薷散　　　B. 导赤散　　　C. 六一散　　　D. 清胃散　　　E. 四逆散

5. 具有祛暑利湿的方剂是（　）
   A. 导赤散　　　B. 小蓟饮子　　　C. 六一散　　　D. 香薷散　　　E. 五苓散

6. 主治暑湿证的方剂是（　　）

    A. 导赤散　　　　　B. 清胃散　　　　　C. 六一散　　　　　D. 香薷散　　　　　E. 五苓散

7. 某患者，身热汗多，口渴心烦，小便短赤，体倦少气，精神不振，脉虚数。治宜选用（　　）

    A. 白虎汤　　　　　B. 导赤散　　　　　C. 清暑益气汤　　　D. 清胃散　　　　　E. 黄连解毒汤

8. 六一散的功用是（　　）

    A. 清暑除烦　　　　B. 清暑化湿　　　　C. 清暑利湿　　　　D. 清暑生津　　　　E. 祛暑清热

9. 清暑益气汤的功用是（　　）

    A. 清暑除烦，益气和胃　　　　　　B. 散寒解表，化湿和中　　　　　　C. 清暑益气，养阴生津

    D. 祛暑解表，清热化湿　　　　　　E. 清暑利湿，益气和胃

10. 清暑益气汤的功用是（　　）

    A. 清暑除烦，益气和胃　　　　　　B. 清暑益气，养阴生津　　　　　　C. 清暑利湿，益气和胃

    D. 清暑益气，和胃止呕　　　　　　E. 益气养阴，清透暑热

11. 清暑益气汤组成中不含有的药物是（　　）

    A. 知母　　　　　　B. 黄连　　　　　　C. 石斛　　　　　　D. 荷叶　　　　　　E. 西洋参

书网融合……

知识回顾　　　习题

第七章 | 温里剂

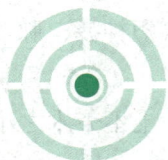

学习目标

知识要求：

1. 掌握理中丸、小建中汤、吴茱萸汤、四逆汤、当归四逆汤、黄芪桂枝五物汤、暖肝煎等方剂的组成、功用、主治病证、配伍特点及随证加减规律。

2. 熟悉温里剂的概念、适应证、分类与使用方法。

3. 了解附子理中丸、桂枝人参汤、大建中汤、参附汤的组成、功用、主治病证。

技能要求：

1. 会背诵理中丸、小建中汤、吴茱萸汤、四逆汤、当归四逆汤、黄芪桂枝五物汤、暖肝煎的方歌。

2. 学会鉴别中焦虚寒、少阴虚衰、经脉寒凝，并选择适当的方剂进行治疗。

第一节 概 述

PPT

【含义】凡以温热药物为主组成，具有温里助阳、散寒通脉作用，用于治疗里寒证的方剂，统称为温里剂。属于"八法"中之"温法"。

【适应范围】温里剂适用于里寒证。里寒证系指寒邪停留体内脏腑经络间所致的病证。其或因素体阳虚，寒从中生；或因外寒直中三阴，深入脏腑；或因表寒证治疗不当，寒邪乘虚入里；或因过食寒凉，损伤阳气，皆可形成里寒证。其主要临床表现有畏寒肢冷，喜温蜷卧，口淡不渴，小便清长，舌淡苔白，脉沉迟或缓等。

【分类】里寒证在病位上有脏腑经络之异，在病情上有轻重缓急之分，故温里剂可分为温中祛寒剂、回阳救逆剂和温经散寒剂三类。

【使用注意】温里剂多由辛温燥热之品组成，临床使用时必须辨别寒热之真假，真热假寒证禁用；素体阴虚或失血之人亦应慎用，以免重伤阴血。再者，若阴寒太盛或真寒假热，服药入口即吐者，可反佐少量寒凉药物，或热药冷服，避免格拒。

第二节　温中祛寒剂

理中丸

（《伤寒论》）

微课　　PPT

【组成】人参、干姜、炙甘草、白术各三两（各9g）。

【用法】上四味，捣筛，蜜和为丸，如鸡子黄许大（9g）。以沸汤数合，和一丸，研碎，温服之，日三四服，夜二服。腹中未热，益至三四丸，然不及汤。汤法，以四物依两数切，用水八升，煮取三升，去滓，温服一升，日三服。服汤后，如食顷，饮热粥一升许，微自温，勿发揭衣被。

【功用】温中祛寒，补气健脾。

【主治】

1. **脾胃虚寒证**　脘腹疼痛，喜温喜按，呕吐便溏，脘痞食少，畏寒肢冷，口淡不渴，舌质淡、苔白润，脉沉细或沉迟无力。

2. **阳虚失血证**　便血、吐血、衄血或崩漏等，血色暗淡，质清稀，面色㿠白，气短神疲，脉沉细或虚大无力。

3. **中阳不足，阴寒上乘之胸痹**　脾气虚寒，不能摄津之病后多涎唾；中阳虚损，土不荣木之小儿慢惊；食饮不节，损伤脾胃阳气，清浊相干，升降失常之霍乱等。

【病机分析】本证系由脾胃虚寒所致。中阳不足，寒自内生，阳虚失温，则畏寒肢冷；寒凝而滞，则腹痛绵绵喜温按；脾主运化而升清，胃主受纳而降浊，脾胃虚寒致脾不运化、胃不受纳，升降纳运失职，故见脘腹痞满，食少倦怠，呕吐便溏；舌淡苔白润，口中不渴，脉沉细或沉迟无力，皆为虚寒之象。

若脾胃虚寒，统摄失权，血不循经则可见便血、吐血、衄血或崩漏等，但血色暗淡，质清稀；若中阳不足，阴寒上乘而致胸阳不振，则可见胸痹心痛；若久病伤及脾阳，使津无所摄，上溢于口，则可见病后多涎唾，甚则流涎不止；若小儿先天禀赋不足，后天脾胃虚寒，生化无源，致经脉失养，土不荣木，则可见慢惊；若食饮不节，损伤脾胃阳气，清浊相干，升降失常则致霍乱。法当温中祛寒，益气健脾。

【配伍意义】方中干姜大辛大热，温脾暖胃，助阳祛寒为君药。阳虚则兼气弱，气旺亦可助阳，故臣以甘温之人参，益气健脾，补虚助阳，《黄帝内经》云："脾欲缓，急食甘以缓之。"君臣相配，温中健脾。脾为中土，喜燥恶湿，虚则湿浊易生，反困脾胃，故佐以甘温苦燥之白术，既健脾补虚以助阳，又燥湿运脾以助生化。甘草与诸药等量，一与参、术以助益气健脾，补虚助阳；二可缓急止痛；三为调和诸药，是佐药而兼使药之用。四药相伍，可温中阳，补脾气，助运化，故曰"理中"。

【配伍特点】辛热甘苦合方，温补并用，补中寓燥。

【临床运用】

1. **证治要点**　本方是治疗中焦脾胃虚寒证的基础方。以脘腹疼痛，喜温喜按，呕吐自利不渴，舌淡苔白，脉沉细为证治要点。对于阴虚内热、外感发热及阴血虚少者，忌用本方。

2. **加减应用**　若虚寒重，加肉桂、附子以增强温阳祛寒之力；若呕吐明显，则加生姜、半夏降逆止呕；若腹泻清稀，加茯苓、白扁豆健脾渗湿以止泻；若阳虚失血，则将干姜改为姜炭，加灶心土、艾叶温经止血；若胸痹，则可加桂枝、薤白、枳实、白酒煎服以振奋胸阳，宣畅气机。

3. **现代应用**　急慢性胃肠炎、胃痉挛、胃下垂、胃扩张、胃及十二指肠溃疡、慢性结肠炎、功能失调性子宫出血等属脾胃虚寒者。

【附方】

1. **附子理中丸**（《太平惠民和剂局方》）　附子（炮，去皮、脐）、人参（去芦）、干姜（炮）、甘草（炙）、白术各三两（各9g）。上为细末，炼蜜为丸，每两作十丸。每服一丸（6g），以水一盏，化开，煎至七分，稍热服之，空心食前。功用：温阳祛寒，补气健脾。主治：脾胃虚寒较甚或脾肾阳虚证。症见脘腹疼痛，下利清谷，恶心呕吐，畏寒肢冷，或霍乱吐利转筋等。

2. **桂枝人参汤**（《伤寒论》）　桂枝（别切）四两（12g），甘草（炙）四两（9g），白术三两（9g），人参三两（9g），干姜三两（9g）。上五味，以水九升，先煮四味，取五升，纳桂更煮，取三升，去滓，温服一升，日再，夜一服。功用：温阳健脾，解表散寒。主治：脾胃虚寒，复感风寒表证。症见恶寒发热，头身疼痛，腹痛，下利便溏，口不渴，舌淡苔白滑，脉浮虚者。

【病案链接】某男，学生，12岁。喜唾2个月余。西医治疗无效。诊见：不自主地频繁唾沫，质稀，苔薄白滑，脉弦，证属寒饮。《伤寒论》396条曰："大病瘥后，喜唾，久不了了，胸上有寒，当以丸药温之，宜理中丸。"处以理中丸加附子（即附子理中丸），口服，每次1丸，每日2次，10天后复诊，患儿痊愈。（《中国现代医药杂志》2008，9：126）

【方歌】

理中丸主理中乡，甘草人参术干姜，

呕利腹痛阴寒盛，或加附子总扶阳。

知识拓展

表7-1　理中丸与附子理中丸、桂枝人参汤的比较

比较 \ 方名		理中丸	附子理中丸	桂枝人参汤
组成	同	人参、干姜、白术、炙甘草		
	异		附子	桂枝
功效	同	温中祛寒，补气健脾		
	异	温中基础方	温中祛寒，补气健脾	解表散寒
主治	同	脾胃虚寒证		
	异	脾胃虚寒基本表现：腹疼痛，喜温喜按，呕吐自利不渴，舌淡苔白，脉沉细为证治要点	温中散寒之力更强，且能温肾，适用于脾胃虚寒之重证或脾肾虚寒者	温阳健脾，兼解表寒，表里同治，适用于脾胃虚寒而外兼风寒表证者

小建中汤
（《伤寒论》）

PPT

【组成】桂枝（去皮）三两（9g），炙甘草二两（6g），大枣（擘）十二枚（4枚），芍药六两（18g），生姜（切）三两（9g），胶饴一升（30g）。

【用法】上六味，以水七升，煮取三升，去滓，纳饴，更上微火消解。温服一升，日三服。

【功用】温中补虚，和里缓急。

【主治】中焦虚寒，肝脾失调，阴阳不和证　脘腹拘急疼痛，时发时止，喜温喜按；或心中悸动，虚烦不宁，面色无华；兼见手足烦热，咽干口燥等，舌淡苔白，脉细弦。

【病机分析】本证因中焦虚寒，肝脾失调，阴阳不和所致。中焦虚寒，阳气失于温煦，土虚木乘，故脘腹拘急疼痛、时轻时重、喜温喜按。中焦虚寒，化源匮乏，阴阳俱虚。阳气亏虚，不足以温养精神，故神疲乏力、心中动悸；营阴亏虚，失于濡润，故烦热、口燥咽干；舌淡苔白，脉细弦，亦为虚寒及肝脾失和之象。本证虽繁杂，但总以脘腹疼痛、喜温喜按为主症；病机涉及诸多方面，总以中焦虚寒、肝脾失和为首要。治宜温补中焦为主，兼以调和肝脾、滋阴和阳，使中气强壮，肝柔脾健，阴阳调和，方可奏效。

【配伍意义】本方由桂枝汤倍芍药加饴糖而成，方中重用甘温质润入脾之饴糖，一者温中补虚，二者缓急止痛，一药而两擅其功，故以为君。臣以辛温之桂枝，温助脾阳，祛散虚寒。饴糖与桂枝相伍，辛甘化阳，温中益气，使中气强健，不受肝木之侮。正如《成方便读》所言："此方因土虚木克起见，故治法必以补脾为先。"更臣以酸苦之芍药，其用有三：一者滋养营阴，以补营血之亏虚；二者柔缓肝急止腹痛，与饴糖相伍，酸甘化阴，养阴缓急而止腹痛拘急；三者与桂枝相配，调和营卫、燮理阴阳。佐以生姜，助桂枝温胃散寒；佐以大枣，助饴糖补益脾虚。生姜、大枣合用，又可调营卫，和阴阳。佐使炙甘草，一则益气补虚；二则缓急止腹痛；三则助君臣以化阴阳；四则调和诸药。诸药合用，可使脾健寒消，肝脾调和，阴阳相生，中气建立，诸症痊愈。正如《金匮要略心典》所云："是方甘与辛和而生阳，酸得甘助而生阴，阴阳相生，中气自立。"本方重在温补中焦，建立中气，故名"建中"。

【配伍特点】辛甘酸甘合化以调和阴阳；重用甘温质润以抑木缓急。

【临床运用】

1. 证治要点　本方是治疗中焦虚寒，里急腹痛的常用方。以腹中时时拘急疼痛，喜温喜按，面色无华，舌淡，脉细弦为证治要点。对于脾虚湿停、吐蛔者忌用本方。中满或呕吐及阴虚火旺者，非本方所宜。

2. 加减应用　若面色萎黄，短气、神疲者，加人参、白术、黄芪、当归以益气养血；若虚寒重者，加干姜以增强温中散寒之力；兼有气滞者，可加陈皮、木香行气止痛。

3. 现代应用　慢性胃炎、胃及十二指肠溃疡、慢性肠炎、慢性肝炎、神经衰弱症、再生障碍性贫血等属中焦虚寒者。

【附方】大建中汤《金匮要略》　组成：蜀椒（炒、去汗）二合（6g），干姜四两（12g），人参二两（6g）。用法：上三味，以水四升，煮取二升，去滓，纳胶饴一升（30g），微火煮取一升半，分温再服，如一炊顷，可饮粥二升，后更服，当一日食糜，温覆之。功用：温中补虚，缓急止痛。主治：中阳虚衰，阴寒内盛之脘腹疼痛。心胸中大寒痛，呕不能食，腹中寒，上冲皮起，出见有头足，上下痛而不可触近，舌苔白滑，脉细沉紧，甚则肢厥脉伏。

【病案链接】施某，二十岁。形寒而六脉弦细，时而身热，先天不足，与诸虚不足小建中汤法。白芍六钱，炙甘草三钱，生姜四钱，桂枝四钱，胶饴一两，大枣四枚，服六十剂后，诸皆见效。先天不足，脾胃虚寒，运化无力，化生气血不足，则六脉弦细，肢寒畏冷，如无身热，则当与理中汤以温中散寒，补益脾胃以治之，而本案见身热，乃因化源亏乏，营卫化生不足，阴阳失调所致，故方与小建中汤甘温补益，即助化源，又除寒热而愈。（《吴鞠通医案》）

【方歌】

小建中汤芍药多，桂姜甘草大枣和，
更加饴糖补中脏，虚劳腹痛服之瘥。

知识拓展

表7-2　小建中汤与大建中汤的比较

比较	方名	小建中汤	大建中汤
组成	同	均以温里药物为主	
	异	桂枝、甘草、芍药、大枣、生姜、饴糖	蜀椒、干姜、人参
功效	同	温中补虚	
	异	和里缓急	降逆止痛
主治	同	均能治疗中焦虚寒证	
	异	虚劳里急，偏于缓急	中阳衰弱，阴寒内盛，偏于温里散寒

吴茱萸汤
(《伤寒论》)

PPT

【组成】吴茱萸（洗）一升（9g），人参三两（9g），生姜（切）六两（18g），大枣（擘）十二枚（4枚）。

【用法】上四味，以水七升，煮取二升，去滓。温服七合，日三服。

【功用】温中补虚，降逆止呕。

【主治】

1. **胃寒呕吐证**　食谷欲呕，或兼胃脘疼痛，吞酸嘈杂，舌淡，脉沉弦而迟。
2. **肝寒上逆证**　干呕吐涎沫，头痛，颠顶痛甚，舌淡，脉沉弦。
3. **肾寒上逆证**　呕吐下利，手足厥冷，烦躁欲死，舌淡，脉沉细。

【病机分析】本证一为阳明寒呕，二为厥阴头痛，三为少阴吐利。其证虽属三经，然病机皆为虚寒之邪上逆犯胃所致。胃以通降为顺，胃受寒邪，失于和降，故见呕吐、不食、食则欲呕，或胃脘冷痛。《素问·举痛论》云："寒气客于肠胃，厥逆上出，故痛而呕也。"厥阴肝经夹胃上行，上入颠顶，其气主升。若肝寒上犯于胃，则呕吐涎沫；上扰清阳则头痛，且以颠顶痛著。肾为水火之脏，肾经受寒则阳气微，阳气不能达于四末，则手足厥冷；寒邪上逆犯胃，则呕；阳失温煦，寒湿下侵，则利；阴寒内盛，阳气扰争，故烦躁欲死。阳虚寒盛，其舌色当淡，脉自沉弦而细迟。治当温中补虚，助阳散寒，降逆止呕。

【配伍意义】方中吴茱萸辛苦性热，入肝、肾、脾、胃经，上可温胃散寒，下可温暖肝肾，又能降逆止呕，一药而三经并治，《金镜内台方议》谓"吴茱萸能下三阴之逆气"，故以为君。重用辛温之生姜为臣，生姜乃呕家之圣药，温胃散寒，降逆止呕。吴茱萸与生姜配伍，相须为用，温降并行，颇宜阴寒气逆之机。《医方论》云："吴茱萸辛烈善降，得姜之温通，用以破除阴气有余矣。"佐以甘温之人参，补益中焦脾胃之虚；佐使以甘平之大枣，益气补脾，调和诸药。人参、大枣并用，补益中气，与吴茱萸、生姜合用，使清阳得升，浊阴得降，遂成补虚降逆之剂。

【配伍特点】肝肾胃三经同治，温降补三法并施，以温降为主。

【临床运用】

1. 证治要点　本方是治疗肝胃虚寒，浊阴上逆的常用方。以食后欲吐，或颠顶头痛，干呕吐涎沫，畏寒肢冷，舌淡苔白滑，脉弦细而迟为证治要点。对于胃中有热或阴虚之呕吐，或肝阳上亢之头痛者，均忌用本方。

2. 加减应用　若呕吐重者，加半夏、紫苏、砂仁等以增强温中和胃止呕作用；虚寒重证，则加干姜、小茴香等温里祛寒。

3. 现代应用　慢性胃炎、神经性呕吐、神经性头痛、梅尼埃病等属肝胃虚寒者。

【病案链接】某男，60岁。患高血压5年。十天前因受寒冷刺激出现头晕头痛，头痛以颠顶为甚，痛甚则头皮麻木，伴见胃脘胀闷不适，温熨则舒，时时呕吐涎沫，血压190/110mmHg，察其面色晦暗而体胖，舌淡苔白滑润，脉缓无力。此系肝胃虚寒，浊阴上逆，清窍失养而起。治以散寒止呕，温胃降逆为法。方以吴茱萸汤加茯苓、炙甘草、白术、半夏，3剂后自觉头晕头痛大减，胃开吐止，血压140/90mmHg，原方继服6剂而安。系肝胃阴寒，阻遏于中而致，然又有"脾冷多涎"，"脾虚多涎"之说，在治疗上采用纯阳之剂，促进寒降阳升，脾胃得以运化之机，故《伤寒论》378条曰："干呕吐涎沫，头痛者，吴茱萸汤主之。"若拘于肝阳上亢而致血压升高之说，是与治疗相左矣。(《光明中医》2008，11：5771）

【方歌】

吴茱萸汤重用姜，人参大枣共煎尝，
厥阴头痛胃寒呕，温中补虚降逆良。

第三节　回阳救逆剂

四逆汤
(《伤寒论》)

微课　PPT

【组成】甘草（炙）二两（6g），干姜一两半（6g），附子（生用，去皮，破八片）一枚（15g）。

【用法】上三味，以水三升，煮取一升二合，去滓，分温再服。强人可大附子一枚，干姜三两（现代用法：附子先煎1小时，再加余药同煎）。

【功用】回阳救逆。

【主治】少阴病，心肾阳衰寒厥证　四肢厥逆，恶寒蜷卧，神衰欲寐，面色苍白，腹痛下利，呕吐不渴，舌苔白滑，脉微细。以及太阳病误汗亡阳者。

【病机分析】本证系由少阴心肾阳衰，阴寒内盛所致；亦可因太阳病误汗亡阳所为。阳气不能温煦周身四末，则四肢厥逆、恶寒蜷卧；无力鼓动血行，则脉微细。《素问·生气通天论》曰："阳气者，精则养神，柔则养筋。"若心阳衰微，神失所养，则神衰欲寐；肾阳衰微，不能暖脾，升降失调，则腹痛吐利；面色苍白，口中不渴，舌苔白滑，亦为阴寒内盛之象。此阳衰寒盛之证，法当回阳破阴救逆。非纯阳大辛大热之品，不足以破阴寒、回阳气、救厥逆。

【配伍意义】方中生附子大辛大热，入心、脾、肾经，温壮心肾之阳，回阳破阴以救逆，为君药，生用则能迅达内外以温阳逐寒。臣以辛热之干姜，入心、脾、肺经，既与附子相须为用，以增温里回阳之力；又温中散寒，助阳通脉。炙甘草一者益气补中，与姜、附温补结合，治虚寒之本；二者甘缓姜、附峻烈之性，使其破阴回阳而无暴散之虞；三者调和药性，并使药力持久，是为佐药而兼使药之用。三药合用，药少力专而效捷，大辛大热，使阳复厥回，故名"四逆汤"。

【配伍特点】大辛大热以速挽元阳，少佐甘缓防虚阳复耗。

【临床运用】

1. 证治要点　本方是治疗阳虚寒厥证的基础方。以四肢厥逆，恶寒蜷卧，神疲欲寐，脉沉微细为证治要点。本方纯用辛热之品，重温轻补，故应中病即止，不可久服。方中附子生用有毒，应审慎其用量。对于真热假寒之四肢厥逆者，禁用本方。

2. 加减应用　心肌梗死、心力衰竭、休克或大汗、大吐、大泻后等证属阳衰阴盛者。

【附方】

1. 通脉四逆汤（《伤寒论》）　甘草（炙）二两（6g），附子（生用，去皮，破八片）大者一枚（20g），干姜三两（强人可四两）（9~12g），上三味，以水三升，煮取一升二合，去滓，分温再服，其脉即出者愈。功用：破阴回阳，通达内外。主治：少阴病，阴盛格阳证。症见下利清谷，里寒外热，手足厥逆，脉微欲绝，身反不恶寒，其人面色赤，或腹痛，或干呕，或咽痛，或利止、脉不出者。若"吐已下断，汗出而厥，四肢拘急不解，脉微欲绝者"，加猪胆汁半合（5ml），名"通脉四逆加猪胆汁汤"，"分温再服，其脉即来。无猪胆，以羊胆代之"。

2. 四逆加人参汤（《伤寒论》）　甘草（炙）二两（6g），附子（生用，去皮，破八片）一枚（15g），干姜一两半（9g），人参一两（6g）。上四味，以水三升，煮取一升二合，去滓，分温再服。功用：回阳救逆，益气固脱。主治：少阴病真阳衰微，元气亦虚之证。症见四肢厥逆，恶寒蜷卧，脉微而复自下利，利虽止而余症仍在者。

【病案链接】罗谦甫治省掾曹德裕妇，二月初，病伤寒八九日，请罗治之，脉得沉细而微，四肢逆冷，自利腹痛，目不欲开，两手常抱腋下，头昏嗜卧，口舌干燥。乃曰：前医留白虎加人参一帖，可服否？罗曰：白虎虽云治口燥舌干，若执此一句，亦未然。今此证不可用白虎者有三。《伤寒论》云：立夏以前，处暑以后，不可妄用，一也；太阳证无汗而渴者，不可用，二也；况患者阴证悉具，其时春气尚寒不可用，三也。仲景云：下利清谷，急当救里，宜四逆汤。遂以四逆汤五两，加人参一两，生姜十余片，连须葱白九茎，水五大盏，同煎至三盏，去滓，分三服，一日服之。至夜利止，手足温，翌日大汗而解，继以理中汤数服而愈。（《名医类案》）

【方歌】

四逆汤中姜附草，阳衰寒厥急煎尝，

腹痛吐泻脉沉细，急投此方可回阳。

📗 知识拓展

表7-3　四逆汤与通脉四逆汤的比较

比较 / 方名		四逆汤	通脉四逆汤
组成	同	炙甘草、干姜、附子	
	异	干姜一两半，附子一枚	干姜三两，附子大者一枚

续表

比较 / 方名		四逆汤	通脉四逆汤
功效	同	回阳救逆	
	异	益气健脾、扶正祛邪，防止外邪内传于里	内泻热结、缓急止痛
主治	同	少阳病	
	异	少阴阳虚证，四逆	阴盛格阳、真阳欲脱。除少阴阳虚证，四逆外，更兼身反不恶寒，其人面色赤，或腹痛，或干呕，或咽痛，或利止，脉不出

参附汤

（《济生续方》，录自《医方类聚》）

PPT

【组成】人参半两（9g），附子一两（15g）。

【用法】水二盏，加生姜十片，煎至八分，去滓，食前温服（现代用法：水煎服）。

【功用】益气、回阳、固脱。

【主治】元气大亏，阳气暴脱证 症见手足逆冷，头晕喘促，面色苍白，冷汗淋漓，脉微欲绝。

【病机分析】本方主治元气大伤，阳气暴脱之证。阳气具有温煦和推动人体脏腑生理活动的作用，人身有一分阳气则有一分生机。若元气大亏，阳气暴脱，阳气不能温煦四肢则见四肢厥冷；阳气不能上达头面，则头晕，面色苍白；阳气外脱，肺气不足，则呼吸喘促；阳虚不固，津液外溢，则冷汗淋漓；阳气外脱，无力鼓动血行，故见脉微欲绝。

【配伍意义】针对阳气暴脱之证，治当从大补元气，回阳固脱立法。方中用人参甘温，大补元气，重用以固后天。附子大辛大热，温壮元阳，以补先天，又可助人参补气之力。二药合用，上温心阳、中助脾土、下补命门，力专效宏，作用迅捷。

【配伍特点】益气固脱与回阳救逆相伍，相须为用，益气固脱之力更强。

【临床运用】

1. 证治要点 本方为益气回阳救脱的代表方剂。临床应以四肢厥冷，汗出喘促，脉微欲绝为辨证要点。

2. 加减应用 本方用于休克、心力衰竭而见手足厥冷、脉微欲绝、大汗不止的阳气欲脱之证时，可加煅龙骨、煅牡蛎、白芍、炙甘草等敛汗潜阳之品，以增强固脱之效。

3. 现代应用 休克、心力衰竭等属阳气暴脱者，对于女性暴崩、外疡溃后、手术大出血等血脱亡阳者，亦有良效。

【病案链接】张仲仪，初得痢疾三五行，即请往诊，行动如常，然得内伤之脉而夹少阴之邪，余诊毕即议云：此证仍宜一表一里，但表药中多用人参，里药中多用附子，方可无患；若用痢疾门诸药，必危之道也。仲议以平日深信，径取前药不疑，然疾势尚未著也。及日西，忽发大热，身重如巨石，头在枕上，两人始能扶动，人事沉困，举家惶乱，忙忙服完表里二剂。次早诊时，即能起身出房，再与参附药二剂，全安。若不辨证用药，痢疾门中几曾有此等治法乎？况于疾未著而早见乎？（《寓意草》）

【方歌】

参附汤是救脱方，益气固阳效力彰。

肢厥汗出脉欲绝，阳气暴脱急煎尝。

知识拓展

表7-4 参附汤与四逆汤的比较

比较 \ 方名		参附汤	四逆汤
组成	同	附子	
	异	人参与附子同用	附子与干姜相伍
功效	同	回阳	
	异	回阳与益气固脱并施，使气固阳回，则诸症可解	急救回阳，助阳散寒救逆
主治	同	阳衰阴盛之四肢厥逆，脉微弱	
	异	阳衰至极，阳气暴脱，证情更重：冷汗淋漓，气息微弱，脉微欲绝	阳衰而气未脱，少阴厥逆

第四节 温经散寒剂

当归四逆汤

（《伤寒论》）

【组成】当归三两（9g），桂枝（去皮）三两（9g），芍药三两（9g），细辛三两（3g），炙甘草二两（6g），通草二两（6g），大枣（擘）二十五枚（8枚）。

【用法】上七味，以水八升，煮取三升，去滓，温服一升，日三服（现代用法：水煎服）。

【功用】温经散寒，养血通脉。

【主治】血虚寒厥证 手足厥寒，或腰、股、腿、足、肩臂疼痛，口不渴，舌淡苔白，脉沉细或细而欲绝。

【病机分析】本证系由营血虚弱，寒凝经脉，血行不利所致。许宏《金镜内台方议》云："阴血内虚，则不能荣于脉；阳气外虚，则不能温于四末。"素体血虚，营血不能充盈血脉，又经脉受寒，阳气被遏不达四末，则手足厥寒、脉细欲绝，此厥寒仅为指趾至腕踝不温，与少阴心肾阳衰、阴寒内盛之四肢厥逆有别；寒邪凝滞，血行不畅，则腰、股、腿、足、肩臂疼痛；厥阴肝血不足，血虚寒郁，脉道失充，运行不利，故脉细欲绝；口不渴，舌淡苔白，亦为血虚有寒之象。法当温经散寒，养血通脉。

【配伍意义】本方由桂枝汤去生姜，倍大枣，加当归、通草、细辛组成。方中当归甘温，主入肝经，养血和血以补虚；桂枝辛温，温经散寒以通脉，共为君药。细辛温经散寒，增桂枝温通之力；白芍养血和营，既助当归补益营血，又配桂枝以和阴阳，共为臣药。通草通利经脉以畅血行；大枣、甘草，益气健脾，养血补虚，皆为佐药。重用大枣，既合归、芍以补营血，又防桂枝、细辛燥烈太过，伤及阴血。甘草兼调药而为使药之用。全方共奏温经散寒、养血通脉之功。

【配伍特点】辛温甘酸并用，温通不燥，补养不滞。

【临床运用】

1. 证治要点　本方是温经散寒，养血通脉的常用方。以手足厥寒，舌淡苔白，脉细欲绝为证治要点。对于少阴阳虚寒厥者，本方不宜使用。

2. 加减应用　若腰、股、腿、足、臂疼痛者，可加麻黄、牛膝、鸡血藤、木瓜等活血祛瘀之品，甚者可加川乌、草乌以祛寒止痛；手足冻疮，不论未溃已溃者，亦可用以本方加减治疗；若冻疮已溃者，可减少桂枝、细辛用量；内有久寒，兼有水饮呕逆者，加吴茱萸、生姜或干姜；妇女血虚寒凝之痛经及男子寒疝可加乌药、茴香、香附等理气止痛。

3. 现代应用　雷诺病、冻疮、肩周炎、女性痛经、血栓闭塞性脉管炎、无脉症、风湿性关节炎等属血虚寒凝经脉者。

【附方】

黄芪桂枝五物汤（《金匮要略》）　黄芪三两（9g），芍药三两（9g），桂枝三两（9g），生姜六两（18g），大枣十二枚（4枚）。上五味，以水六升，煮取二升，温服七合，日三服（现代用法：水煎服）。功用：益气温经，和血通痹。主治：血痹。肌肤麻木不仁，微恶风寒，舌淡，脉微涩而紧。

【病案链接】某男，53岁。主诉左足拇趾疼痛5个月入院。5个月前感左足疼痛、发凉、麻木，行走呈间歇性跛行，逐渐加重，夜间痛甚，患病后曾服用中西药物治疗，效果不佳。查左足趾皮色黯红，甲变厚，部分汗毛脱落，足背皮温低，趺阳脉搏动减弱，舌黯红，苔薄白，脉沉细。用当归四逆汤加地龙、元胡、鸡血藤、肉桂、丹参、防己。6剂后症状明显减轻，疼痛基本缓解，夜间能安然入睡，皮温趋于正常。继服15剂，疼痛完全缓解，皮温基本恢复，趺阳脉两侧基本相同，临床治愈出院。血栓闭塞性脉管炎出现凉、麻木，苔白，脉沉细，说明为寒邪凝滞，血脉闭阻所致，故用本方，其效甚捷。（《河北中医》1987，3：4）

【方歌】

当归四逆用桂芍，细辛通草甘大枣，

养血温经通脉利，血虚寒厥服之效。

📗 知识拓展

表7-5　四逆散、四逆汤、当归四逆汤的比较

比较	方名	四逆散	四逆汤	当归四逆汤
组成	同	炙甘草		
	异	枳实、柴胡、芍药	干姜、附子	当归、桂枝、芍药、细辛、通草、大枣
功效	同	温阳散寒		
	异	透邪解郁，疏肝理气，和解表里	回阳救逆	温经散寒，养血通脉
主治	同	手足不温		
	异	阳郁厥逆证。外邪传经，气机郁滞，阳气被遏，不达四末所致，故其逆冷仅在肢端，不过腕踝，尚可见身热、脉弦	少阴病。阴寒内盛，阳气衰微，无力到于四末而致，故其厥逆严重，冷过肘膝，并伴有神衰欲寐、腹痛下利、脉微欲绝	血虚寒厥证。血行受寒，寒凝经脉，血行不畅所致，因其寒在经脉不在脏腑，故肢厥程度较四逆汤证为轻，并兼见肢体疼痛

执医考点

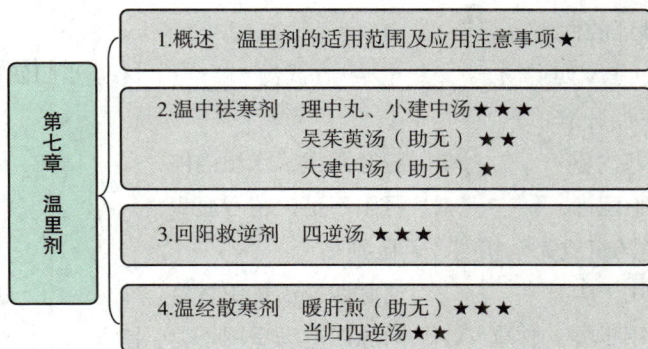

第七章 温里剂

1.概述 温里剂的适用范围及应用注意事项★

2.温中祛寒剂 理中丸、小建中汤★★★
吴茱萸汤（助无）★★
大建中汤（助无）★

3.回阳救逆剂 四逆汤★★★

4.温经散寒剂 暖肝煎（助无）★★★
当归四逆汤★★

目标检测

答案解析

单项选择题

1. 吴茱萸汤与理中丸共有药物是（   ）
   A. 甘草　　　　　　B. 大枣　　　　　　C. 人参　　　　　　D. 生姜　　　　　　E. 干姜

2. 治疗肝胃虚寒，浊阴上逆证的常用方是（   ）
   A. 香砂六君子汤　　B. 吴茱萸汤　　　　C. 理中丸　　　　　D. 小建中汤　　　　E. 温脾汤

3. 吴茱萸汤的功用是（   ）
   A. 补气健脾，渗湿止泻　　　　　　B. 温中祛寒，益气健脾　　　　　　C. 益气健脾，温化痰饮
   D. 温中补虚，养血通脉　　　　　　E. 温中补虚，降逆止呕

4. 吴茱萸汤的组成是（   ）
   A. 吴茱萸、白术、甘草、生姜　　　　　　B. 吴茱萸、人参、大枣、干姜
   C. 吴茱萸、人参、大枣、生姜　　　　　　D. 吴茱萸、人参、甘草、半夏
   E. 吴茱萸、白术、大枣、生姜

5. 下列哪项不属于理中丸的主治证候（   ）
   A. 畏寒肢冷　　　B. 脘腹绵绵作痛　　　C. 大便溏泻　　　D. 恶心呕吐　　　E. 脉弦数

6. 理中丸的君药是（   ）
   A. 白术　　　　　　B. 干姜　　　　　　C. 人参　　　　　　D. 人参与干姜　　　　E. 人参与白术

7. 理中丸与四君子汤共有的药物是（   ）
   A. 人参、茯苓、干姜　　　　　　B. 人参、白术、茯苓　　　　　　C. 人参、白术、甘草
   D. 人参、茯苓、甘草　　　　　　E. 人参、干姜、甘草

8. 小建中汤中桂枝与芍药的用量比例是（   ）
   A. 1∶1　　　　　B. 1∶2　　　　　C. 1∶3　　　　　D. 1∶4　　　　　E. 1∶5

9. 桂枝汤、小建中汤、当归四逆汤共有的药物是（   ）
   A. 桂枝、芍药、甘草、大枣　　　　　　B. 桂枝、芍药、生姜、大枣
   C. 桂枝、芍药、甘草、生姜　　　　　　D. 芍药、甘草、生姜、大枣

E．桂枝、甘草、生姜、大枣

10．小建中汤中的君药是（ ）

A．芍药　　　　　B．桂枝　　　　　C．饴糖　　　　　D．桂枝与饴糖　　　　　E．饴糖与芍药

11．治疗心肾阳虚寒厥证的代表方剂是（ ）

A．理中丸　　　　B．四逆汤　　　　C．真武汤　　　　D．当归四逆汤　　　　E．四逆散

12．四逆汤主治证的病机是（ ）

A．心肾阳虚，阴寒内盛　　　　B．脾肾阳虚，水湿内停　　　　C．心肾阳虚，水湿内停

D．心阳不足，瘀血阻滞　　　　E．肾阳不足，精亏血少

13．四逆汤与通脉四逆汤组成完全相同，其区别是（ ）

A．通脉四逆汤重用干姜　　　　B．通脉四逆汤重用甘草　　　　C．通脉四逆汤重用附子

D．通脉四逆汤重用干姜、甘草　　　　E．通脉四逆汤重用干姜、附子

14．当归四逆汤的功用是（ ）

A．温经散寒，养血通脉　　　　B．活血化瘀，温经止痛　　　　C．养血益气，温经化瘀

D．温经散寒，除湿止痛　　　　E．化痰祛瘀，温经止痛

15．当归四逆汤中通草的作用是（ ）

A．通经脉，畅血行　　　　B．利水渗湿　　　　C．活血利水

D．散寒通络　　　　E．清热利水

16．脘腹绵绵作痛，喜温喜按，脘痞食少，呕吐，便溏，畏寒肢冷，口不渴，舌淡苔白润，脉沉细，治宜选用（ ）

A．参苓白术散　　　B．小建中汤　　　C．吴茱萸汤　　　D．理中丸　　　　E．补中益气汤

17．四肢厥冷，面色苍白，恶寒蜷卧，神衰欲寐，腹痛下利，呕吐不渴，舌苔白滑，脉微细，治宜选用（ ）

A．理中丸　　　　B．真武汤　　　　C．四逆散　　　　D．四逆汤　　　　E．当归四逆汤

18．既能温中补虚，和里缓急，又可以调和阴阳，柔肝理脾的方剂是（ ）

A．柴胡疏肝散　　　B．理中丸　　　　C．小建中汤　　　D．逍遥散　　　　E．一贯煎

书网融合……

知识回顾　　　习题

第八章 | 表里双解剂

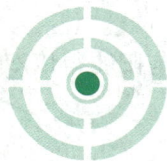

学习目标

知识要求：

1. 掌握大柴胡汤、防风通圣散、葛根黄芩黄连汤等方剂的组成、功用、主治病证、配伍特点及随证加减规律。

2. 熟悉表里双解剂的概念、适应证、分类与使用方法。

3. 了解石膏汤、五积散的组成、功用、主治病证。

技能要求：

1. 会背诵大柴胡汤、防风通圣散、葛根黄芩黄连汤的方歌。

2. 学会鉴别表证兼里实、表证兼里热、表证兼里寒三证，并选择适当的表里双解的方剂进行治疗。

第一节 概　述

【含义】凡以解表药配合泻下药或清热药、温里药等为主组成，具有治疗表里同病，内外双解作用，能治疗表里同病的方剂，称为表里双解剂。

【适应范围】表里同病，临床证候表现复杂，以八纲来分，有表里俱实、表实里虚、表虚里实、表里俱虚，以及表里俱寒、表寒里热、表热里寒、表里俱热等证。论其治法，单纯解表，则里证难除；若单纯治里，则表证难解，唯有表里同治，方是上策。

【分类】根据表里同病的性质及其治法之不同，将表里双解剂分为解表攻里剂、解表清里剂和解表温里剂三类。

【使用注意】使用本类方剂，必须是表里同病，方可使用。同时需辨清其证候之性质，以及表证与里证的轻重缓急，确立具体治法，选择适宜的方剂，才能收到良好的效果。

第二节 解表攻里剂

大柴胡汤
《金匮要略》

【组成】柴胡半斤（15g），黄芩三两（9g），芍药三两（9g），半夏（洗）半升（9g），生姜（切）五两（15g），枳实

（炙）四枚（9g），大枣（擘）十二枚（4枚），大黄二两（6g）。

【用法】上八味，以水一斗二升，煮取六升，去滓再煎，温服一升，日三服（现代用法：水煎服）。

【功用】和解少阳，内泻热结。

【主治】少阳阳明合病　往来寒热，胸胁苦满，呕不止，郁郁微烦，心下痞硬，或心下满痛，大便不通或协热下利，舌红苔黄，脉弦数有力。

【病机分析】本方所治少阳阳明并病为热邪内结于少阳、阳明所致。邪热仍在少阳，故往来寒热、胸胁苦满；邪热渐入阳明，里热渐重，有化热成实之象，故郁郁微烦、心下痞硬或心下满痛、大便不解或协热下利、舌红苔黄、脉弦数有力。

【配伍意义】据证立法，此时少阳与阳明合病，治宜和解少阳，内泻热结。本方系小柴胡汤与小承气汤两方加减合成，小柴胡汤去人参、炙甘草，加大黄、枳实、芍药而成，以和解为主，泻下为辅，和解与泻下并用的方剂。方中重用柴胡疏泄少阳郁热为君药。黄芩清泻热邪；大黄、枳实内泻阳明热结，行气消痞，均为臣药。芍药柔肝缓急止痛，半夏、生姜和胃降逆止呕，皆为佐药。大枣和中并调和诸药，为使药。诸药合用，共奏和解少阳、内泻热结之功。

【配伍特点】全方集疏、清、通、降于一体，既和解少阳，又通泻阳明，使少阳与阳明得以双解，为下中之和剂。

【临床运用】

1. 证治要点　本方是治疗少阳阳明并病的代表方。临床以往来寒热，胸胁苦满，心下满痛，呕吐不止，苔黄，脉弦数有力为辨证要点。

2. 加减应用　若脘胁痛剧者，加川楝子、延胡索理气止痛；发黄者，加茵陈、栀子利湿退黄；胆结石者，加金钱草、海金沙、鸡内金、郁金化石解郁。

3. 现代应用　急性胰腺炎、急性胆囊炎、胆石症、胃及十二指肠溃疡等属少阳阳明并病者。

【病案链接】某女，54岁。右胁前胆区剧痛而掣于胃，满床乱滚，大汗淋漓，此时惟急注"盐酸哌替啶（杜冷丁）"方能止痛，但不久又发，其人体肥，两颊绯红，舌绛，苔黄，大便4日未下，并且口苦多呕，西医诊断为急性胆囊炎或胆结石？辨证：肝胆气火结，横逆于胃，而使腑气不利，则大便秘结不通，肝胆气火交阻，而气血为之不利，是以剧痛难忍而口苦多呕。疏方：柴胡18g，大黄9g，白芍9g，枳实9g，黄芩9g，半夏9g，郁金9g，生姜12g，陈皮9g。煮两煎分三次服。一服痛止，安然入睡；二服则大便解下，呕吐则止；三服则大便又行，而疼痛全去。（《陕西中医》1980，3：39）

【方歌】

大柴胡汤用大黄，芩枳夏芍枣生姜，

少阳阳明同合病，和解攻里效力彰。

🖋 知识拓展

表8-1　小柴胡汤与大柴胡汤的比较

比较　方名		小柴胡汤	大柴胡汤
组成	同	柴胡、黄芩、半夏、大枣、生姜	
	异	人参、炙甘草	大黄，枳实，芍药
功效	同	和解少阳、和胃止呕	
	异	益气健脾、扶正祛邪，防止外邪内传于里	内泻热结、缓急止痛

续表

比较 \ 方名		小柴胡汤	大柴胡汤
主治	同	少阳病	
	异	少阳病，以往来寒热，胸胁苦满，口苦咽干，目眩，脉弦为特征	少阳、阳明合病，以往来寒热，胸胁苦满，心下满痛，呕吐，便秘，舌红苔黄，脉弦数有力等为特征

防风通圣散
（《黄帝素问宣明论方》）

【组成】防风、川芎、当归、白芍、麻黄、薄荷叶、大黄、连翘、芒硝各半两（各15g），滑石三两（90g），黄芩、石膏、桔梗各一两（30g），荆芥、白术、栀子各一分（各3g），甘草二两（60g）。

【用法】上为末，每服二钱，水一大盏，加生姜三片，煎至六分，温服（现代用法：水煎服）。

【功用】疏风解表，泻热通便。

【主治】**风热壅盛，表里俱实之证**　憎寒壮热，头目昏眩，目赤睛痛，口苦口干，咽喉不利，胸膈痞闷，咳呕喘满，涕唾稠黏，大便秘结，小便赤涩。并治疮疡肿毒，肠风痔漏，鼻赤瘾疹等。

【病机分析】本方证由外感风寒，内有蕴热，以致内外相合，表里俱实所致。外感风邪，邪郁肌表，故见憎寒壮热；风热上攻，故头目昏眩，咽喉不利；内有蕴热，则口苦口干，便秘尿赤。至于疮疡肿毒，鼻赤瘾疹，均为风热壅盛所致。

【配伍意义】针对外感风寒，内有蕴热，表里俱实之病机，治宜疏风解表，泻热通便。方中防风、荆芥、薄荷、麻黄疏风解表，使风邪从汗而解；大黄、芒硝泻热通便。共为君药。臣以栀子、滑石降火利水，使里热从二便而出；连翘、黄芩、石膏清泻肺胃蕴热。佐以桔梗宣肺利咽；川芎、当归、白芍养血活血；白术健脾燥湿。使以甘草，和中调药。诸药合用，共奏疏风解表、泻热通便之功。正如《王旭高医书六种》中说："此为表里、气血、三焦通治之剂，汗不伤表，下不伤正，名曰通圣，极言其用之效耳。"

【配伍特点】
1. 全方汗、清、下三法并用，表里同治，上下分消。
2. 在散泻之中犹寓温养之意，使汗不伤表，下不伤里。

【临床运用】
1. **证治要点**　方用于风热郁结，气滞蕴滞证。临床以憎寒壮热无汗，口苦咽干，二便秘涩，舌苔黄腻，脉数为辨证要点。

2. **加减应用**　若表证较轻者，酌减解表药；头痛剧烈，面红耳赤，加菊花、蔓荆子以疏风清热止痛；胸闷咳喘在，加杏仁、前胡以止咳平喘。

3. **现代应用**　流行性感冒、湿疹、荨麻疹、痤疮、神经性皮炎、多发性疖病、皮肤瘙痒、肥胖症及痈肿初起等属风热壅盛，表里俱实之证者。

4. **使用注意**　本方汗、下之力峻猛，有损胎气，孕妇及体虚便溏者慎用。

【病案链接】又治萧大明，患咽喉肿痛，作渴引饮，大便秘结。按之六脉俱实，乃与防风通圣散。因自汗，去麻黄，加桂枝，因涎嗽，加姜制半夏，重用硝、黄下之而愈。但余历验五十年来，虚热者

多，实热者少，故认为本方不可轻用。(《齐氏医案》)

【方歌】

> 防风通圣大黄硝，荆芥麻黄栀芍翘，
> 甘桔芎归膏滑石，薄荷芩术力偏饶。

第三节　解表清里剂

葛根黄芩黄连汤
(《伤寒论》)

PPT

【组成】葛根(先煎)半斤(15g)，甘草(炙)二两(6g)，黄芩三两(9g)，黄连三两(9g)。

【用法】上四味，以水八升，先煮葛根，减二升，纳诸药，煮取二升，去滓，分温再服(现代用法：水煎服)。

【功用】解肌清热，燥湿止利。

【主治】协热下利　身热下利，臭秽稠黏，肛门灼热，喘而汗出，胸脘烦热，口干作渴，小便黄赤，舌红苔黄，脉数。

【病机分析】本方所治协热下利是因太阳表证误下，表邪内陷阳明大肠所致。大肠热盛，肠失传导，故身热下利、臭秽稠黏、肛门有灼热感；肺与大肠相表里，肠热上蒸于肺则作喘，外蒸于肌表则汗出；热盛津伤则胸闷烦热、口干作渴、小便黄赤短少；舌红苔黄，脉数，皆为里热偏盛之象。

【配伍意义】本方证病机是表邪未尽，大肠热盛，传导失司，迫肺蒸表，故立法组方应外解肌表未尽之邪，内清大肠已炽之热。方中葛根甘辛而凉，入脾胃经，既能解肌退热、因势达外，又能升发脾胃清阳而止利，其先煮者可使"解肌之力优而清中之气锐"(《伤寒来苏集》)，故重用为君。黄连、黄芩苦寒，清热燥湿，厚肠止利，用之为臣。甘草甘缓和中，调和诸药，为佐使药。四药配伍，共奏解肌清热、燥湿止利之功。

【配伍特点】辛凉升散与苦寒清降并施，寓"清热升阳止利"法。

【临床运用】

1. 证治要点　本方是治疗热泻、热痢的常用方，无论有无表证皆可使用。临床以身热下利，臭秽稠黏，肛门灼热，舌红苔黄，脉数为辨证要点。

2. 加减应用　大肠湿热下利者，可合六一散加减；夹有食滞者，加山楂以消食；如伴腹痛者，加炒白芍以柔肝止痛；兼呕吐者，加半夏以降逆止呕；热痢里急后重者，加木香、槟榔以行气而除后重。

3. 现代应用　急性胃肠炎、慢性非特异性溃疡性结肠炎、出血性肠炎、细菌性痢疾、秋季腹泻、小儿中毒性肠炎、阿米巴痢疾、肠伤寒、糖尿病以及恶性肿瘤化疗后腹泻等属肠热下利证者。

4. 使用注意　虚寒下利者忌用本方。

【病案链接】患儿1岁，夏秋之交，突患痢疾，赤白夹杂。误认为脾虚，自投温补，迁延经旬，日重一日，目暗昏迷，舌绛，烦渴，指纹深红粗大。经云：暴注下注，皆属于热。此热邪内伏之候，予清热厚肠法，方用葛根芩连汤加味：黄连3g，黄芩6g，葛根9g，白芍12g，青木香3g，白头翁6g，粉甘草3g。1剂有效，4剂痊愈。按语：初投温补之剂，病情日渐加重，改用葛根芩连汤加味，药证相合，立即见效。(《江西中医药》1958，9：27)

【方歌】

葛根黄芩黄连汤，再加甘草共煎尝，

邪陷阳明成热痢，解表清里保安康。

石膏汤
（《外台秘要》）

PPT

【组成】石膏、黄连、黄柏、黄芩各二两（各6g），香豉（绵裹）一斤（9g），栀子（擘）十枚（9g），麻黄（去节）三两（9g）。

【用法】上七味，切，以水一斗，煮取三升，分为三服，一日并服，出汗。初服一剂，小汗；其后更合一剂，分二日服。常令微汗出，拘挛烦愦即瘥，得数行利，心开令语，毒折也。忌猪肉、冷水（现代用法：水煎服）。

【功用】清热解毒，发汗解表。

【主治】伤寒里热已炽，表证未解 壮热无汗，身体沉重拘急，面红目赤，鼻干口渴，烦躁不眠，神昏谵语，鼻衄，或发斑疹，舌苔黄，脉滑数。

【病机分析】本方正为表证未解，里热炽盛，表里三焦俱热所致。由于表证不解，邪郁肌腠故见壮热无汗，身体拘急等表实症状；里热炽盛，故鼻干口渴，烦躁不眠，甚则神昏谵语，鼻衄发斑；脉滑数是里热已炽之表现。

【配伍意义】针对表证未解，里热炽盛之病机治宜解表清里，而以清里热为主。方中石膏辛甘大寒，清热除烦为君药。麻黄、豆豉发汗解表为臣。黄连、黄柏、黄芩、栀子以泻三焦之火为佐。诸药合用，共奏清热解毒、发汗解表之功，使里热得清，表证得除，是解表清里之有效方剂。

【配伍特点】全方清法与汗法结合，发表而不助里热，清热而不失治表，为表里双解之良剂。

【临床运用】

1. 证治要点 本方是治疗外感表证未解，里热炽盛，表里三焦俱热之证的常用方。临床以壮热无汗，鼻干口渴，烦躁谵语，苔黄脉数为辨证要点。

2. 加减应用 若火毒较盛者，加银花、连翘以清热解毒；血热妄行见吐衄发斑，加生地黄、牡丹皮、大青叶以清热凉血；本方在陶华《伤寒六书》中更名为"三黄石膏汤"，即本方加姜、枣、细茶，治疗伤寒汗吐下误治后，三焦俱热，身目俱痛之证。时行热病中，初起表证未解，即见热毒鸱张之象，本方亦可使用。

3. 现代应用 流行性感冒、斑疹伤寒、败血症等见此证者。

4. 使用注意 服药期间，忌油腻及冰冷食物。

【病案链接】洪风河医案 患者王某，男，45岁，木工，1989年2月24日初诊。自述起早贪黑忙于木工，近日出现头身沉困，身目发黄，身体发热，心烦，恶心，有时呕吐，食少纳呆，尿黄，西医诊断为慢性肝炎。口服葡醛内酯，静脉滴注葡萄糖加维生素C，二十余日无效。诊见面目发黄、色晦暗，食少脘闷，腹胀如鼓，神疲畏寒，四肢不温，舌苔黄腻，脉弦数。中医诊断：黄疸（热重于湿）。治法：清热利湿，通泻瘀热。用三黄石膏汤加味，药用：生石膏25g，黄连10g，黄芩10g，黄柏10g，香豉10g，栀子10g，麻黄10g，茵陈20g，龙胆草15g，陈皮15g，厚朴15g，竹茹15g，水煎服，每日1剂。服药3剂后，饮食增加，腹胀消失，尿色变白，服至12剂后，全身黄色消失，余症继续明显好转，去麻黄，改用青黛和明矾各0.2g，冲服，每日1剂，续服6剂，诸症痊愈。2个月后随访未复发。（《黑龙江中

医药》1989，6：32）

【方歌】

石膏汤用芩柏连，麻黄山栀豆豉全，
清热解毒兼解表，枣姜细茶一同煎。

第四节 解表温里剂

五积散
《太平惠民和剂局方》

PPT

【组成】苍术、桔梗各二十两（各600g），枳壳、陈皮各六两（各180g），芍药、白芷、川芎、当归、甘草、肉桂、茯苓、半夏（汤泡）各三两（各90g），厚朴、干姜各四两（各120g），麻黄（去根节）六两（180g）。

【用法】上除枳壳、肉桂两件外，余锉细，用慢火炒令色变，摊冷，次入枳壳、桂令匀。每服三钱，水一盏，加生姜三片，煎至半盏，热服；凡被伤头痛，伤风发寒，每服二钱，加生姜、葱白煎，食后热服（现代用法：水煎服）。

【功用】发表温里，顺气化痰，活血消积。

【主治】外感风寒，内伤生冷所致的寒、湿、气、血、痰五积证 身热无汗，头痛身疼，项背拘急，胸满恶食，呕吐腹痛，以及妇女血气不和，心腹疼痛，月经不调等属于寒性者。

【病机分析】本方证为外感风寒，内伤生冷所致。由于外感风寒，邪郁肌表，腠理闭塞，故见身热无汗，头痛身疼，项背拘急；内伤生冷，脾阳受损，运化失常，痰湿内停，气血失和则胸满恶食，呕吐腹痛，以及妇女血气不和，心腹疼痛，月经不调。

【配伍意义】针对外感风寒，内伤生冷之病机，治宜解表温里，顺气化痰，活血消积。方中麻黄、白芷为君，辛温发汗解表，以散表寒。干姜、肉桂为臣，辛热温里，以散里寒。君臣相配，以消寒积。苍术、厚朴燥湿健脾，以消湿积；陈皮、半夏、茯苓理气化痰，以消痰积；当归、川芎、赤芍药活血止痛，以消血积；枳壳、桔梗疏理胸腹气机，使气顺痰消，气血和顺，以消气积。上十药共为佐药。使以甘草和中调药。诸药合用，共奏发表温里、顺气化痰、活血消积之功，合用使寒、湿、气、血、痰五积而去，故名"五积散"。

【配伍特点】全方以解表温里散寒为主，佐以健脾助运，燥湿化痰，调气活血多法结合，为治疗寒、湿、气、血、痰五积之大法，亦为治疗五积证之良方。

【临床运用】

1. 证治要点 本方为治疗五积证的通用方剂。临床以发热无汗，头痛身痛，胸腹痞闷或胀痛为辨证要点。

2. 加减应用 若心胁脐腹胀满刺痛，反胃呕吐，泻利清谷，加煨姜、盐；头痛体痛，恶寒发热，项背强痛，加葱白、豆豉；但觉寒热，或身不甚热，肢体拘急，或手足厥冷，加炒吴茱萸；寒热不调，咳嗽喘满，加大枣；妇人难产，加醋一合，不拘时服。

3. 现代应用 消化不良、早期肝硬化、肠粘连、肠结核等而见上述证候者。

4. 使用注意 若患者热重于湿，壮热烦渴，舌苔黄腻，则不宜使用。

【病案链接】某女，24岁，1975年12月初诊。患者在中学时代因经期下田劳动，遂得痛经之病，每次月经来潮时，量少色淡，腹痛，食纳尚可，小便清长，四肢欠温，舌淡苔薄，脉沉细。此为寒凝经络，冲任失和。拟以五积散加减：桔梗10g，苍白术各9g，厚朴10g，茯苓10g，炙甘草10g，当归10g，白芍10g，川芎6g，桂枝、肉桂各5g，延胡索10g，炒艾叶10g，乌药5g，白芷10g。10剂后月经来潮，量增多，色转红，腹痛大减，再以原方继服2个周期，8年痼疾根除。（《江苏中医杂志》1990，5：301）

【方歌】

五积散治五般积，麻苍归芎夏陈皮，

枳朴姜桂茯苓草，芍芷桔梗功效奇。

执医考点

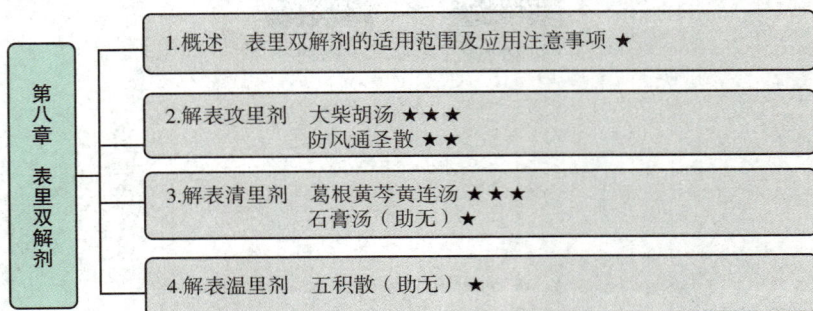

```
          ┌ 1.概述　表里双解剂的适用范围及应用注意事项 ★

第八章    ├ 2.解表攻里剂　大柴胡汤 ★★★
表里          防风通圣散 ★★
双解剂    ├ 3.解表清里剂　葛根黄芩黄连汤 ★★★
              石膏汤（助无）★

          └ 4.解表温里剂　五积散（助无）★
```

目标检测

答案解析

单项选择题

1. 葛根芩连汤的功用是（　　）
   A. 解表清里　　　B. 清热解毒　　　C. 凉血止痢　　　D. 燥湿止泻　　　E. 健脾止泻
2. 葛根芩连汤的药物组成不含有（　　）
   A. 葛根　　　　　B. 黄芩　　　　　C. 黄连　　　　　D. 甘草　　　　　E. 大枣
3. 葛根芩连汤主治病证（　　）
   A. 协热下利　　　B. 湿热痢　　　　C. 热毒血痢　　　D. 寒湿吐泻　　　E. 湿热泻痢
4. 大柴胡汤主治（　　）
   A. 少阳湿热证　　　　　　B. 胆胃不和，痰热内扰证　　　　C. 少阳阳明合病
   D. 伤寒少阳证　　　　　　E. 肝胆湿热下注证
5. 患者往来寒热，胸胁苦满，呕吐，心下满痛，大便不解，舌苔黄，脉弦有力。治宜选用（　　）
   A. 银翘散　　　　B. 补中益气汤　　　C. 小柴胡汤　　　D. 大柴胡汤　　　E. 败毒散
6. 大柴胡汤重用生姜，是由于症见（　　）
   A. 胸胁苦满　　　B. 往来寒热　　　C. 呕不止　　　D. 郁郁微烦　　　E. 心下痞硬
7. 下列属于大柴胡汤组成的是（　　）
   A. 枳实、半夏　　B. 甘草、大枣　　C. 白术、当归　　D. 香附、柴胡　　E. 枳壳、陈皮

8. 具有和解少阳，内泻热结功用的方剂是（　　）

  A. 四逆散   B. 大柴胡汤   C. 痛泻要方   D. 蒿芩清胆汤 E. 半夏泻心汤

9. 解表攻里的代表方剂是（　　）

  A. 四逆散   B. 逍遥散   C. 葛根芩连汤   D. 防风通圣散 E. 小柴胡汤

10. 主治风热壅盛，表里俱实的表方剂是（　　）

  A. 半夏泻心汤 B. 逍遥散   C. 防风通圣散 D. 大柴胡汤 E. 小柴胡汤

书网融合……

知识回顾　　习题

第九章 补益剂

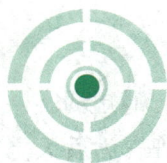

学习目标

知识要求：

1. 掌握四君子汤、参苓白术散、补中益气汤、生脉散、玉屏风散、四物汤、归脾汤、炙甘草汤、六味地黄丸、左归丸、肾气丸、右归丸、地黄饮子等方剂的组成、功用、主治病证、配伍特点及随证加减规律。

2. 熟悉补益剂的概念、适应证、分类与使用方法。

3. 了解异功散、六君子汤、香砂六君子汤、桃红四物汤、胶艾汤、当归补血汤、八珍汤、十全大补汤、人参养荣汤、泰山磐石散、知柏地黄丸、杞菊地黄丸、麦味地黄丸、都气丸、左归饮、大补阴丸、一贯煎、右归饮的组成、功用、主治病证。

技能要求：

1. 会背诵四君子汤、参苓白术散、补中益气汤、生脉散、玉屏风散、四物汤、归脾汤、炙甘草汤、六味地黄丸、左归丸、肾气丸、右归丸、地黄饮子的方歌。

2. 学会鉴别气虚、血虚、气血两虚、阴虚、阳虚、阴阳两虚，并选择适当的补益方剂进行治疗。

第一节 概 述

PPT

【含义】凡以补益药为主组成，具有补养人体气、血、阴、阳等作用，主治各种虚证的方剂，称为补益剂。属于"八法"中的"补法"。

【适应范围】补益剂是为治疗虚证而设。虚证是指人体的气、血、阴、阳等不足而产生的五脏虚损之病证。虚证的成因既有先天禀赋不足所致，更有后天调养不当和疾病耗损正气而成。虚证的病位涉及人体各个脏腑，但其证候表现分为气虚、血虚、气血两虚、阴虚、阳虚、阴阳两虚等类型。

【分类】补益剂因适应不同虚证而分为补气剂、补血剂、气血双补剂、补阴剂、补阳剂、阴阳双补剂六大类。补气剂由补气药物为主组成，适用于脾肺气虚证，代表方有四君子汤、参苓白术散、补中益气汤、生脉散、玉屏风散等。补血剂由补血药物为主组成，适用于血虚证，代表方如四物汤、归脾汤、当归补血汤等。气血双补剂由补气药物和补血药物并用组成的方剂，适用于气血两虚证，代表方有八珍汤、炙甘草汤等。补阴剂由补阴药物为主组成，适用于阴虚证，代表方如六味地黄丸、左归丸、大补阴丸、一贯煎等。补阳剂由补阳药物为主组成，适用于阳虚证，代表方如肾气丸、右归丸等。阴阳双补剂由补阴药物和补阳药物共同组成方剂，适用于阴阳两虚证，如地黄饮子等。

【使用注意】①使用补益剂当辨清虚证之真假，对"至虚之病，反见盛势；大实之病，反有赢状"者，勿犯虚虚实实之戒。②补益剂多为滋腻之品，易碍胃滞气，故补益剂要注意调理脾胃功能，适当配伍理气健脾之品，以助脾胃运化，使其补而不滞。③补益剂宜文火久煎，使药力尽出。④补益剂宜饭前空腹服用。

第二节　补气剂

四君子汤
（《太平惠民和剂局方》）

微课　　PPT

【组成】人参去芦、白术、茯苓去皮、炙甘草各等份（各9g）。

【用法】上为细末，每服二钱（15g），水一盏，煎至七分，通口服，不拘时候；入盐少许，白汤点亦得（现代用法：水煎服）。

【功用】益气健脾。

【主治】脾胃气虚证　症见面色萎白，语音低微，气短乏力，食少便溏，舌淡苔白，脉虚弱。

【病机分析】脾胃气虚，受纳与运化无力，湿浊内生，则饮食减少，大便溏薄。脾胃为后天之本，气血生化之源。脾胃气虚，则气血生化不足，脏腑组织失于濡养，故面色萎白，语声低微，气短乏力。舌淡苔白，脉虚弱，皆为脾胃气虚之象。

【配伍意义】本方证为脾胃气虚，受纳与运化无力所致，治当益气健脾。方中人参甘温益气，健脾养胃，为君药。白术苦温，健脾燥湿，加强益气健脾之力，为臣药。茯苓甘淡，健脾渗湿，为佐药；术、苓相配，健脾祛湿之效更显著。炙甘草甘温，益气和中，调和诸药，为使药。四药配伍，共奏益气健脾之效。

【配伍特点】

1. 本方重在补脾胃之虚，兼以苦燥淡渗以祛湿。

2. 诸药甘温平和，补而不滞，利而不峻，作用平和，犹如宽厚平和之君子，故名四君子汤。

🖋 知识拓展

表9-1　四君子汤与理中丸的比较

比较	方名	四君子汤	理中丸
组成	同	人参、白术、炙甘草	
	异	茯苓	干姜
功效	同	益气健脾	
	异	以益气健脾为主	以温中祛寒为主
主治	同	脾胃气虚	
	异	脾胃气虚证，以面色萎白，食少，气短乏力，舌淡苔白，脉虚弱为特征	中焦虚寒证，以脘腹疼痛，呕吐便溏，畏寒肢冷，舌淡苔白，脉沉细为特征

【临床运用】

1. **证治要点** 本方是治疗脾胃气虚证的常用方剂，也是补气剂的基础方。以面色萎白，食少，气短乏力，舌淡苔白，脉虚弱为证治要点。

2. **加减应用** 若呕吐者，加半夏以降逆止呕；胸膈痞满者，可加枳壳、陈皮以行气宽胸；心悸失眠者，加酸枣仁以宁心安神；兼畏寒腹痛，加干姜、附子以温中散寒。

3. **现代应用** 慢性胃炎、胃及十二指肠溃疡等属脾胃气虚者。

【附方】

1. **异功散**（《小儿药证直诀》） 组成：人参（切，去顶），茯苓（去皮），白术，陈皮（锉），甘草各等份（各6g）。用法：上为细末，每服二钱（6g），水一盏，加生姜五片，大枣二个，同煎至七分，食前温服，量多少与之。功用：益气健脾，行气化滞。主治：脾胃气虚兼气滞证。症见饮食减少，大便溏薄，胸脘痞闷不舒，或呕吐泄泻等。

2. **六君子汤**（《医学正传》） 组成：茯苓一钱（3g），甘草一钱（3g），人参一钱（3g），白术一钱五分（4.5g），陈皮一钱（3g），半夏一钱五分（4.5g）。用法：上为细末，加大枣二枚，生姜三片，新汲水煎服。功用：益气健脾，燥湿化痰。主治：脾胃气虚兼痰湿证。症见食少便溏，胸脘痞闷，呕逆等。

3. **香砂六君子汤**（《古今名医方论》） 组成：人参一钱（3g），白术二钱（6g），茯苓二钱（6g），甘草七分（2g），陈皮八分（2.5g），半夏一钱（3g），砂仁八分（2.5g），木香七分（2g）。用法：上药加生姜二钱（6g），水煎服。功用：益气健脾，行气化痰。主治：脾胃气虚，痰阻气滞证。症见呕吐痞闷，不思饮食，脘腹胀痛，消瘦倦怠，或气虚肿满。

【病案链接】患儿，女，2岁，腹泻稀水样便10天，伴有不消化食物残渣，无脓血，每日5~6次。查体：形体消瘦，面色白，舌质淡红，苔白厚，脉沉细。证属脾虚泄泻。治宜健脾益气，祛湿止泻。方选四君子汤加减，药物组成：党参6g，茯苓6g，白术5g，甘草5g，白扁豆10g，陈皮6g，山药10g，薏苡仁10g，车前子5g，炮姜3g。上药水煎服，每日1剂。服药3剂后，大便每日2次，基本成形，上方去车前子，继用3剂泻病愈。[《现代中西医结合杂志》2005，14（8）：1040]

【方歌】

四君子汤中和义，参术茯苓甘草比，

益以陈夏名六君，健脾化痰又理气，

除却半夏名异功，或加香砂气滞使。

◉ 知识拓展

四君子汤主治脾胃气虚证，"入盐少许"有何意义

李时珍在阐述盐的功效时说："盐为百病之主，百病无不用之。故服补肾药用盐汤者，以咸归肾，以引药气入本脏也；补心药用炒盐者，心苦虚，以咸补之也；补脾药用炒盐者，虚则补其母，脾乃心之子。"（《本草纲目》）

参苓白术散

（《太平惠民和剂局方》）

PPT

【组成】莲子肉（去皮）一斤（500g），薏苡仁一斤（500g），缩砂仁一斤（500g），桔梗（炒令深黄色）一斤（500g），

白扁豆（姜汁浸，去皮，微炒）一斤半（750g），白茯苓二斤（1000g），人参二斤（1000g），甘草（炒）二斤（1000g），白术二斤（1000g），山药二斤（1000g）。

【用法】上为细末，每服二钱（6g），大枣汤调下。小儿量岁数酌减。

【功用】益气健脾，渗湿止泻。

【主治】

1. 脾虚夹湿证　症见饮食不化，胸脘痞闷，肠鸣泄泻，四肢乏力，形体消瘦，面色萎黄，舌淡苔白腻，脉虚缓。

2. 肺脾气虚夹湿证　咳嗽痰多色白，胸脘痞闷，神疲乏力，面色㿠白，纳差便溏，舌淡苔白腻，脉弱而滑。

【病机分析】脾虚运化失职，湿浊内停，气机不畅，故饮食不化，胸脘痞闷，肠鸣泄泻。脾虚失健运，则气血化生不足，肢体肌肤失于濡养，故四肢乏力，形体消瘦，面色萎黄。舌淡苔白腻，脉虚缓为脾虚之象。

【配伍意义】本方证由脾虚夹湿所致，治宜益气健脾，渗湿止泻。方中人参、白术、茯苓益气健脾渗湿，为君药。山药、莲子肉助人参健脾，并能止泻；白扁豆、薏苡仁助白术、茯苓健脾化湿渗湿，四药共为臣药。砂仁化湿醒脾，行气和胃；桔梗宣肺气，通调水道，又载药上行，培土生金，共为佐药。炒甘草益气和中，调和诸药，为使药。诸药合用，共奏健脾、渗湿、行气之功，使脾气健运，湿浊得去，则诸症自除。亦可用肺脾气虚痰夹湿所致的咳嗽，为"培土生金"法中的代表方之一。

《古今医鉴》所载参苓白术散，较本方多陈皮一味，适用于脾胃气虚兼有湿阻气滞证者。

【配伍特点】

1. 是健脾与渗湿并用，以健脾为主，兼渗湿止泻。

2. 脾肺兼补，以补脾为主，体现培土生金之法。

【临床运用】

1. 证治要点　本方是治疗脾虚湿盛之泄泻的常用方剂。以泄泻，舌苔白腻，脉虚缓为证治要点。

2. 加减应用　若兼纳差食少者，加炒麦芽、焦山楂、炒神曲等以消食化积；痰多色白质稀者，加半夏、陈皮等燥湿化痰。

3. 现代应用　慢性胃肠炎、贫血、慢性支气管炎及妇女白带质稀量多等属脾虚夹湿者。

【病案链接】周某，女，48岁。1964年8月29日就诊。患者有腹泻史，经常腹痛肠鸣。近数月来每日均腹泻二三次，胃纳不佳，饮食乏味，形瘦神疲，舌质淡，苔白，脉虚弱无力。此脾虚湿注，治宜健脾渗湿，拟参苓白术散主之。处方：党参三钱，焦白术三钱，白茯苓三钱，淮山药四钱，炒扁豆三钱，薏苡仁四钱，苦桔梗一钱，缩砂仁八分（杵，冲），炒莲肉三钱，炙甘草一钱。服上方3剂，腹泻停止，再服7剂，胃纳增加，大便正常。[《福建中医药》1965，（3）：26]

【方歌】

参苓白术扁豆陈，莲草山药砂苡仁，
桔梗上浮兼保肺，枣汤调服益脾神。

🔖 知识拓展

表 9-2　四君子汤与参苓白术散的比较

比较	方名	四君子汤	参苓白术散
组成	同	人参、白术、茯苓、甘草	
	异		山药、莲子、白扁豆、薏苡仁、砂仁、桔梗
功效	同	益气健脾	
	异	以益气健脾为主	兼有渗湿行气作用，并保肺
主治	同	脾胃气虚证	
	异	脾胃气虚证，以面色萎白，气短乏力，食少，舌淡苔白，脉虚弱为特征	脾虚夹湿之证，以泄泻，舌苔白腻，脉虚缓为特征

补中益气汤

（《脾胃论》）

微课　　PPT

【组成】黄芪一钱（18g），炙甘草五分（9g），人参（去芦），升麻、柴胡、当归、橘皮、白术各三分（6g）。

【用法】水二盏，煎到一盏，去渣，食远稍热服。

【功用】补中益气，升阳举陷。

【主治】

1. **脾胃气虚证**　症见饮食减少，体倦乏力，少气懒言，面色不华，大便稀溏，脉大而虚软。

2. **气虚下陷证**　症见脱肛，子宫脱垂，胃下垂，久泻，久痢，崩漏等。

3. **气虚发热证**　症见身热，自汗，渴喜热饮，气短乏力，舌淡，脉虚大无力。

【病机分析】脾胃为后天之本，营卫气血生化之源。饮食不节劳倦内伤，损伤脾胃，脾胃气虚，受纳与运化乏力，故饮食减少，少气懒言，大便稀薄；脾主升清，脾虚清阳不升，中气下陷，故脱肛、子宫脱垂，胃下垂，久泻久痢等。脾胃气虚，湿浊内生，湿浊下流，阻遏下焦阳气，阳郁不达则发热，气虚腠理不固，阴液外泄，故自汗出。气虚下陷，津液不能上承，故口渴喜热饮。舌淡苔白，脉大而虚软，可知为气虚发热。

【配伍意义】本方证为脾胃气虚，中气下陷所致，治宜补中益气，升阳举陷。方中重用黄芪，味甘微温，入脾肺经，补中益气，升阳举陷，固表止汗，为君药。人参、炙甘草、白术益气健脾，与黄芪合用，以增其补中益气之功，为臣药。血为气之母，故当归养血和营，协助人参、黄芪以补气；陈皮理气健脾，使诸药补而不滞，共为佐药。少量升麻、柴胡既可升阳举陷，又可透表退热，为佐使药。炙甘草调和诸药，为使药。诸药合用，使气虚者补之，气陷者升之，气虚发热者，得此甘温而除之，则诸证自愈。

【配伍特点】

1. 补气升阳，以补气药为主，少量升提药升阳举陷。

2. 以补气药为主，佐以养血，行气，补而不滞，气血双调。

【临床运用】

1. **证治要点**　本方为补气升阳，甘温除热的代表方。以体倦乏力，少气懒言，面色萎白，脉虚软无力，或脱肛，子宫脱垂，胃下垂等为证治要点。

2. **加减应用**　若兼腹痛加白芍以柔肝缓急止痛；若头痛加蔓荆子、川芎以升阳止痛；若久泻不止，加莲子肉、诃子、肉豆蔻以涩肠止泻；本方加苏叶、防风，亦可用于气虚外感风寒。

3. **现代应用**　内脏下垂、脱肛、重症肌无力、乳糜尿、慢性肝炎、月经过多、眼睑下垂、麻痹性斜视等属脾胃气虚或中气下陷证者。

【病案链接】沈某，男，33岁，工人。1976年3月1日就诊。患者胃痛5年，经钡透X线摄片，诊断为胃黏膜脱垂症。现症：面色萎黄，脘痛隐隐，喜按喜暖，痛时卧位好转，大便正常，舌质淡红苔薄，脉小无力。辨证为脾胃气虚下陷，阳气失展之胃脘痛。用补中益气汤加味。处方：升麻、柴胡、炙甘草、桂枝各10g，党参、黄芪、白术各20g，陈皮、当归各15g，茯苓25g。服5剂，脘痛明显减轻，余症亦轻，上方加减连服一月而愈。2个月后随访，胃痛未发，精神、面色好转，已能参加工作，后经检查胃黏膜已正常。[《辽宁中医》1979，（1）：18]

【方歌】

> 补中参草术归陈，芪得升柴用更神，
> 劳倦内伤功独擅，气虚发热亦堪珍。

生脉散
(《医学启源》)

PPT

【组成】人参五分（9g），麦门冬五分（9g），五味子七粒（6g）。

【用法】水煎，不拘时服。

【功用】益气生津，敛阴止汗。

【主治】**气阴两伤证**　症见体倦乏力，汗多神疲，气短懒言，咽干口渴，舌干红少苔，脉虚数；或久咳肺虚，干咳少痰，短气自汗，口干舌燥，脉虚细。

【病机分析】温热、暑热之邪，最易耗气伤津，导致气阴两伤。气伤则体倦、气短懒言、汗多神疲；阴伤则咽干口渴，舌干红少苔，脉虚数。咳嗽日久伤肺，气阴不足，肺阴虚则干咳少痰、口干舌燥、脉虚细；肺气虚则短气自汗。

【配伍意义】本方证为外感温热、暑热之邪，耗气伤阴，或久咳肺虚，气阴两伤所致，治宜益气生津，敛阴止汗。方中人参甘温，大补元气，益肺生津为君药。麦冬甘寒，养阴清热，润肺生津，为臣药。人参、麦冬合用，气阴双补，相得益彰。五味子酸温，敛肺止汗，生津止渴，为佐药。三药合用，一补一润一敛，共奏益气养阴、生津止渴、敛阴止汗之效。使气复津生，汗止阴存，脉得气充，则可复生，故名"生脉"。

【配伍特点】气阴同治，补敛合用。

【临床运用】

1. **证治要点**　本方是治疗气阴两虚证的常用方剂。以体倦，气短，自汗，神疲，咽干，舌红，脉虚为证治要点。《医方集解》论本方："人有将死脉绝者，服此能复生之，其功甚大。"故在中医急症中广泛用之。病情急重时，人参之量宜重。

2. **加减应用**　方中人参性味甘温，若属气阴不足，阴虚有热者，可用西洋参代替；病情急重者，全方用量宜加重。

3. **现代应用**　冠心病、心绞痛、心律不齐等心血管系统疾病属气阴两虚证者；肺结核、慢性支气管炎、肺源性心脏病等呼吸系统疾病属气阴两虚证者；亦用于各类休克、中暑、阿尔茨海默病等属气阴两伤者。由于生脉散剂型的改革，生脉注射液经药理研究证实，该制剂毒性小，安全性高，故临床用于急性心肌梗死、心源性休克、中毒性休克、失血性休克等急症较多。

【病案链接】刘某，男，62岁。1965年5月8日初诊。1年多前，患者因心肌梗死合并心力衰竭而住入某医院，经抢救而逐渐好转。去年5月、10月、12月各发作一次心绞痛。去年春天住院期间，检查有糖尿病。常感口渴，喜饮水，不能久坐。近来因体力活动多，疲乏无力，四肢关节痛，心悸不舒，检查心电图为心房纤颤、陈旧性心肌梗死。下肢肿，轻度心衰。脉左沉细，余弦缓，舌正薄白苔。属心气不足，兼有风湿，治宜益心气，祛风湿。处方：西洋参三钱，麦冬二钱，五味子一钱（打），炒远志一钱，炒酸枣仁三钱（打），生龙骨三钱，炒小麦三钱，天麻二钱，桑枝三钱，松节三钱，化橘红一钱，大枣三枚。7剂。5月27日复诊：药后证减。近又因劳累，前天早晨头晕，恶心，呕吐，面色萎白，很快就好转。咳嗽有痰，偶带血丝。检查尚有轻度心力衰竭，心电图仍为心房纤颤。头枕部生一小疖子。脉沉滑无力，舌红苔中心白腻。属心气不足，营卫不和，气血失调，内热发痈。治宜调营卫，益心气，和气血，解痈毒。处方：西洋参（或北沙参）一钱半，麦冬二钱，五味子一钱（打），生黄芪三钱，当归一钱半，金银花一钱半，忍冬藤一钱半，土茯苓三钱，陈皮一钱，炙甘草一钱，大枣三枚。5剂。头枕部疖肿消散。原方去金银花、忍冬藤、土茯苓，加远志一钱，炒酸枣仁三钱（打），继服而渐好转。（《蒲辅周医疗经验》）

【方歌】

> 生脉散中用人参，麦冬五味效力神，
> 气少汗多兼口渴，益气养阴急煎斟。

玉屏风散
（《丹溪心法》）

PPT

【组成】防风一两（30g），黄芪（蜜炙）、白术各二两（各60g）。

【用法】上三味为散，每服三钱（9g），用水一盏半，加大枣一枚，煎至七分，去渣，食后热服。

【功用】益气固表止汗。

【主治】表虚自汗证　症见自汗恶风，面色㿠白，舌淡苔白，脉浮缓，以及虚人易感风邪者。

【病机分析】素体气虚，卫外不固，腠理空疏，则恶风而易感风邪者，同时营阴失守，津液外泄则自汗。面色㿠白，舌淡苔白，脉浮缓，皆为表虚之象。

【配伍意义】本方证为卫气虚弱，不能固表所致，治当益气固表止汗。方中黄芪甘温，益气实卫，固表止汗，为君药。白术健脾益气，助黄芪增强益气固表之功，为臣药。防风走表而祛风邪，无风则御风，为佐药。黄芪得防风，益气固表而不留邪；防风得黄芪解表祛风而不伤正。诸药合用，益气固表为主，兼疏风邪。

【配伍特点】补中寓散。

【临床运用】

1. 证治要点　本方是益气固表的代表方剂。以自汗恶风，面色㿠白，舌淡脉虚为证治要点。

2. 加减应用　若自汗较重者，可加浮小麦、煅牡蛎、麻黄根等收敛止汗；若气短乏力重者，可加人参或重用黄芪益气补虚。

3. 现代应用　体虚感冒、慢性鼻炎、过敏性鼻炎、过敏性哮喘等病症属表虚不固而外感风邪者。

【病案链接】李某，女，4岁。2010年3月20日初诊。家长叙述患儿反复感冒，经常输液。刻下患儿面黄少华，多汗，动则溢汗，偶咳，咽红，厌食，大便正常，唇口色淡，舌质淡红，脉数无力，指纹淡。诊断为小儿反复呼吸道感染，辨证为肺脾两虚，气血不足。治宜健脾益气，补肺固表。玉屏风散加减：炙黄芪12g，防风8g，白芍8g，苍术8g，煅龙骨15g，煅牡蛎15g，五味子8g，浮小麦8g，夏枯草10g，浙贝母10g，僵蚕8g，枳壳8g，炒神曲8g，炒麦芽10g，炒谷芽10g，焦山楂8g，炙甘草8g。1日1剂，水煎分3次饭后30分钟温服，并嘱停用其他药物，饮食宜清淡，适当休息，连服1周，继服玉屏风散合四君子汤加减调理巩固治疗。[《中国中医基础医学杂志》2010，16（10）：906-907]

【方歌】

玉屏风散少而精，芪术防风鼎足形，

表虚汗多易感冒，益气固表止汗灵。

📗 知识拓展

表9-3　桂枝汤与玉屏风散的比较

比较 ＼ 方名		桂枝汤	玉屏风散
功效	同	止汗	
	异	功专调和营卫以止汗，并长于解表	功专益气固表止汗，兼以祛风
主治	同	表虚自汗证	
	异	外感风寒、营卫不和所致外感风寒表虚证	气虚卫表不固所致之自汗证为主

第三节　补血剂

四物汤
（《仙授理伤续断秘方》）

微课　　PPT

【组成】熟地黄（酒蒸）、川当归（去芦，酒浸炒）、白芍药、川芎各等份（各12g）。

【用法】上为粗末，每服三钱（9g），水一盏半，煎至七分，去渣，空心热服（现代用法：水煎服，空腹服）。

【功用】补血，活血，调经。

【主治】营血虚滞证　症见心悸失眠，头晕目眩，面色无华，唇爪色淡，或妇人月经不调，量少或经闭，脐腹作痛，舌淡，脉细弦或细涩。

【病机分析】营血亏虚与心、肝两脏关系最为密切。营血亏虚，则面部唇爪失于濡养，故面色无华，唇爪色淡；营血亏虚，无以上荣，故头晕目眩；心主血藏神，血虚则心神失养，故心悸失眠；妇人以血为本，肝血不足，冲任虚损，血行不畅，故月经量少色淡，不能应时而至，或前或后，甚者经闭，脐腹疼痛，脉细弦或细涩。

【配伍意义】本方证为营血亏虚，血行不畅所致，治宜补血、活血、调经。方中熟地黄甘温，补血滋阴，补肾填精，为君药。当归辛甘温质润，补血、活血且为妇科调经要药，为臣药。白芍养血柔肝止痛，川芎活血行气、调畅气血，共为佐药。四药配合，共奏补血、活血、调经之效，可使营血调和，血虚者可用之以补血，血瘀者用之以行血止痛，成为既能补血，又能活血调经之方。四物汤的药物剂量，原书为各等份。也可根据《蒲辅周医疗经验》所言"此方为一切血病通用之方。凡血瘀者，俱改白芍为赤芍；血热者，改熟地黄为生地黄。川芎量宜小，大约为当归之半，地黄为当归的二倍"来灵活使用本方。

【配伍特点】以熟地黄、白芍阴柔补血之品，与辛温之当归、川芎相配，则补血而不滞血，活血而不伤血，动静相宜，补而不滞，温而不燥。

【临床运用】

1. 证治要点　本方是补血调经的基础方。以面色无华，唇爪色淡，舌淡，脉细为证治要点。

2. 加减应用　若兼气虚者，加人参、黄芪以补气生血；血瘀重者，加桃仁、红花，白芍易赤芍，以加强活血祛瘀之力；血虚有寒者，加肉桂、炮姜、吴茱萸以温通血脉；血虚有热者，加黄芩、牡丹皮，熟地黄易生地黄，以清热凉血；妊娠胎漏者，加阿胶、艾叶，以止血安胎。

3. 现代应用　女性月经不调、胎产疾病等妇科疾病，荨麻疹等慢性皮肤病，骨伤科疾病以及过敏性紫癜、神经性头痛等病症属营血虚滞者。

【附方】

1. 胶艾汤（《金匮要略》又名芎归胶艾汤）　组成：川芎二两（6g），阿胶二两（9g），甘草二两（6g），艾叶三两（9g），当归三两（9g），芍药四两（12g），干地黄六两（15g）。用法：以水五升，清酒三升，合煮，取三升，去滓，内胶令消尽，温服一升，日三服，不瘥更作。功用：养血止血，调经安胎。主治：妇人冲任虚损，崩漏下血，月经过多，淋漓不止；产后或流产损伤冲任，下血不绝；或妊娠胞阻，胎漏下血，腹中疼痛。

2. 桃红四物汤（《医垒元戎》）　组成：即四物汤加桃仁（9g）、红花（6g）。用法：水煎服。功用：养血活血。主治：血虚兼血瘀证。妇女经期提前，血多有块，色紫，质稠黏，腹痛等。

【病案链接】患者，女，26岁，未婚。1987年6月24日初诊。近3个月来，形困益加，纳谷不馨，行经量多如崩，色红有块，伴腰腹胀痛，口干不喜饮。现正值行经，舌红苔少，脉细数。证属肝肾阴虚，相火妄动，累及冲任。治宜滋阴清热，养血固经。拟加减四物汤化裁：当归10g，炒白芍15g，生地黄10g，川芎6g，山茱萸10g，炒川断15g，杜仲炭10g，白术10g，炒芥穗10g，棕榈炭15g，甘草3g，三七粉1.5g（冲服）。服药1剂经量减，3剂经止，余症悉解。嘱服二至丸20天，以固其效。半年后随访，月经如期而至，经量适宜，别无他恙。[《天津中医》1989，（4）：11]

【方歌】

四物熟地归芍芎，血家百病此方通，

补血活血调冲任，加减运用在心中。

当归补血汤
（《内外伤辨惑论》）

PPT

【组成】黄芪一两（30g），当归（酒洗）二钱（6g）。

【用法】以水二盏，煎至一盏，去渣，空腹时服用。

【功用】补气生血。

【主治】血虚发热证　症见肌热面赤，烦渴欲饮，脉洪大而虚，重按无力。亦治妇人经期、产后血虚发热头痛，或疮疡溃后，久不愈合者。

【病机分析】由于劳倦内伤，阴血耗损，阴不维阳，阳气无所依附，则肌热面赤，烦渴引饮。脉洪大而虚，重按无力，是血虚气弱，阳气浮越之象。本证是阴血亏虚为本，阳浮发热为标。

【配伍意义】本方证为血虚气弱，阳气浮越所致，故宜补气生血，使气旺血生，则虚热自止。方中重用黄芪，其用量五倍于当归，用黄芪大补脾肺之气，以资气血生化之源，寓有形之血生于无形之气之意，为君药。当归甘辛而温，养血和营，补虚治本，为臣药。二药合用，共奏补气生血之效，使阳生阴长，气旺血生，浮阳潜涵，虚热自退。妇人经期、产后血虚发热头痛，可益气养血而退热。疮疡溃后，久不愈合，用本方补气养血，扶正托毒，有利于生肌收口。

【配伍特点】黄芪五倍于当归，意在补气以生血。

【临床运用】

1. 证治要点　本方是治疗血虚发热证的代表方，也是补气生血之基础方。以肌热面赤，口渴喜热饮，脉大而虚，重按无力为证治要点。

2. 加减应用　若血虚津亏，口干舌燥，加人参、麦冬、生地以补血生津；若血虚气弱出血不止者，加煅龙骨、阿胶、山茱萸以收敛止血；疮疡溃后，久不愈合者而又余毒不尽者，加金银花、甘草以清热解毒。

3. 现代应用　妇女经期发热、产后发热、各种贫血、过敏性紫癜等属血虚气弱者。

【病案链接】一患者，仆伤之后，烦躁面赤，口干作渴，脉洪大，按之如无。余曰：此血虚发燥也。遂以当归补血汤，二剂即止。（《正体类要》）。

【方歌】

当归补血东垣笺，黄芪一两归二钱，

血虚发热口烦渴，脉大而虚宜此煎。

🖋 知识拓展

血虚发热

由于"血虚发热，证象白虎"（《内外伤辨惑论》），故本方与白虎汤应加以区别。白虎汤证是因外感引起，热盛津伤，病情属实；而当归补血汤证是由内伤所致，血虚气弱，阳气浮越，病情属虚；白虎汤主治阳明气分热盛证，以大热、大渴、大汗、脉洪大而有力为主要表现；当归补血汤主治血虚发热证，以口渴而喜热饮，身虽热而体温不高，无汗，脉大而虚，重按无力为主要表现。

归脾汤
（《校注妇人良方》）

【组成】白术、当归、白茯苓、黄芪（炒）、龙眼肉、远志、酸枣仁（炒，去壳）各一钱（各3g），人参一钱（3g），木香五分（1.5g），甘草（炙）三分（1g）。

【用法】加生姜、大枣，水煎服。

【功用】益气补血，健脾养心。

【主治】

1. 心脾气血两虚证 症见心悸怔忡，健忘失眠，体倦食少，面色萎黄，舌淡，苔薄白，脉细弱。

2. 脾不统血证 症见便血，皮下紫癜，或妇女崩漏，月经超前，量多色淡，或淋漓不止，舌淡，脉细弱。

【病机分析】心主血、藏神，脾生血、统血、主思。思虑过度，劳伤心脾，耗伤气血，心脾两虚。脾虚气血生化不足，心血亏虚，心神失养，故见心悸怔忡，健忘失眠；脾气亏虚，运化无力，故体倦食少；面色萎黄，舌淡，脉细弱为气血两虚之象；脾虚不能统血，血溢脉外，在下为便血，妇女则见崩漏下血，在肌肤为皮下紫癜等。

【配伍意义】本方证为思虑过度，劳伤心脾，心脾气血两虚所致，治宜益气补血，健脾养心。方中黄芪甘微温，益气健脾；龙眼肉甘温，补益心脾，养血安神，共为君药。人参、白术甘温补气，与黄芪相配，加强益气健脾之功；当归甘辛温补血，与龙眼肉相伍，加强补血养心之效，均为臣药。茯苓、酸枣仁、远志宁心安神；木香理气醒脾，与补气养血药配伍，使补而不滞，滋而不腻，四药为佐药。炙甘草益气健脾，调和诸药，为使药。煎加姜、枣意在调和脾胃，以资气血生化之源。诸药合用，共奏益气补血，健脾养心之功。

【配伍特点】

1. 心脾同治，重在补脾，使脾旺则气血生化有源，脾健则血得统摄，使血有所归，故方名"归脾"。

2. 气血并补，重在补气，补气生血，使气旺则血自生，血足则心有所养。

【临床运用】

1. 证治要点 本方是治疗心脾气血两虚证的常用方。以心悸失眠，体倦食少，便血及崩漏，舌淡，脉细弱为证治要点。

2. 加减应用 若偏寒之崩漏下血者，可加艾叶炭、炮姜炭以温经止血；若偏热之崩漏下血者，可加生地黄炭、阿胶珠、棕榈炭以清热止血。

3. 现代应用 胃及十二指肠溃疡出血、功能失调性子宫出血、再生障碍性贫血、血小板减少性紫癜、神经衰弱、心脏神经官能症等属心脾两虚及脾不统血者。

【病案链接】患者，女，59岁。2012年8月9日初诊。主诉：失眠2年，加重5天。患者2年前因家庭琐事常昼夜思虑，睡眠质量严重下降，每晚多则能睡4小时，少则2小时，睡后乱梦纷扰，醒后再难入眠，痛苦异常。近5天失眠加重，不能入眠。现症：舌质暗淡，苔少，脉细涩。西医诊断：顽固性失眠。中医诊断：不寐，证属思虑过度，劳伤心脾。治宜养血益气，补益心脾。处方：党参20g，炒白术12g，炙黄芪40g，当归20g，云茯苓20g，制远志20g，炒酸枣仁20g，广木香6g，龙眼肉20g，淮小麦30g，夜交藤30g，柴胡12g，黄芩10g，川楝子10g，炙甘草15g。15剂，每日1剂，水煎服。2012年8月24日二诊：患者诉每晚能睡6小时左右，精神渐好，多梦消失，食欲渐增。守上方，继服7剂以善后。

[《中医研究》2013，26（10）：40-41]

【方歌】

归脾人参白术芪，归草茯神远志宜，
酸枣木香龙眼肉，煎加姜枣益心脾。

⊘ **知识拓展**

表9-4　补中益气汤与归脾汤的比较

比较	方名	补中益气汤	归脾汤
组成	同	黄芪、人参、白术、甘草、当归	
	异	柴胡、升麻、陈皮	龙眼肉、酸枣仁、远志、茯苓、木香
功效	同	益气健脾	
	异	升阳举陷	补血养心安神
主治	同	脾胃气虚证	
	异	脾胃气虚，气虚下陷、气虚发热而致体倦乏力、少气懒言、发热自汗及内脏下垂等为特征	心脾气血两虚而致心悸怔忡，健忘失眠，体倦食少及便血崩漏为特征

第四节　气血双补剂

八珍汤
（《瑞竹堂经验方》）

PPT

【组成】人参、白术、茯苓（去皮）、当归（去芦）、川芎、白芍药、熟地黄、甘草（炙）各一两（各30g）。

【用法】上咬咀。每服三钱（9g），水一盏半，加生姜五片，大枣一枚，煎至七分，去滓，不拘时候，通口服（现代用法：作汤剂，加生姜、大枣，水煎服，或作丸剂、膏剂等）。

【功用】益气补血。

【主治】**气血两虚证**　症见面色苍白或萎黄，头晕目眩，四肢倦怠，气短懒言，心悸怔忡，饮食减少，舌淡苔薄白，脉细弱或虚大无力。

【病机分析】本方证多由久病失治或病后失调，或失血过多，以致气血两虚所致。气血两虚不能上荣于头面，则面色苍白或萎黄，头晕目眩；脾肺气虚则四肢倦怠，气短懒言，饮食减少；血虚失于养心则心悸怔忡；舌淡苔薄白，脉细弱或虚大无力为气血两虚之象。

【配伍意义】本方证为气血两虚所致，治宜益气补血。方中人参与熟地黄，益气养血，二药共为君药。白术、茯苓健脾祛湿，助人参益气补脾；当归、白芍养血和营，助熟地黄补益阴血，四药均为臣药。川芎活血行气，使之补而不滞，为佐药。炙甘草益气和中，调和诸药，为使药。诸药相合，益气补血。

【临床运用】

1. **证治要点**　本方是治疗气血两虚的常用方。以气短乏力，心悸失眠，头目眩晕，舌淡，脉细无力为证治要点。

2. **加减应用**　若血虚眩晕心悸明显者，增加熟地、白芍用量；若气虚乏力明显者，增加人参、白术用量。

3. **现代应用**　病后虚弱、各种慢性病以及女性月经不调等病症属气血两虚者。

【附方】

1. **十全大补汤**（《传信适用方》）　组成：人参（去芦）6g，白术、白芍药、白茯苓各9g，黄芪12g，川芎6g，干熟地黄12g，当归（去芦）9g，肉桂（去皮）、甘草（炒）各3g。用法：上为细末，每服三钱（9g），用水一盏，加生姜三片，大枣二枚，同煎至八分，不拘时温服。功用：温补气血。主治：气血两虚证。症见饮食减少，久病体虚，脚膝无力，面色萎黄，精神倦怠，以及疮疡不敛，妇女崩漏等。

2. **人参养荣汤（《三因极一病证方论》）** 组成：黄芪、当归、桂心、炙甘草、橘皮、白术、人参各一两（各30g），白芍药三两（90g），熟地黄、五味子、茯苓各三分（各22g），远志（去心，炒）半两（15g）。用法：上锉散，每服四钱（12g），水一盏半（300ml），加生姜3片，大枣2枚，煎至七分，去滓，空腹温服。功用：益气补血，养心安神。主治：心脾气血两虚证。症见倦怠无力，行动喘咳，小便拘急，腰背强痛，心虚惊悸，咽干唇燥，饮食无味，形体瘦削等。

3. **泰山磐石散（《古今医统大全》）** 组成：人参、黄芪各一钱（3g），白术、炙甘草各五分（1.5g），当归一钱（3g），川芎、白芍药、熟地黄各八分（各2.4g），续断一钱（3g），糯米一撮（6g），黄芩一钱（3g），砂仁五分（1.5g）。用法：水一盅半，煎八分（240ml），食远服。但觉有孕，三五日常用一服，四月之后，方无虑也。功用：益气健脾，养血安胎。主治：气血虚弱所致堕胎、滑胎。胎动不安，或屡有堕胎宿疾，面色淡白，倦怠乏力，不思饮食，舌淡苔薄白，脉滑无力。

【病案链接】一妇人久患崩漏，肢体消瘦，饮食到口，但闻腥臊，口出津液，强食少许，腹中作胀，此血枯之症，肺肝脾亏损之患，用八珍汤、乌贼骨丸，兼服两月而经行，百余剂而康宁如旧矣。（《内科摘要》）。

【方歌】

双补气血八珍汤，四君四物枣生姜，
再加黄芪和肉桂，十全大补效更强。

✍ **知识拓展**

本方以"八珍"命名，实乃四君子汤（即参、术、苓、草）合四物汤（即地、芍、归、芎）而成。

炙甘草汤
（《伤寒论》）

微课 PPT

【组成】炙甘草四两（12g），生姜（切）三两（9g），桂枝（去皮）三两（9g），人参二两（6g），生地黄一斤（50g），阿胶二两（6g），麦冬（去心）半升（10g），麻仁半升（10g），大枣（擘）三十枚（10枚）。

【用法】上以清酒七升，水八升，先煮八味，取三升，去渣，纳胶烊消尽，温服一升，日三服。

【功用】益气滋阴，通阳复脉。

【主治】

1. **阴血阳气虚弱，心脉失养证** 症见脉结代，心动悸，虚羸少气，舌光少苔，或质干瘦小。

2. **虚劳肺痿** 症见咳嗽，涎唾多，形瘦短气，虚烦不眠，自汗盗汗，咽干舌燥，大便干结，脉虚数。

【病机分析】本方原治伤寒脉结代，心动悸，是由于阴血不足，阳气虚弱所致。阴血不足，血脉无以充盈；阳气虚弱，无力鼓动血脉，则脉气不相接续，故脉结代；阴血阳气不足，心失所养，故心动悸。久咳伤肺，气阴不足，肺叶枯萎而成肺痿。

【配伍意义】本方是由阴血不足，阳气虚弱所致脉结代，心动悸，治宜益气滋阴，通阳复脉。方中炙甘草用量大，补心气，补脾气生血；重用生地黄，滋阴养血，以充脉体，二药合之，益气滋阴养血以复脉之本，共为君药。人参、大枣益心补肺，健脾生血；阿胶、麦冬、麻仁滋阴养血，以充血脉，养心润肺，五药共为臣药。桂枝、生姜辛温走散，既温心阳，通血脉，又制补药腻滞之弊，为佐药。清酒辛热，温通血脉，以行药力，为使药。诸药合用，共奏益气滋阴，通阳复脉。

【配伍特点】

1. 气血阴阳并补，重在滋阴补血。

2. 心脾肺肾同调，重在补益心肺。

【临床运用】

1. **证治要点**　本方为阴阳气血俱补之剂。以脉结代，心动悸，虚羸少气，舌红少苔为证治要点。

2. **加减应用**　若心悸怔忡较甚可加酸枣仁、柏子仁以增强养心安神定悸之力，或加龙骨、磁石以助重镇安神之功；虚劳肺痿若阴伤肺燥较甚，宜减少桂枝、生姜、酒用量或不用。

3. **现代应用**　功能性心律不齐、期外收缩、冠心病、风湿性心脏病、病毒性心肌炎、甲状腺功能亢进症等病见心悸、脉结代属阴血不足，心气虚弱者。

【附方】加减复脉汤（《温病条辨》）　组成：炙甘草六钱（18g），干地黄六钱（18g），生白芍六钱（18g），麦冬五钱（15g），阿胶三钱（9g），麻仁三钱（9g）。用法：上以水八杯，煮取三杯，分三次服。功用：滋阴养血，生津润燥。主治：温热病后期，邪热久羁，阴液亏虚证。症见身热面赤，口干舌燥，脉虚大，手足心热甚于手足背。

【病案链接】王某，男，69岁。2009年10月16日初诊。主诉：心悸，乏力7天。病史：患者7天前出现心悸，乏力，来天津中医药大学第一附属医院门诊治疗。症见心悸，乏力，口干，汗出，四肢畏凉，舌质红有齿痕，脉细弦。诊为心悸，证属心气不足，阴阳两虚。治宜益气养阴，通阳复脉。方选炙甘草汤加减。处方：炙甘草12g，党参15g，生地黄15g，阿胶15g（烊化），桂枝10g，麦冬15g，麻仁10g，生姜2片，大枣4枚，丹参30g，茯苓10g，生龙骨30g，生牡蛎30g。本方共服14剂，诸症皆平。[《吉林中医药》2010，30（10）：836-837]

【方歌】

炙甘草汤参桂姜，麦地胶枣麻仁裹，

心动悸兮脉结代，虚劳肺痿服之康。

> 📝 **知识拓展**
>
> 　　本方因炙甘草用量大，有益心气，缓急定悸之功，故方名为"炙甘草汤"，又因有复脉之效，又名"复脉汤"。

第五节　补阴剂

六味地黄丸
（《小儿药证直诀》）

微课　　PPT

【组成】熟地黄八钱（24g），山萸肉、干山药各四钱（各12g），泽泻、牡丹皮、茯苓（去皮）各三钱（各9g）。

【用法】上为末，炼蜜为丸，如梧桐子大，空心温水化下三丸。

【功用】滋阴补肾。

【主治】肾阴虚证　症见腰膝酸软，头晕目眩，耳鸣耳聋，盗汗，遗精，消渴，骨蒸潮热，手足心热，口燥咽干，牙齿动摇，足跟作痛，以及小儿囟门不合，舌红少苔，脉沉细数。

【病机分析】肾藏精，主骨生髓，腰为肾之府，齿为骨之余，脑为髓之海。肾阴不足则精亏髓少，故腰膝酸软，牙齿动摇，头晕目眩；肾开窍于耳，肾阴不足，精不上承，故耳鸣耳聋；肾藏精，为封藏之本，肾阴虚则相火内扰精室，故遗精；阴虚生内热，甚者虚火上炎，故骨蒸潮热，消渴，盗汗，舌红少苔，脉沉细数等。小儿囟门不合，亦为肾虚生骨迟缓所致。

【配伍意义】本方证为肾之阴精不足，虚热内扰所致，治宜"壮水之主，以制阳光"（王冰），即以滋阴补肾，填精益髓为主，兼清虚火。方中重用熟地黄，味甘纯阴之品，主入肾经，滋阴补肾，填精益髓，为君药。山萸肉酸温，主入肝经，养肝滋肾，并能涩精；山药甘平，主入脾经，健脾益脾阴，兼能固精，二者共为臣药。三药肾、肝、脾三阴并补，称为"三补"，以补肾阴为主，兼有养肝补脾之效。泽泻利湿泄浊，以防熟地黄之滋腻；牡丹皮清泄虚热，并制山萸肉之温燥；茯苓淡渗脾湿，既助山药之健运以充养后天之本，又与泽泻共利湿泄浊，三药称为"三泻"，均为佐药。诸药合用，共奏滋阴补肾之功。

【配伍特点】三补三泻，以三补为主，肝脾肾三阴并补，以补肾阴为主，补中有泻，寓泻于补，标本同治，以治本为主。

【临床运用】

1. 证治要点　本方是治疗肾阴虚的基础方。以腰膝酸软，头晕目眩，口燥咽干，舌红少苔，脉沉细数为证治要点。

2. 加减应用　若阴虚而火旺盛者，加知母、玄参、黄柏等以加强清热降火之功；兼有脾虚气滞者，加焦白术、陈皮等以防碍气滞脾。本方是由宋代医家钱乙将《金匮要略》中的肾气丸减去桂枝、附子变化而成，用于治小儿囟门不合。

3. 现代应用　慢性肾炎、高血压、糖尿病、肺结核、肾结核、甲状腺功能亢进症、中心性视网膜炎及无排卵型功能失调性子宫出血、围绝经期综合征、前列腺炎等属肾阴不足者。

【附方】

1. 知柏地黄丸（又名知柏八味丸，《医宗金鉴》）　组成：即六味地黄丸加知母（盐炒），黄柏（盐炒）各二钱（各6g）。用法：上为细末，炼蜜为丸，如梧桐子大，每服二钱（6g），温开水送下。功用：滋阴降火。主治：阴虚火旺证。症见骨蒸潮热，虚烦盗汗，腰脊酸痛，遗精等。

2. 杞菊地黄丸（《医级》）　组成：即六味地黄丸加枸杞子，菊花各三钱（各9g）。用法：上为细末，炼蜜为丸，如梧桐子大，每服三钱（9g），空腹服。功用：滋肾养肝明目。主治：肝肾阴虚证。症见两目昏花，视物模糊，或眼睛干涩，迎风流泪等。

3. 都气丸（《医贯》）　组成：即六味地黄丸加五味子二钱（6g）。用法：上为细末，炼蜜为丸，如梧桐子大，每服三钱（9g），空腹服。功用：滋肾纳气。主治：肾虚气喘，或呃逆之证。

4. 麦味地黄丸（原名八仙长寿丸，《寿世保元》）　组成：即六味地黄丸加麦冬五钱（15g），五味子五钱（15g）。用法：上为细末，炼蜜为丸，如梧桐子大，每服三钱（9g），空腹用白汤送下。功用：滋补肺肾。主治：肺肾阴虚，或喘或咳者。

【病案链接】张某，男性，36岁。头痛且空，眩晕耳鸣，腰膝酸软，神疲乏力，滑精，舌红少苔，脉细无力。中医诊断为头痛，治疗以养阴补肾，填精生髓。用六味地黄丸原方加菟丝子12g，覆盆子15g。每日1剂，25剂病痊愈。[《江西中医药》2012，43（351）：16-17]

【方歌】

六味地黄益肾肝，茱萸山药苓泽丹，

更加知柏成八味，阴虚火旺自可煎。

养阴明目加杞菊，滋阴都气五味研，

肺肾两调金水生，麦冬加入长寿丸。

📝 **知识拓展**

张景岳（1563~1640年），明末会稽（今浙江绍兴）人，名介宾，字惠卿，号景岳，因其室名通一斋，故别号通一子。同时因为他善用熟地，又被称他为"张熟地"。

张景岳是温补学派的代表人物，时人称他为"医术中杰士""仲景以后，千古一人"，其学术思想对后世影响很大。

张景岳自幼聪颖，自幼嗜书好学，广泛接触诸子百家和经典著作。其父张寿峰素晓医理，景岳幼时即从父学医，有机会学习《内经》。13岁时，随父到北京，师从京畿名医金英学习。当时社会盛行理学和道家思想，故其思想多受其影响，通晓易理、天文、道学、音律、兵法之学，对医学领悟尤多。潜心于医道，医技大进，名噪一时，被人们奉为"（张）仲景（李）东垣再生"。

《局方》盛行的时代，医者滥用辛热燥烈药物而致伤阴劫液，故明代医学界河间、丹溪的火热论、相火论占统治地位，医者又开始滥用寒凉，多致滋腻伤脾、苦寒败胃。景岳在多年丰富临床实践中，逐渐摒弃朱氏学说，私淑温补学派前辈人物薛己而力主温补。特别针对朱丹溪之"阳有余阴不足"创立"阳非有余，真阴不足"的学说，创制了许多著名的温补方剂。张氏学说的产生出于时代纠偏补弊的需要，对后世产生了较大影响。因其用药偏于温补，世称"王道"。

在整个中医理论发展史中，张景岳的医学思想十分重要。他以温补为主的思想对中医理论的进步和完善起到了巨大的推动作用。他进一步完善了"气一元论"，补充并发展了阳不足论，并形成了独具特色的水火命门说，对后世养生思想的发展也产生了积极的影响。张景岳的医学思想深深植根于理学思想之上，运用理学的观念对《黄帝内经》做了全新的诠释，著有《类经》，成为后世医家学习和研究《内经》的必读书。

左归丸
（《景岳全书》）

PPT

【组成】大怀熟地八两（240g），山药（炒）四两（120g），枸杞子四两（120g），山茱萸四两（120g），川牛膝（酒洗，蒸熟）三两（90g），菟丝子（制）四两（120g），鹿角胶（敲碎，炒珠）四两（120g），龟甲胶（切碎，炒珠）四两（120g）。

【用法】上先将熟地蒸烂，杵膏，炼蜜丸，梧桐子大。每食前用滚汤或淡盐汤送下百余丸（9g）。

【功用】滋阴补肾，填精益髓。

【主治】真阴不足证 症见头目眩晕，腰酸腿软，耳聋失眠，遗精滑泄，自汗盗汗，口燥舌干，舌红少苔，脉细。

【病机分析】肾藏精，主骨生髓。肾阴不足，精髓亏虚，封藏失职，故头目眩晕，腰酸腿软，遗精滑泄。肾阴不足，虚热内生，故见盗汗，口燥舌干，舌红少苔，脉细。

【配伍意义】本方证为真阴不足，精髓亏虚所致。治宜滋阴补肾，填精益髓。方中重用熟地黄滋补肾阴，填精益髓，为君药。山茱萸养肝滋肾，涩精敛汗；山药补脾益阴，滋肾固精；枸杞子补肾益精，养肝明目；龟甲胶、鹿角胶均为血肉有情之品，峻补精髓，龟甲胶长于滋补肝肾之阴，又能潜阳；鹿角胶长于温补肾阳，又能益精补血，与补阴之药相配，实为"阳中求阴"，即张介宾所述"善补阴者，必于阳中求阴，则阴得阳升而泉源不竭"（《景岳全书》），五药均为臣药。菟丝子平补阴阳，固肾涩精；川牛膝补益肝肾，强健筋骨，为佐药。诸药合用，共奏滋阴补肾，填精益髓之效。

【配伍特点】本方纯补无泻，阳中求阴。

【临床运用】

1. 证治要点　本方是治真阴不足，精髓亏虚证的常用方。以头目眩晕，腰酸腿软，舌光少苔，脉细为证治要点。

2. 加减应用　若真阴不足，虚火上炎，骨蒸潮热者，去枸杞子、鹿角胶，加女贞子、麦冬、地骨皮以养阴清热；火烁肺金，干咳少痰者，加百合以润肺止咳；大便燥结者，去菟丝子，加肉苁蓉以润肠通便；气虚者，加人参以补气。

3. 现代应用　阿尔茨海默病、慢性肾炎、不孕症、围绝经期综合征等属于真阴不足，精髓亏虚者。

【附方】

左归饮（《景岳全书》）　组成：熟地黄二三钱或加至一二两（9~30g），山药、枸杞子各二钱（各6g），炙甘草一钱（3g），茯苓一钱半（4.5g），山茱萸一二钱（3~6g）（畏酸者少用之）。用法：以水二盅，煎至七分，食远服。功用：补益肾阴。主治：真阴不足证。症见腰酸，遗泄，盗汗，口燥咽干，口渴欲饮，舌光红，脉细数。

【病案链接】脉左数搏，是先天真阴难充，则生内热，疟热再伤其阴，与滋阴甘药填阴。左归丸去杞子、牛膝，加天冬、女贞。（《扫叶庄医案》）

【方歌】

左归丸内山药地，黄肉枸杞与牛膝，

菟丝龟鹿二胶合，壮水之主方第一。

> 📖 知识拓展

表9-5　六味地黄丸与左归丸的比较

比较	方名	六味地黄丸	左归丸
组成	同	熟地、山药、山萸肉	
	异	泽泻、茯苓、牡丹皮（"三泻"）	（去"三泻"）加枸杞子、龟甲胶、鹿角胶、菟丝子、川牛膝
功效	同	滋阴补肾	
	异	三补三泻，寓泻于补，以补肾阴为主，补力平和	纯补无泻，且配少量补阳药以"阳中求阴"，补力较峻
主治	同	肾阴虚证	
	异	肾阴虚不甚兼虚火内扰证	真阴不足，精髓亏损而火不旺之证

大补阴丸
（《丹溪心法》）

PPT

【组成】熟地黄（酒蒸）、龟甲（酥炙）各六两（各18g），黄柏（炒褐色）、知母（酒浸，炒）各四两（各12g）。

【用法】上为末，猪脊髓、蜜为丸。每服七十丸（6~9g），空心盐白汤送下（现代用法：上药共为细末，猪脊髓蒸熟，捣如泥状；炼蜜，混合拌匀，和为丸，每丸6~9g，每日早晚各服1丸；或以原方比例作汤剂）。

【功用】滋阴降火。

【主治】阴虚火旺证　症见骨蒸潮热，盗汗遗精，咳嗽咯血，心烦易怒，足膝疼热，舌红少苔，尺脉数而有力。

【病机分析】肝肾阴亏，水不制火，则相火亢盛，虚火内生，故见骨蒸潮热，盗汗遗精，足膝疼热；虚火灼肺，损伤肺络，则咳嗽咯血；虚火扰心，故心烦易怒。本证以阴虚为本，火旺为标。

【配伍意义】本方证为肝肾阴虚，虚火亢盛所致，治当滋阴降火。方中熟地黄滋补肾阴，填精益髓；龟甲滋阴潜阳，二药重用，大补真阴，壮水制火以治其本，共为君药。黄柏、知母清降虚火，兼可滋阴，二药合用，泻火保阴以治标，均为臣药。猪脊髓、蜂蜜为血肉有情且甘润之品，助君滋补精髓，兼制黄柏苦燥，为佐使药。诸药合用，共奏滋阴降火之效。

【配伍特点】熟地黄、龟甲的用量与知母、黄柏之比为3：2，滋阴药与清热降火药相配，培本清源，标本兼顾。

【临床运用】

1. 证治要点　本方是治疗阴虚火旺证的基础方。以骨蒸潮热，舌红少苔，尺脉数而有力为证治要点。

2. 加减应用　若肺中燥热，咳痰不爽者，可加天冬、麦冬、川贝母以润燥化痰；骨蒸潮热甚者，可加地骨皮、银柴胡以退热除蒸；咯血、吐血者，加仙鹤草、墨旱莲、白茅根以凉血止血；遗精者，加金樱子、芡实、桑螵蛸、沙苑子以固精止遗。

3. 现代应用　甲状腺功能亢进症、肺结核、肾结核、骨结核、糖尿病等属阴虚火旺者。

【病案链接】郭某某，男，56岁，干部，1982年8月6日初诊。昔有高血压病史，经常头晕耳鸣已三载，近月余症状加重。诊见：头痛，眩晕，视物昏花，五心烦热，耳鸣，咽干口渴，四肢麻木，小便短赤，舌质红少苔，脉细数。证属肾阴亏金，阴虚内热。治宜滋阴清热，用大补阴丸加味：熟地20g，龟甲25g，知母10g，黄柏10g，杞果10g，菊花25g，钩藤15g，地骨皮10g，天麻10g，水煎服。迭进9剂后，头痛眩晕耳鸣减轻，嘱服六味地黄丸，每次2丸，日2次，1个月后，诸证消失，疾愈半年来追访，未见复发。［《吉林中医药》1986（01）：28］

【方歌】

大补阴丸知柏黄，龟甲猪脊蜜丸方，

咳嗽咯血骨蒸热，滋阴降火制亢阳。

知识拓展

表9-6　六味地黄丸与大补阴丸的比较

比较	方名	六味地黄丸	大补阴丸
组成	同	熟地	
	异	山药、山萸肉、泽泻、茯苓、牡丹皮	龟甲、黄柏、知母
功效	同	滋阴降火	
	异	偏于滋补肾阴，而清热之力不足	大补真阴，滋阴与降火之效均强
主治	同	肾阴虚证	
	异	肾阴虚而内热不甚之证	阴虚而火旺甚者

一贯煎
《续名医类案》

PPT

【组成】北沙参、麦冬、当归身各三钱（各9g），生地黄六钱至一两五钱（18~30g），枸杞子三钱至六钱（9~18g），川楝子一钱半（5g）。

【用法】水煎服。

【功用】滋阴疏肝。

【主治】肝肾阴虚，肝气郁滞证　症见胸脘胁痛，吞酸吐苦，咽干口燥，舌红少津，脉细弱或虚弦。亦治疝气瘕聚。

【病机分析】肝体阴而用阳，性喜条达而恶抑郁。肝肾阴亏，肝体失养，则疏泄失常，肝气郁滞，故见胸脘胁痛。肝郁化火横逆犯胃，则吞酸吐苦。阴虚内热，津不上承，故咽干口燥，舌红少津。肝气不舒，肝脉郁滞，久则结为疝气瘕聚。

【配伍意义】本方证为肝肾阴虚，肝气郁滞所致，治宜滋养疏肝。方中重用生地黄为君，滋阴养血，益肾养肝以滋水涵木。当归身、枸杞子益阴养血而柔肝，北沙参、麦冬养阴润肺，益胃生津，意在佐金平木，培土抑木，为臣药。川楝子苦寒，少而用之，一则疏肝理气止胁痛，二能泻热，三可防滋阴药腻滞碍胃，该药性虽苦寒，但与大量甘寒滋阴养血药配伍，则无苦燥伤阴之弊，为佐药。诸药合用，以滋阴为主，佐以疏肝，使肝体得以濡养，肝气得以条畅，则胸脘胁痛等症可解。

【配伍特点】滋水涵木、佐金制木、培土抑木三法并用。在大队滋养阴血药中，少佐一味川楝子以疏肝理气，使补而不滞。

【临床运用】

1. 证治要点　本方是治疗阴虚肝郁而致脘胁疼痛的代表方剂。以胁肋疼痛，吞酸吐苦，舌红少津，脉虚弦为证治要点。

3. 加减应用　若大便秘结，加瓜蒌仁；有虚热或汗多，加地骨皮；痰多，加贝母；舌红而干，阴亏过甚，加石斛；胁胀痛，按之硬，加鳖甲；腹痛，加芍药、甘草；不寐，加酸枣仁；口苦燥，少加黄连。

4. 现代应用　慢性肝炎、慢性胃炎、胃及十二指肠溃疡、肋间神经痛、神经症等属阴虚肝郁者。

【病案链接】李某，女，57岁。2008年10月17日初诊。失眠半年余，每晚睡眠不足3小时，严重时彻夜难眠，伴头晕、面部发热，时感两胁隐痛，口咽干燥，舌红少苔，脉细弦而数。证属肝肾阴虚，热扰心神。治以滋阴柔肝，清热安神。方用一贯煎加味。处方：沙参、熟地黄、枸杞子、白芍、何首乌各15g，麦冬、知母、酸枣仁、柏子仁、当归、川楝子、远志各10g，夜交藤20g，炙甘草6g。每日1剂，文火浓煎，日服2次。服7剂后睡眠好转，诸症减轻，面部发热明显缓解，精神转佳。守原方继服10剂后每晚睡眠能达5小时，诸症大减，但仍感口干少津，夜间仍感面部发热。原方加山茱萸、石斛各10g，百合15g，服1个月后，每晚睡眠可达6小时，随访3个月睡眠正常。[《安徽中医学院学报》2011，30（1）：32-34]

【方歌】

> 一贯当归生地黄，沙参枸杞麦冬襄，
> 少佐川楝疏肝气，阴虚肝郁此方良。

第六节　补阳剂

肾气丸
（《金匮要略》）

微课　PPT

【组成】干地黄八两（240g），山药四两（120g），山茱萸四两（120g），泽泻（90g）、茯苓（90g）、牡丹皮各三两（90g），桂枝、附子（炮）各一两（各30g）。

【用法】上为末，炼蜜为丸，如梧桐子大，酒下十五丸（6g），日再服（现代用法：丸服或原方用量酌减制成汤剂水煎服）。

【功用】补肾助阳。

【主治】肾阳不足证　症见腰痛脚软，身半以下常有冷感，少腹拘急，小便不利，或小便反多，入夜尤甚，阳痿早泄，舌淡而胖，脉虚弱，尺部沉细，以及痰饮、水肿、消渴、脚气、转胞等。

【病机分析】腰为肾府，肾阳不足，不能温养下焦，故腰痛脚软，身半以下常有冷感。肾阳不足，不能化气行水，水湿内停，故小便不利，少腹拘急，甚则发为水肿、痰饮、脚气等多种水液失调病证。肾阳不足，膀胱失于约束，水液失于蒸化，津不上承，则小便反多，入夜尤甚，口渴不已。

【配伍意义】本方证皆由肾阳不足所致，根据"益火之源，以消阴翳"之法，治宜补肾助阳。附子大辛大热、温阳补火；桂枝辛热温通，温阳化气，二药合用，补肾阳，助气化，共为君药。根据"善补阳者，必于阴中求阳，则阳得阴助，而生化无穷"（《景岳全书·新方八阵》）之原则，重用干地黄滋阴补肾；山茱萸、山药补肝脾而益精血，共为臣药。君臣相伍，补肾填精，温肾助阳，阴中求阳，且可使补阳药温而不燥，使补阴药滋而不腻。泽泻、茯苓利水渗湿泄浊，配桂枝又善温化寒饮；牡丹皮活血散瘀，合桂枝可调血分之滞。三药寓泻于补，既可祛邪，又防滋阴药之腻滞，为佐药。诸药合用，共奏补肾助阳之功。

【配伍特点】以少量附子、桂枝温阳之品与大队滋阴药物配伍，为阴中求阳，少火生气之意。正如柯琴所说："此肾气丸纳桂、附于滋阴剂中十倍之一，意不在补火，而在微微生火，即生肾气也。"故本方名为"肾气丸"十分贴切。

【临床运用】

1. 证治要点　本方为补肾助阳的常用方剂。以腰痛脚软，小便不利或反多，舌淡而胖，脉虚弱而尺部沉细为证治要点。

2. 加减应用　若用于阳痿，加淫羊藿、补骨脂、巴戟天等以助壮阳起痿之力；腰膝冷痛甚者，加杜仲、牛膝、狗脊等；遗尿、尿频者，加桑螵蛸、乌药、菟丝子等；遗精、滑精者，加芡实、金樱子、沙苑子等。

3. 现代应用　慢性肾炎、糖尿病、醛固酮增多症、甲状腺功能减退症、性神经衰弱、肾上腺皮质功能减退、慢性支气管哮喘、围绝经期综合征等属肾阳不足者。

【病案链接】付某，男，49岁。2006年3月2日初诊。患者1年前因外感风寒后出现眩晕，不能行走，恶心呕吐，但神志清醒，心悸、心慌，持续约1天自行缓解，缓解后自觉头昏重乏力，1~2天后恢复正常。此后每隔10天发作1次，反复发作，痛苦不堪。曾在省城某医院行CT检查，未见异常。检查脑血流图等，诊断为脑供血不足。予以口服盐酸氟桂利嗪胶囊等药，住院20余天，仍未能控制发作而来诊。诊见：头昏重，腰背冷痛，畏寒恶风，乏力，精神差，房事易早泄并有性冷淡，舌淡，苔白腻，脉沉细。证属肾虚、髓海不足。治以补气温肾填精。方用金匮肾气丸加味。处方：制附子、生地黄、茯苓、牡丹皮、白术、羌活、防风、泽泻各15g，桂枝、山茱萸、水蛭各10g，山药、淫羊藿各30g，仙茅20g，黄芪80g。3剂，每天1剂，水煎服。药后患者腰背冷痛、畏寒、恶风等症好转，精神转佳，在发作周期第11天眩晕复作，但持续时间仅5小时，症状较前减轻。又服药5剂，在发作周期又有较轻微发作，时间约1小时。又继续服10余剂，诸症消失。随访3个月未复发。[《中医杂志》2010，51（S）：17]

【方歌】

> 肾气丸治肾阳虚，地黄山药及山萸，
> 丹皮苓泽加桂附，水中生火在温煦。

右归丸
（《景岳全书》）

PPT

【组成】熟地黄八两（240g），山药（炒）四两（120g），山茱萸（微炒）三两（90g），枸杞子（微炒）三两（90g），菟丝子（制）四两（120g），鹿角胶（炒珠）四两（120g），杜仲（姜汤炒）四两（120g），肉桂二两（60g），当归三两（90g），制附子二两（60g）。

【用法】将熟地蒸烂杵膏，余为细末，加炼蜜为丸，如梧桐子大。每服百余丸（6~9g），食前用滚汤或淡盐汤送下；或丸如弹子大，每嚼服二三丸（6~9g），用滚白汤送下（现代用法：制成丸剂或按原方比例酌减，制成汤剂）。

【功用】温补肾阳，填精益髓。

【主治】**肾阳不足，命门火衰证**　症见年老或久病气衰神疲，畏寒肢冷，腰膝软弱，阳痿遗精，或阳衰无子，或饮食减少，大便不实，或小便自遗，舌淡苔白，脉沉而迟。

【病机分析】肾为水火之脏，为元阳之根本，肾阳不足，命门火衰，不能温煦，火不生土，脾失健运，故气衰神疲，畏寒肢冷，腰膝软弱，或饮食减少，大便不实。肾藏精，主生殖，肾阳虚衰，封藏失职，精关不固，膀胱失约，故阳痿、遗精、阳衰无子或小便自遗。

【配伍意义】本方证为肾阳不足，命门火衰，精髓亏乏所致，治宜温补肾阳，填精益髓。方中附子、肉桂辛热入肾，温壮肾阳，补命门之火；鹿角胶补肾壮阳，益精养血，三药共为君药。熟地黄、山萸肉、山药、枸杞子滋肾阴，养肝脾，填精髓，取"善补阳者，必于阴中求阳，则阳得阴而生化无穷"（《景岳全书》）之义，四药共为臣药。菟丝子、杜仲补肝肾，强腰膝；当归养血和血，助鹿角胶以补养精血，三药共为佐药。诸药合用，共奏温补肾阳，填精益髓之功。

【配伍特点】峻补无泻，阴阳兼顾，补阳为主，阴中求阳。

【临床运用】

1. **证治要点**　本方为治肾阳不足，命门火衰的常用方。以神疲乏力，畏寒肢冷，腰膝酸软，脉沉迟为证治要点。

2. **加减应用**　若阳虚精滑或带浊、便溏，加补骨脂以补肾固精止泻；肾泄不止，加五味子、肉豆蔻以涩肠止泻；饮食减少或不易消化，或呕恶吞酸，加干姜以温中散寒；腹痛不止，加吴茱萸（炒）以散寒止痛；腰膝酸痛者，加胡桃肉以补肾助阳强腰膝；阳痿者，加巴戟肉、肉苁蓉以补肾壮阳。

3. **现代应用**　肾病综合征、骨质疏松症、精少不育症、贫血、白细胞减少症等属肾阳不足者。

【附方】右归饮（《景岳全书》）　组成：熟地二三钱或加至一二两（9~30g），山药（炒）二钱（9g），枸杞子二钱（9g），山茱萸一钱（6g），炙甘草一二钱（3g），肉桂一二钱（3~6g），杜仲（姜制）二钱（9g），制附子一二三钱（6~9g）。用法：上以水二盅，煎至七分，食远温服。功用：温补肾阳，填精补血。主治：肾阳不足证。症见气怯神疲，腹痛腰酸，肢冷，脉细，舌淡苔白，或阴盛格阳，真寒假热之证。

【病案链接】某女，20岁，患小脑型共济失调症已4年，近数月来病情加重，步履蹒跚，左右摇晃，头昏耳鸣，记忆减退，形寒肢冷，腰膝无力，苔薄，舌质偏淡，边有齿印，脉细，两尺沉而无力。治以温肾补督，益精填髓。拟景岳右归丸加减：淡附片6g，上肉桂4g，鹿角霜、杜仲、淮山药、怀牛膝、全当归各9g，菟丝子、龟甲、杞子、熟地、制首乌各12g。服药20剂后，患者自觉精神好转，足膝步履较前有力，亦较稳健，唯头晕未已，口渴欲饮，苔薄脉细。前方得手，再加生地12g，服药50剂后病情显著好转，在家人扶持下，每日在病区走廊里行走90余圈，每圈约50米，单独行走时，步履较前稳健。现随访治疗5个月余，病情稳定，续有进步，已能上下楼梯，单独行走，仍按原意，继续将息调治，以资巩固。[《上海中医药》1984，2：35]

【方歌】

右归丸中地附桂，山药茱萸菟丝归，

杜仲鹿胶枸杞子，益火之源此方魁。

　⊛ **知识拓展**

　　右归丸是由《金匮要略》肾气丸减去"三泻"药（泽泻、牡丹皮、茯苓），改桂枝为肉桂，加鹿角胶、菟丝子、杜仲、枸杞子、当归而成，纯补无泻，为温补肾阳，填精益髓之峻剂。"益火之源，以培右肾之元阳"（《景岳全书》），故名"右归丸"。

第七节　阴阳双补剂

地黄饮子
（《黄帝素问宣明论方》）

微课　PPT

【组成】熟地黄（焙）（12g），巴戟天（去心）、山茱萸（炒）、石斛（去根）、肉苁蓉（浸酒，切，焙）（各9g），附子（炮裂，去皮，脐）、五味子（炒）、肉桂（去皮）、白茯苓（去黑皮）、麦门冬（去心）、石菖蒲、远志（去心）各等份（各6g）。

【用法】上为粗末，每服三钱（9g），水一盏半，生姜五片，大枣一枚，薄荷五七叶同煎至八分，不计时候（现代用法：加生姜、大枣、薄荷叶，水煎服）。

【功用】滋肾阴，补肾阳，化痰开窍。

【主治】喑痱　症见舌强不能言，足废不能用，口干不欲饮，足冷面赤，脉沉细弱。

【病机分析】"喑"是舌强不能言语，"痱"是足废不能行走。下元虚衰，肾之阴阳两虚，筋骨失养，故筋骨痿软无力，甚则足废不能行走。足少阴肾脉上夹舌本，肾虚则精气不能上承，舌本失荣，加之痰浊上泛，堵塞心之窍道，故舌强而不能言语。口干不欲饮，足冷面赤，脉沉细弱均为阴阳两亏，虚阳上浮之象。

【配伍意义】本方证"喑痱"因下元虚衰，阴阳两亏，虚阳上浮，痰浊随之上泛，堵塞窍道所致，治宜滋肾阴，补肾阳，化痰开窍。方中熟地黄、山茱萸滋补肾阴；肉苁蓉、巴戟天温壮肾阳，四药合用以治下元虚衰，阴阳两亏，共为君药。附子、肉桂辛热，温养下元，摄纳浮阳，引火归原；石斛、麦冬、五味子滋阴敛液，壮水以济火，五药共为臣药。石菖蒲、远志、茯苓能开窍化痰、交通心肾，为佐药。少许薄荷以疏郁而轻清上行；姜、枣以补中而调和诸药，共为使药。诸药合用，共奏滋肾阴，补肾阳，化痰开窍之功。

【配伍特点】阴阳并补，上下兼治。

【临床运用】

1. 证治要点　本方为治肾虚喑痱的主要方剂。以舌强不语，足废不用，脉沉细弱为证治要点。

2. 加减应用　若用于肾虚之痱证，减去石菖蒲、远志、薄荷等宣通开窍之品；喑痱以阴虚为主，而痰火盛者，去温燥的附、桂，酌加川贝母、竹沥、陈胆星、天竺黄等以清化痰热；兼有气虚者，加黄芪、人参以益气。

3. 现代应用　高血压、脑动脉硬化症、脑卒中后遗症、脊髓炎等慢性疾病过程中出现阴阳两虚者。

【病案链接】何某，男，55岁，干部。2003年5月10日初诊。脑动脉硬化多年，形体肥胖，平常经常头晕耳鸣，于3天前头晕加重，口唇麻木如蚁走，逐渐口眼歪斜，舌强，言语不清，右侧半身不遂，血压150/80mmHg，经某医院诊断为脑血栓形成。现症见：舌质红，苔薄白，脉细弦。此属肾元虚衰，虚风内动，痰浊上泛，闭阻窍络。治宜滋肾阴，温肾阳固本，豁痰开窍以治标。方用河间地黄饮子加减。处方：熟地黄30g，山茱萸15g，石斛15g，肉苁蓉20g，巴戟天15g，菊花10g，菖蒲20g，钩藤15g，远志5g，麦冬20g，五味子10g，泽泻15g，丹参15g。水煎服，日1剂，分3次服。二诊：2003年5月20日，连用前方10剂，口唇麻木及口眼歪斜明显好转，舌渐软，语言较清，患侧上下肢较前有力，尤以下肢明显好转，脉稍有力。遵前方继进。三诊：2003年5月30日，服药后唇麻眼斜及语言功能基本恢复，半身不遂明显好转，脉渐有力，继服上方辨证治疗半年余，获良效。[《河南中医》2012，32（10）：1387-1388]

【方歌】

地黄饮子山茱斛，麦味菖蒲远志茯，
苁蓉桂附巴戟天，少入薄荷姜枣服。

执医考点

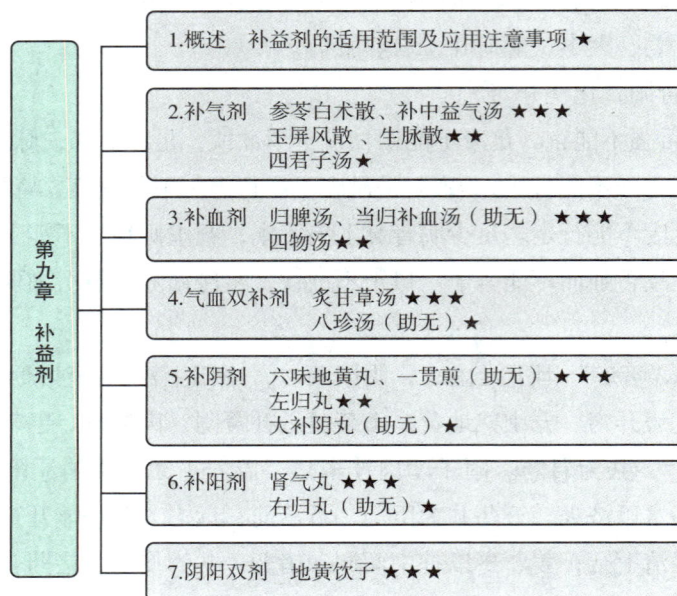

```
                  ┌─ 1.概述  补益剂的适用范围及应用注意事项 ★

                  ├─ 2.补气剂  参苓白术散、补中益气汤 ★★★
                  │           玉屏风散 、生脉散 ★★
                  │           四君子汤 ★

                  ├─ 3.补血剂  归脾汤、当归补血汤（助无）★★★
                  │           四物汤 ★★
   第              │
   九   补         ├─ 4.气血双补剂  炙甘草汤 ★★★
   章   益         │              八珍汤（助无）★
       剂
                  ├─ 5.补阴剂  六味地黄丸、一贯煎（助无）★★★
                  │           左归丸 ★★
                  │           大补阴丸（助无）★

                  ├─ 6.补阳剂  肾气丸 ★★★
                  │           右归丸（助无）★

                  └─ 7.阴阳双剂  地黄饮子 ★★★
```

目标检测

答案解析

单项选择题

1. 参苓白术散主治的病证是（   ）
   A. 脾虚湿盛证　　　B. 脾胃气虚证　　　C. 脾虚气陷证　　　D. 心脾两虚证　　　E. 脾肾两虚证

2. 下列药物不属于补中益气汤组成的是（   ）
   A. 黄芪　　　　　B. 当归　　　　　C. 柴胡　　　　　D. 白术　　　　　E. 茯苓

3. 甘温除热的代表方剂是（   ）
   A. 小建中汤　　　B. 补中益气汤　　C. 四君子汤　　　D. 黄芪桂枝五物汤　E. 升阳益胃汤

4. 具有益气生津，敛阴止汗功用的方剂是（   ）
   A. 生脉散　　　　B. 清暑益气汤　　C. 六一散　　　　D. 竹叶石膏汤　　　E. 白虎汤

5. 一贯煎中含有的药物是（   ）
   A. 黄芩　　　　　B. 贝母　　　　　C. 川楝子　　　　D. 熟地　　　　　E. 五味子

6. 炙甘草汤中具有补血作用的药物是（   ）
   A. 熟地黄　　　　B. 白芍　　　　　C. 龙眼肉　　　　D. 当归　　　　　E. 阿胶

7. 下列是六味地黄丸的组成的是（   ）
   A. 熟地黄、山萸肉、山药、泽泻、牡丹皮、茯苓
   B. 熟地黄、山萸肉、山药、人参、牡丹皮、茯苓
   C. 生地黄、山萸肉、山药、泽泻、牡丹皮、茯苓
   D. 熟地黄、山萸肉、山药、党参、牡丹皮、茯苓

E．熟地黄、山萸肉、山药、甘草、牡丹皮、茯苓

8．补中益气汤的主治证是（　　）

A．表虚自汗证　　　B．气阴两虚证　　　C．心脾两虚证　　　D．脾虚气陷证　　　E．脾虚夹湿证

9．玉屏风散的主治证是（　　）

A．表虚自汗证　　　B．气阴两虚证　　　C．心脾两虚证　　　D．脾虚气陷证　　　E．脾虚夹湿证

10．归脾汤除益气补血外，还具有的功用是（　　）

A．健脾养心　　　B．健脾养胃　　　C．健脾温胃　　　D．健脾益阴　　　C．健脾温阳

11．四君子汤除益气外，还具有的功用是（　　）

A．健脾养心　　　B．健脾养胃　　　C．健脾温胃　　　D．健脾益阴　　　C．健脾温阳

12．肾气丸组成中含有而六味地黄丸组成中不含有的药物是（　　）

A．地黄　　　B．茯苓　　　C．山茱萸　　　D．桂枝　　　E．牡丹皮

13．地黄饮子的功用是（　　）

A．温补肾阳，填精补血　　　B．滋阴补阳，开窍化痰　　　C．温肾化气，利水消肿

D．温肾壮阳，涩精止遗　　　E．温补肾阳，涩精缩尿

14．一贯煎的功用是（　　）

A．滋阴养血　　　B．滋阴降火　　　C．滋阴补阳　　　D．滋阴疏肝　　　E．补肾助阳

15．肾气丸的功用是（　　）

A．补肾助阳　　　B．滋阴补肾　　　C．填精补髓　　　D．补肾涩精　　　E．滋阴降火

16．四物汤主治证候的病机要点是（　　）

A．气血不足　　　B．精血匮乏　　　C．阴血亏虚　　　D．营血虚滞　　　E．血失统摄

17．治疗阴虚火旺证的方剂是（　　）

A．六味地黄丸　　　B．大补阴丸　　　C．地黄饮子　　　D．百合固金汤　　　E．生脉散

18．参苓白术散的方药配伍所体现的是（　　）

A．阴中求阳　　　B．填精化血　　　C．培土生金　　　D．壮水制火　　　E．滋水涵木

19．金匮肾气丸的方药配伍所体现的是（　　）

A．阴中求阳　　　B．填精化血　　　C．培土生金　　　D．壮水制火　　　E．滋水涵木

20．六味地黄丸的配伍特点之一是（　　）

A．三补三泻，以补为主　　　B．寒热共用　　　C．阴中求阳

D．邪正兼顾　　　E．补血而不滞血

书网融合……

知识回顾　　习题

第十章 | 固涩剂

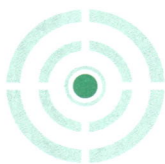

学习目标

知识要求：

1. 掌握牡蛎散、真人养脏汤、四神丸、金锁固精丸、固冲汤等方剂的组成、功用、主治病证、配伍特点及随证加减规律。

2. 熟悉固涩剂的概念、适应证、分类与使用方法。

3. 了解九仙散、桑螵蛸散、固经丸、易黄汤的组成、功用、主治病证。

技能要求：

1. 会背诵牡蛎散、真人养脏汤、四神丸、金锁固精丸、固冲汤的方歌。

2. 学会应用牡蛎散、金锁固精丸、真人养脏汤、四神丸、固冲汤等方剂。

第一节 概 述

PPT

【含义】凡组成以固涩药为主，具有收敛固涩作用，用于治疗气、血、精、津耗散滑脱病证的方剂，统称为固涩剂。属于"十剂"中"涩可去脱"范畴。

【适应范围】固涩剂是为正气虚弱，气、血、精、津液耗散或滑脱而设。凡自汗盗汗、久咳不止、泻痢不止、遗精滑泄、小便失禁、血崩带下等属正气虚者，皆为其适用范围。

【分类】根据气、血、精、津液耗散滑脱致病之因和发病部位的不同，本章分为固表止汗剂、敛肺止咳剂、涩肠固脱剂、涩精止遗剂、固崩止带剂五类。固表止汗剂，适用于表虚卫外不固，或阴液不能内守的自汗、盗汗证，代表方如牡蛎散。敛肺止咳剂，适用于久咳肺虚，气阴耗伤证，代表方如九仙散等。涩肠固脱剂，适用于泻痢日久不止，脾肾虚寒，以致大便滑脱不禁的病证，代表方如真人养脏汤、四神丸等。涩精止遗剂，适用于肾虚封藏失职，精关不固所致的遗精滑精；或肾气不足，膀胱失约所致的尿频、遗尿等证，代表方如金锁固精丸、桑螵蛸散、缩泉丸等。固崩止带剂，适用于妇女崩中漏下，或带下日久不止等证，代表方如固冲汤、易黄汤等。

【使用注意】固涩剂所治的耗散滑脱之证，皆由正气亏虚所致，故应根据气、血、津、精耗散的程度不同，配伍相应的补益药，以标本兼顾。若为元气大虚、亡阳欲脱所致的大汗淋漓、小便失禁或崩中不止者，非单纯固涩所能治，需急用大剂参、附之类回阳固脱。本类方剂为正虚无邪者而设。若外邪未去者，不宜过早使用，以免有闭门留寇之弊。病证属邪实者，如热病汗出、痰饮咳嗽、火扰遗泄、伤食泄泻、热痢初起，以及实热崩中带下等，均非本类方剂所宜。

🍏 **思政课堂**

张锡纯与《医学衷中参西录》

张锡纯（1860~1933年），字寿甫，河北省盐山县人，中西医汇通学派的代表人物之一，敢于创新，崇尚实验方法，充分利用自己长期临证实践的条件，尽一切可能通过切身体会去寻求知识。

张锡纯的实验精神突出表现在两方面，一是对药物的切实研究，二是临床的细致观察，以及详细可靠的病历记录。他认为，学医的"第一层功夫在识药性……仆学医时，凡药皆自尝试"。若自我尝试仍不得真知，则求助于他人之体会。为了研究小茴香是否有毒，他不耻下问于厨师。其他药物毒如巴豆、硫黄，峻如甘遂、细辛、麻黄、花椒等，均验之于己，而后施之于人。对市药的真伪，博咨周访，亲自监制，务得其真而后已。因此张锡纯用药之专，用量之重，为常人所不及。特别是他反复尝试总结出萸肉救脱，参芪利尿，白矾化痰热，赭石通肠结，三七消疮肿，水蛭散癥瘕，硫黄治虚寒下利，蜈蚣、蝎子定风消毒等，充分发扬了古人学说，扩大了中药效用。他对生石膏、山萸肉、生山药的研究，可谓前无古人。

《医学衷中参西录》全书逾百万言，学者多感百读不厌，关键在于其内容多为生动详细的实践记录和总结，而绝少凿空臆说。其中张锡纯自拟方约200首，古人成方或民间验方亦约200首，重要医论百余处，涉及中西医基础和临床大部分内容，几乎无一方、一药、一法、一论不结合临床治验进行说明。重要方法所附医案多达数十例，重要论点在几十年临证和著述中反复探讨，反复印证，不断深化。因此，张锡纯被尊称为"医学实验派大师"。作为现代中医，我们应继承张锡纯"衷中参西"的思想，重视临床实践，以更精湛的医术，解决患者的病痛。

第二节　固表止汗剂

牡蛎散
（《太平惠民和剂局方》）

PPT

【组成】黄芪（去苗土）、麻黄根（洗）、牡蛎（米泔浸，刷去土，火烧通赤）各一两（各15g）。

【用法】上三味为粗散，每服三钱（9g），水一盏半，小麦百余粒，同煎至八分，去渣热服，日二服，不拘时候（现代用法：上药为粗散，每服9g，加小麦30g，水煎温服；以原方比例加减作汤剂）。

【功用】敛阴止汗，益气固表。

【主治】**自汗、盗汗证**　自汗，盗汗，夜卧尤甚，久而不止，心悸惊惕，短气烦倦，舌淡红，脉细弱。

【病机分析】本证因卫外不固，阴液损伤，心阳不潜所致。卫气虚，卫外不固，腠理疏松，津液外泄则自汗；汗为心液，汗出过多，心阴不足，心阳不潜，虚热内生，阴津外泄，故汗出、夜卧更甚；汗出日久，心之气阴耗伤，心神失养，则见心悸易惊，烦倦短气；舌淡红，脉细弱，均为气阴两虚之象。治宜益气固表，敛阴止汗。

【配伍意义】方中煅牡蛎咸涩微寒，敛阴潜阳，固涩止汗为君药。自汗多由气虚所致，生黄芪益气实卫，固表止汗，为臣药。君臣相配，标本兼顾，止汗之力尤著。麻黄根功专收涩止汗，为佐药；小麦甘凉，专入心经，养心阴，益心气，并能清心除烦，为佐使药。诸药合用，既能益气固表，又能敛阴止汗，使气阴得复则汗出可止。

【配伍特点】涩补并用，以涩为主；气阴兼顾，以气为主。

【临床运用】

1. 证治要点　本方是治疗因虚汗出的常用方。以汗出，心悸，短气烦倦，舌淡，脉细弱为证治要点。

2. 加减应用　若汗出以白日为主，伴有畏寒肢冷，气短神疲者，可加附子、桂枝、人参、白术助阳益气；若汗出夜卧尤甚，伴有潮热，手足心热者，可加生地黄、白芍、五味子、何首乌滋阴养血。

3. 现代应用　病后、手术后、肺结核、自主神经功能失调以及其他慢性疾病出现的自汗、盗汗属体虚卫外不固致使心阳不潜者。

【病案链接】王某，女，5岁，2004年7月6日就诊。患儿不明原因出汗3个月余，不分昼夜，活动与进食后加重，头发、衣服、被褥经常湿透，实验室及诊断仪器检查均正常。伴有汗出怕风，易感冒咳嗽，体倦乏力，脉细弱，苔薄白。治宜补益肺气，固表止汗，拟牡蛎散合玉屏风散加味。处方：黄芪15g，防风10g，白术10g，党参9g，山药9g，煅牡蛎15g，麻黄根10g，浮小麦15g，大枣15g，五味子6g。水煎服，连服15剂，汗出明显减少。又嘱浮小麦30g，麻黄根10g，煎水代茶，2个月余愈。(《河南中医》)

【方歌】

牡蛎散内用黄芪，小麦麻黄合用宜，
因虚自汗或盗汗，固表敛阴止汗奇。

◉ 知识拓展

表10-1　牡蛎散与当归六黄汤、玉屏风散的比较

比较\方名		牡蛎散	当归六黄汤	玉屏风散
组成	同	黄芪		
	异	麻黄根、牡蛎	当归、生地、熟地、黄连、黄芩、黄柏	防风、白术
功效	同	止汗		
	异	敛阴潜阳，收涩止汗为主，兼顾益气固表，属于固涩收敛剂	滋阴清热为主，固表止汗为辅，属于清热剂	补气固表，益气扶正，使气旺表实而汗自止，属于补益剂
主治	同	出汗异常（自汗或盗汗）		
	异	体虚卫外不固，又复心阳不潜的自汗、盗汗	阴虚火旺导致的盗汗证	表虚自汗及腠理不固自汗，兼易感风邪

第三节　敛肺止咳剂

九仙散
（王子昭方，录自《卫生宝鉴》）

PPT

【组成】人参、款冬花、桑白皮、桔梗、五味子、阿胶、乌梅各一两（各30g），贝母半两（15g），罂粟壳（去顶，蜜炒黄）八两（240g）。

【用法】上为末，每服三钱，白汤点服，嗽住止后服（现代用法：为末，每服9g或用量以原文比例酌减制成汤剂）。

【功用】敛肺止咳，益气养阴。

【主治】久咳伤肺，气阴两伤证　症见咳嗽日久不已，咳甚则气喘自汗，痰少而黏，脉虚数。

【病机分析】本证为久咳伤肺之气阴所致。久咳伤肺，肺气虚损，故咳嗽日久不已，甚则气喘，脉虚；肺气不足，卫外不固，故自汗；咳久伤及肺阴，致虚热内生，炼液为痰，故痰少而黏，脉虚数。治宜敛肺止咳，益气养阴。

【配伍意义】方中罂粟壳味酸涩，善于敛肺止咳，故重用为君药。五味子、乌梅酸涩，敛肺气，协助君药敛肺止咳；人参补益肺气；阿胶滋养肺阴，气阴双补，共为臣药。君臣相配，增强敛肺止咳、益气养阴之力。款冬花化痰止咳，降气平喘；桑白皮清肺泻热，止咳平喘；贝母清热化痰止咳，共为佐药。桔梗宣肺祛痰，载药上行，为佐使药，与以上诸药配伍，则敛中有散，降中寓升，但全方以降、收为主。诸药合用，共奏敛肺止咳、补益气阴之功。

【配伍特点】酸涩之中纳甘润以顾气阴，敛降之中佐宣升以适肺性。

【临床运用】

1. 证治要点　本方是治疗久咳肺虚的代表方。以久咳不止，气喘自汗，痰少而黏，脉虚数为证治要点。但对于久咳痰多，或兼有表邪者，不宜使用，以免留邪。方中罂粟壳收涩力强且有毒性，故不宜久服、多服，得效后应减量或停药，防止产生依赖、成瘾性。

2. 加减应用　若肺肾亏虚而见喘咳甚，呼多吸少者，可加蛤蚧、胡桃肉；若气虚明显而见气短，体倦者，可加黄芪、西洋参；若虚热明显，可加地骨皮、麦冬、玄参等。

3. 现代应用　慢性支气管炎、肺气肿、肺结核、支气管哮喘、百日咳等属久咳肺虚，气阴两亏者。

【病案链接】某男，61岁，1985年7月28日诊。自诉患咳喘已20多年，多方求治，只能缓解症状，不能断其复发。发作时咳喘较著，喉间有声，呼多吸少，喘息抬肩，动则加重，面目虚浮，神疲体倦，少气，尿频，便溏，日解3~4次，舌淡苔薄白，脉细滑。辨为脾、肺、肾三脏俱虚之咳喘，予九仙散，每日1剂。3剂后，精神转佳，咳喘减轻大半，大便变稠，次数减少。继服9剂，咳喘平息，大便成形。近2年冬夏季节均未见复发。按：九仙散原治久嗽，方中罂粟壳、五味子和乌梅均可敛肺涩肠，款冬花、桑白皮止咳平喘，桔梗宣肺，且肺与大肠相表里，肺气得理而宣肃复常，则有助于大肠的正常传导，故以本方用于咳喘、泄泻之属耗散、滑脱者效。（《四川中医》1988，4：28）

【方歌】

九仙散内罂粟君，五味乌梅共为臣，
参胶款桑贝桔梗，敛肺止咳益气阴。

第四节　涩肠固脱剂

真人养脏汤
（《太平惠民和剂局方》）

微课　　PPT

【组成】人参、当归（去芦）、白术（焙）各六钱（各18g），肉豆蔻（面裹，煨）半两（15g），肉桂（去粗皮）、炙甘草各八钱（各24g），白芍药一两六钱（48g），木香（不见火）一两四钱（42g），诃子（去核）一两二钱（36g），罂粟壳（去蒂萼，蜜炙）三两六钱（108g）。

【用法】上锉为粗末。每服二大钱（6g），水一盏半，煎至八分，去滓，食前温服。忌酒、面、生、冷、鱼腥、油腻（现代用法：共为粗末，每服6g，水煎去渣，饭前服；或以原方比例酌减，制成汤剂水煎服）。

【功用】涩肠固脱，温补脾肾。

【主治】久泻久痢，脾肾虚寒证　症见大便滑脱不禁，甚则脱肛坠下，腹痛喜温喜按，或下痢赤白，或便脓血，里急后重，日夜无度，不思饮食，舌淡苔白，脉沉迟细。

【病机分析】本证因泻痢日久，伤及脾肾而致。脾主运化，需赖肾阳之温煦。如泻痢日久，损伤脾肾，脾阳虚则中气下陷，肾阳虚则关门不固，故见久泻久痢而滑脱不禁，甚或脱肛不收；脾肾阳虚，虚寒内生，寒邪凝滞，故腹痛喜温喜按；脾虚运化不及，则食少神疲；舌淡苔白，脉沉细，皆为脾肾虚寒之象。脾肾虚寒导致久泻、久痢，泻痢日久则进而加重脾肾虚寒，两者互为因果。病虽以脾肾虚寒为本，但已出现久泻久痢、滑脱，故治宜涩肠固脱为主，配以温补脾肾之法。

【配伍意义】方中重用罂粟壳涩肠固脱止泻，为君药。诃子苦酸温涩，功专涩肠止泻；肉豆蔻温中散寒，涩肠止泻，共为臣药，助君药以增强涩肠固脱止泻之功。君臣相配，体现"急则治标"之法。肉桂温肾暖脾，兼散阴寒；泻痢日久，气血亏虚，故用人参、白术益气健脾，当归、白芍养血和营，共治其本，其中白芍又治下痢腹痛；为防补涩太过导致气滞，配木香醒脾导滞、行气止痛，使补而不滞。以上药物共为佐药。炙甘草调和诸药，合白芍又能缓急止痛，是为佐使药。诸药合用，补涩结合，标本兼治，使滑脱得固，脏腑得养，故名"养脏"。

【配伍特点】涩温相伍，涩中寓补，以涩为主；补中有行，重在补脾。

【临床运用】

1. 证治要点　本方是治疗脾肾虚寒，久泻久痢的常用方剂。以久泻久痢，腹痛喜温喜按，倦怠食少，脉沉细为证治要点。凡泻痢初起，或湿热积滞未去者忌用本方。因本方重用罂粟壳，故不宜久服。

2. 加减应用　若脾肾虚寒较甚，四肢不温者，可加附子、干姜以增强温肾暖脾之功；兼见脱肛坠下者，可加黄芪、升麻、柴胡以升阳举陷。

3. 现代应用　慢性肠炎、慢性结肠炎、慢性痢疾、肠结核等久泻不愈，属脾肾虚寒，固摄无权者。

【附方】桃花汤（《伤寒论》）　赤石脂一斤（30g）一半全用、一半筛末，干姜一两（3g），粳米一升（30g）。用法：上三味，以水七升，煮米令熟，去滓，温服七合，内赤石脂末方寸匕（5g），日三服。若一服愈，余勿服（现代用法：水煎服）。功用：涩肠止痢，温中散寒。主治：虚寒痢。下痢不止，或滑脱不禁，便脓血，色暗，腹痛喜温喜按，舌淡苔白，脉迟弱或微细。

【病案链接】某男，34岁，1988年9月13日诊。患者腹部隐约作痛，每欲大便，自觉肛门坠胀不适，便秘、稀溏混杂达5年之久。曾服补益脾胃、养阴止泻等药数剂乏效。后经某市医院诊为肠结核，予抗结核药治疗1年余，病症不减。症见形体消瘦，精神萎靡，腰腹酸冷，大便不爽，泻下稀便，少腹硬而拒按，按则欲排便，舌苔白，脉沉细。拟真人养脏汤加减：人参、甘草、附片、白术、肉桂、当归、木香、白芍、大黄。服6剂后，大便次数增多，泻出腥臭浊物、量多，手足渐温，腰腹渐暖，腹痛略减。继用上方加肉豆蔻、诃子肉、罂粟壳，8剂，诸症悉退。为巩固疗效，上方去附片、大黄，加黄连、肉苁蓉，服6剂以善后。半年后随访，病未复发。本患便秘与溏泄兼见，日久年深，证属虚实夹杂，既有脾肾虚寒，滑脱不禁，又有寒滞冷积。故先用真人养脏汤出入，重在温补，兼以泻下痼积；再用真人养脏汤，重在固涩，兼用泻下；三用真人养脏汤，意在温补固涩。虽为一方出入，而用意各不相同。（《四川中医》1991，2：23）

【方歌】

真人养脏诃粟壳，肉蔻当归桂木香，
术芍参甘为涩剂，脱肛久痢宜煎尝。

四神丸
（《内科摘要》）

PPT

【组成】肉豆蔻二两（60g），补骨脂四两（120g），五味子二两（60g），吴茱萸（浸炒）一两（30g）。

【用法】上为末，生姜四两，红枣五十枚，煮熟，取枣肉和为丸，如桐子大，每服五七十丸（6~9g），空心食前服（现代用法：上4味共为末，另取生姜200g，捣碎，加水适量压榨取汁，与上述粉末泛丸，干燥既得。每服9g，临睡用淡盐汤或温开水送服；或用量按原方比例酌减制成汤剂水煎服）。

【功用】温肾暖脾，固肠止泻。

【主治】脾肾阳虚之五更泄　五更泄泻，不思饮食，食不消化，或久泻不愈，腹痛喜温，腰酸肢冷，神疲乏力，舌淡，苔薄白，脉沉迟无力。

【病机分析】五更泄，又称肾泄、鸡鸣泻。多由命门火衰，火不暖土，脾失健运，肠失固涩所致。《素问·金匮真言论》云："鸡鸣至平旦，天之阴，阴中之阳也，故人亦应之。"命门火衰应于此时，五更正是阴气极盛、阳气萌发之际，此时，阳气当至而不至，阴寒内盛，不能温暖脾土，脾阳不升而水谷下趋，故于五更之时出现泄泻。正如《医方集解》所言："久泻皆由肾命火衰，不能专责脾胃。"肾阳虚衰，不能温暖脾阳，脾失健运，故不思饮食、疲倦乏力；脾肾虚寒，故腹痛腰酸；舌淡苔薄白，脉沉迟无力，皆属脾肾阳虚之候。治宜温肾暖脾、固肠止泻。

【配伍意义】方中重用补骨脂温补命门之火，为君药。臣以肉豆蔻温脾暖胃，涩肠止泻。君臣相配，肾脾兼治，命门火旺则可暖脾土，脾得健运，肠得固摄，则久泻可止。佐以吴茱萸温暖脾肾以散阴寒；五味子温敛收涩，固肾益气，涩肠止泻。生姜温胃散寒，大枣补脾养胃，共为佐使药。诸药合用，温肾暖脾，涩肠止泻。

【配伍特点】温涩并用，以温为主；脾肾并补，重在治肾。

【临床运用】

1. 证治要点　本方为治脾肾虚寒，五更泄泻之代表方，以五更泄泻，不思饮食，腰酸肢冷，舌淡苔白，脉沉迟无力为证治要点。对于湿热泄泻者，忌用本方。

2. 加减应用　若兼见脱肛者，可加黄芪、升麻以益气升阳；若腰酸肢冷甚者，加附子、肉桂、杜仲以增强温肾助阳之功。

3. **现代应用**　慢性结肠炎、肠结核、过敏性结肠炎等属脾肾虚寒证者。

【病案链接】徐，五九，晨泄，病在肾，少腹有瘕，亦是阴邪，若食荤腥厚味病即顿发，乃阳气积衰，议用四神丸。

龚，五二，诊脉两关缓弱，尺动下垂，早晨未食，心下懊憹，纳谷仍不易化。盖脾阳微，中焦聚湿则少运，肾阴衰，固摄失司为瘕泄。是中宜旋则运，下宜封乃藏，是医至理。议早进治中法，夕用四神丸。(《临证指南医案》)

【方歌】

四神骨脂与吴萸，肉蔻五味四般须，

大枣生姜为丸服，五更肾泄最相宜。

> ✎ **知识拓展**
>
> ### "四神"之名的由来
>
> 《普济本事方》载二神丸（肉豆蔻、补骨脂）主治"脾肾虚弱，全不进食"，五味子散（五味子、吴茱萸）专治肾泄。两方合之，温补固涩之功皆著，《绛雪园古方选注》谓"四种之药，治肾泄有神功也"，故冠之"四神"。

第五节　涩精止遗剂

金锁固精丸
(《医方集解》)

PPT

【组成】沙苑蒺藜（炒）、芡实（蒸）、莲须各二两（各60g），龙骨（酥炙）、牡蛎（盐水煮一日一夜，煅粉）各一两（各30g）。

【用法】莲子粉糊为丸，盐汤下。

【功用】补肾涩精。

【主治】**肾虚不固之遗精**　症见遗精滑泄，腰痛耳鸣，四肢酸软，神疲乏力，舌淡苔白，脉细弱。

【病机分析】本证为肾虚精关不固所致。肾者主蛰，封藏之本。肾虚封藏失职，精关不固，故见遗精滑泄；腰为肾之府，肾开窍于耳，肾虚故腰痛耳鸣；肾亏气弱，故四肢酸软、神疲乏力、舌淡苔白、脉细弱。治宜补肾涩精。

【配伍意义】方中沙苑蒺藜甘温，补肾固精，《本经逢原》谓其"为泄精虚劳要药，最能固精"，故为君药。莲肉补肾涩精，芡实益肾固精，莲须固肾涩精，三药合用，以助君补肾固精之力，共为臣药。龙骨、牡蛎收敛固涩，重镇安神，共为佐药。诸药合用，既能涩精，又能补肾，标本兼顾，以涩为主。本方固精关，专为肾虚滑精者而设，故名"金锁固精"。

【配伍特点】涩中寓补，重在固精，兼以补肾。

【临床运用】

1. **证治要点**　本方为治疗肾虚精关不固之遗精滑泄的常用方剂，以遗精滑泄，腰酸耳鸣，舌淡苔白，脉细弱为证治要点；亦可用治女子带下属肾虚滑脱者。对相火内炽或下焦湿热所致的遗精、带下者不宜使用。

2. **加减应用**　若偏于肾阳虚者，可加菟丝子、补骨脂、淫羊藿等温壮肾阳；若偏于肾阴虚者，可加龟甲、女贞子、熟地黄等以滋养肾阴；腰膝酸软者，可加杜仲、续断以补肾壮腰。

3. **现代应用** 性功能障碍、男子不育症、乳糜尿、慢性前列腺炎、女性带下过多及崩漏等属肾虚精关不固之证者。

【病案链接】某男，30岁，会计，1984年6月20日就诊。患者盗汗3载，逢夜必作，曾服用当归六黄汤、知柏地黄汤、玉屏风散等治疗1年余未瘥。近年来，厌恶房事，举阳不坚，伴见早泄遗精，服用补肾强身片无效。追问病史，患者婚前即有头昏、腰酸、神疲等症。思固涩精关为当务之急，遂投金锁固精丸，每日3次，每次15粒，并嘱其远房帏，求静养，常食雄猪肾，中途不可停药。1个月后复诊，诉遗精明显减少，头昏腰酸未作，盗汗顽疾已去大半。继用原药治疗1个月，盗汗全止。因仍有举阳无力，嘱其晨进金锁固精丸，暮进健身全鹿丸，用药2个月，诸症向安。按：盗汗多见于阴虚火旺，但也有阳气不足，而卫表不固者。肾阳者，为阳气之根。今患者肾阳亏虚，用金锁固精丸可补肾固精，使精无外泄，阳气自充，故盗汗得止。(《湖南中医杂志》1987，3：46)

【方歌】

> 金锁固精芡莲须，蒺藜龙骨与牡蛎，
> 莲粉糊丸盐汤下，补肾涩精止滑遗。

桑螵蛸散
(《本草衍义》)

微课　　PPT

【组成】桑螵蛸、远志、菖蒲、龙骨、人参、茯神、当归、龟甲（酥炙）各一两（各300g）。

【用法】上为末，夜卧人参汤调下二钱（6g）。

【功用】调补心肾，固精止遗。

【主治】**心肾两虚之尿频或遗尿、遗精证** 小便频数，或尿如米泔色，或遗尿，或滑精，心神恍惚，健忘，舌淡苔白，脉细弱。

【病机分析】本证为肾虚不固，心虚不宁，心肾两虚，水火不交所致。肾与膀胱相表里，肾阳虚则固摄无权，膀胱失约，故小便频数或尿如米泔色，甚或遗尿；肾藏精，主封藏，封藏失职，精关不固，故滑精；心气虚，神失所养，故心神恍惚、健忘。治宜调补心肾，固精止遗。

【配伍意义】方中桑螵蛸甘咸平，入肾经，补肾固精止遗，为君药。人参补益心气，安神定志；龙骨甘平，涩精止遗，镇心安神；龟甲滋阴而补肾，三药合用，补益心肾，滋阴涩精，共为臣药。桑螵蛸得龙骨则固涩止遗之力增强，配龟甲则补肾益精之功更佳。当归调补心血；茯神宁心安神，使心气下达于肾；远志安神定志，通肾气上达于心；石菖蒲开心窍，益心志，共为佐药。诸药合用，补肾固精，养心安神，固精止遗，则神安精固遗止。

【配伍特点】补涩并用，心肾兼顾，气血并调。

【临床运用】

1. **证治要点** 本方为治疗心肾两虚，水火不交证的常用方剂。以小便频数，尿如米泔，或遗尿遗精，心神恍惚，舌淡苔白，脉细弱为证治要点。本方尤宜于小儿遗尿。若由下焦湿热而致的小便频数，尿赤涩痛，或由脾肾阳虚所致的尿频失禁，均非本方所宜。

2. **加减应用** 若见遗精遗尿甚者，可加山茱萸、沙苑子、覆盆子、益智仁以增强补肾固精之功；兼见心悸失眠者，可加酸枣仁、柏子仁、五味子以养心安神。

3. **现代应用** 小儿习惯性遗尿、神经性尿频、神经衰弱、糖尿病等病症属心肾两虚者。

【附方】**缩泉丸（原名固真丹，《魏氏家藏方》）** 组成：天台乌药（细锉）、益智仁（大者，去皮，炒）各等份（各9g）。用法：上为末，别用山药炒黄研末，打糊为丸，如梧桐子大。每服五十丸，嚼茴香数十粒，盐、酒或米饮下。功用：温肾祛寒，缩尿止遗。主治：膀胱虚寒证。小便频数，或遗尿不禁，舌淡，脉沉弱。

【病案链接】华，二九，神伤于上，精败于下，心肾不交。久伤精气不复，谓之损。《内经》治五脏之损，治各不同。越人有上损从阳，下损从阴之议。然必纳谷资生，脾胃后天得振，始望精气生于谷食。自上秋至今日甚，乃里真无藏，当春令泄越，生气不至，渐欲离散。从来精血有形，药饵焉能骤然充长。攻病方法，都主客邪，以偏治偏。阅古东垣、丹溪辈，于损不肯复者，首宜大进参、术，多至数斤，谓有形精血难生，无形元气须急固耳，况上下交损，当治其中，若得中苏加谷，继参入摄纳填精敛神之属。方今春木大泄，万花尽放，人身应之，此一月中急挽勿懈矣。参术膏，米饮调服，接进寇氏桑螵蛸散去当归。此宁神固精，收摄散亡，乃涩以治脱之法。又，半月来，服桑螵蛸散以固下，参术膏以益中，遗滑得止，其下关颇有收摄之机，独是昼夜将寝，心中诸事纷纷来扰。神伤散越最难敛聚，且思虑积劳，心脾营血暗损，血不内涵，神乃孤独，议用严氏济生归脾方，使他脏真气，咸归于脾。今夏前土旺司令，把握后天，于理最合。(《临证指南医案》)

【方歌】

桑螵蛸散治便数，参苓龙骨同龟壳，
菖蒲远志当归入，补肾宁心健忘却。

知识拓展

桑螵蛸散与金锁固精丸

　　桑螵蛸散与金锁固精丸均有涩精止遗、补肾固精之功，用治肾虚精关不固之遗精滑泄之证。但桑螵蛸散重在调补心肾，补益气血，滋阴潜阳，用于治疗心肾两虚之尿频、遗尿、滑精等证；金锁固精丸重在固肾涩精止遗，专治肾虚精关不固之遗精滑泄证，伴腰酸耳鸣、神疲乏力、舌淡脉细弱等。

第六节　固崩止带剂

固冲汤
（《医学衷中参西录》）

微课　　PPT

【组成】白术（炒）一两（30g），生黄芪六钱（18g），龙骨（煅，捣细）八钱（24g），牡蛎（煅，捣细）八钱（24g），山萸肉（去净核）八钱（24g），生杭芍四钱（12g），海螵蛸（捣细）四钱（12g），茜草三钱（9g），棕榈炭二钱（6g），五倍子（轧细药汁送服）五分（1.5g）。

【用法】水煎服。

【功用】益气健脾，固冲摄血。

【主治】**脾肾虚弱，冲脉不固证**　症见血崩或月经过多，或漏下不止，色淡质稀，心悸气短，神疲乏力，腰膝酸软，舌淡，脉细弱。

【病机分析】本证为脾肾虚弱，冲脉不固所致。脾气充盛，肾气健固，则冲脉固，血海盈，经血自调。若脾虚不能统血，肾虚失其封藏，则冲脉不固，致使月经量多，甚至血崩；脾虚不能运化水谷则气血化生不足，加之出血过多，致气血两虚，故见经色淡而质稀、心悸气短、四肢乏力、舌淡、脉细弱。治宜益气健脾固冲以治其本，固涩止血以治其标。

【配伍意义】方中重用白术，与黄芪相伍，补气健脾，使气旺摄血，共为君药。肝肾足即冲任固，故配以山茱萸、白芍补益肝肾以调冲任，并能养血敛阴，共为臣药。煅龙骨、煅牡蛎、棕榈炭、五倍子、海螵蛸功专收敛固涩，以增止血之力；茜草化瘀止血，使血止而不留瘀，共为佐药。诸药合用，共奏益气健脾、固冲止血之功。冲为血海，血崩则冲脉空虚，而本方有固冲摄血之功，故以"固冲"冠之。

【配伍特点】补涩相合，以涩为主；脾肾同调，主补脾气；寄行于收，止不留瘀。

【临床运用】

1. 证治要点　本方是治脾气虚弱，冲脉不固之崩漏、月经过多的常用方剂，以出血量多，色淡质稀，心悸气短，舌淡脉细弱为证治要点。对于血热妄行而致的崩漏、月经过多者，忌用本方。

2. 加减应用　若出血量多，兼见肢冷汗出，脉微欲绝者，可加重黄芪用量，并加入人参、附子等益气回阳之品。

3. 现代应用　功能失调性子宫出血、产后出血等属脾虚不摄，冲脉失固者。

【病案链接】一妇人，年三十余。陡然下血，两日不止。及愚诊视，已昏愦不语，周身皆凉，其脉微弱而迟。知其气血将脱，而元阳亦脱也。遂急用此汤，去白芍，加野台参八钱，乌附子三钱。一剂血止，周身皆热，精神亦复，仍将白芍加入，再服一剂，以善其后。长子荫潮曾治一妇人，年四十许。骤得下血证甚剧，半日之间，即气息奄奄，不省人事。其脉右寸关微见，如水上浮麻，不分至数，左部脉皆不见。急用生黄芪一两，大火煎数沸灌之，六部脉皆出。然微细异常，血仍不止。观其形状，呼气不能外出，又时有欲大便之意，知其为大气下陷也。遂为开固冲汤方，将方中黄芪改用一两。早十一点钟，将药服下，至晚三点钟，即愈如平时。以上两案均为崩中重症，以本方出入取效。前案阳气已虚脱，故加参附汤急救回阳。后案为大气陷下，故重用黄芪升提阳气。(《医学衷中参西录》)

【方歌】

固冲白术山茱萸，龙牡芍药五倍芪，
茜草海蛸棕榈炭，崩中漏下总能臣。

固经丸
(《丹溪心法》)

PPT

【组成】黄芩（炒）、白芍（炒）、龟甲（炙）各一两（各30g），黄柏（炒）三钱（9g），椿树根皮七钱半（22.5g），香附子二钱半（7.5g）。

【用法】上为末，酒糊为丸，如梧桐子大。每服五十丸（6g），空心温酒或白汤送下。

【功用】滋阴清热，固经止血。

【主治】阴虚血热之崩漏　症见月经过多，或崩中漏下，血色深红或紫黑稠黏，手足心热，腰膝酸软，舌红，脉弦数。

【病机分析】本证由阴虚血热，损伤冲任，迫血妄行所致。肝肾阴虚，相火炽盛，损伤冲任，迫血妄行，以致月经过期不止或下血量多。阴虚火旺，故手足心热。腰为肾之府，膝为筋之会，肝肾阴虚，故腰膝酸软。舌红、脉弦数，为阴虚火旺之象。治宜滋阴清热，固经止血。

【配伍意义】方中龟甲滋养肝肾，潜阳制火；白芍敛阴益血以养肝。二药合用，肝肾同补，共为君药。黄芩清热泻火止血，黄柏泻火坚阴，共为臣药。佐以椿根皮，苦涩而凉，固经止血。又恐寒凉太过，止血留瘀，故用少量辛苦微温之香附行气以助活血，并有调经之效，亦为佐药。诸药合用，使阴血得养，火热得清，气血调畅，诸症自愈。

【配伍特点】甘寒辅以苦寒，意在壮水泻火；酸收佐以辛行，意在涩而不滞。

【临床运用】

1. 证治要点　本方是治疗阴虚血热之崩漏的常用方剂。以经血量多，血色深红，甚者紫黑黏稠，舌红，脉弦数为证治要点。

2. 加减应用　若见阴虚热盛者，可加生地黄、地骨皮、女贞子、墨旱莲以增强滋阴清热，凉血止血之功；出血量多者，可加煅龙骨、煅牡蛎、五倍子、茜草以固涩止血。

3. 现代应用　功能失调性子宫出血、围绝经期综合征、慢性附件炎等属阴虚血热证者。

【病案链接】某女，38岁。行经半月未止，量多色殷，午后潮热，掌心如灼，心悸，头晕，夜寐不安，口干心烦，足跟隐痛，脉来虚数，舌红中有裂纹。诊为肝肾之阴不足，虚火内扰，冲任失固。治拟固经汤加侧柏炭、地榆炭、仙鹤草、生地炭、地骨皮，服后经漏已止，心悸、头晕减轻，夜寐较安。复以前方去侧柏炭、地榆炭、仙鹤草，加墨旱莲、女贞子，经服6剂而愈。患者阴虚火旺，经行难止，故以本方加味急则治标。药后漏下得止，则减敛涩之品，合二至丸缓则培本。（《叶熙春医案》）

【方歌】

固经丸内龟芍君，黄芩黄柏椿皮群，
更加香附酒为丸，阴虚血热崩漏痊。

✐ 知识拓展

固经丸与固冲汤比较

　　固经丸与固冲汤均能固经止血，用于治疗冲脉不固所致的崩漏及月经过多。固经丸以滋阴清热为主，主治阴虚血热之崩漏或月经过多，症见血色深红或紫黑稠黏，手足心热，腰膝酸软，舌红，脉弦数；固冲汤以补气摄血为主，用于治疗脾肾亏虚、冲脉不固之崩漏或月经过多，症见经血色淡质稀，腰膝酸软，舌淡，脉微弱。

易黄汤
《傅青主女科》

PPT

【组成】山药（炒）一两（30g），芡实（炒）一两（30g），黄柏（盐水炒）二钱（6g），车前子（酒炒）一钱（3g），白果（碎）十枚（12g）。

【用法】水煎，连服四剂。

【功用】补益脾肾，清热祛湿，收涩止带。

【主治】脾肾虚弱，湿热带下　症见带下黏稠量多，色黄如浓茶汁，其气腥秽，舌红、苔黄腻者。

【病机分析】本证由于肾虚湿热下注所致。肾与任脉相通，肾虚有热，损及任脉，气不化津，津液反化为湿，循经下注于前阴；或脾失健运，水湿内停，蕴而生热，流注于下，均可致带下色黄、黏稠量多、其气腥秽等。舌红、苔黄腻也为湿热之象。治宜补益脾肾，清热祛湿，收涩止带。

【配伍意义】方中重用炒山药、炒芡实补脾益肾，固涩止带，《本草求真》曰："山药之阴，本有过于芡实，而芡实之涩，更有甚于山药。"二者"专补任脉之虚"（《傅青主女科》），共为君药。白果收涩止带，为臣药。少量黄柏清热燥湿，车前子清热利湿，共为佐药。诸药合用，使肾虚得复，热清湿祛，则带下自愈。

【配伍特点】补中有涩，涩中寓清，涩补为主，清利为辅。

【临床运用】

1. 证治要点　本方为治疗肾虚湿热带下之常用方剂。以带下色黄黏稠腥臭，腰膝酸软，舌苔薄黄腻为证治要点。

2. 加减应用　若见湿盛者，可加土茯苓、薏苡仁以增强祛湿之功；若带下不止者，可加白鸡冠花等以收涩止带；若热甚者，可加苦参、败酱草等清热解毒。

3. 现代应用　宫颈炎、阴道炎、盆腔炎等病症以带下为主，属肾虚湿热下注者。

【病案链接】某女，37岁，1978年7月25日就诊。患热淋已4个月余，近因受凉而诱发，诊见小便频数，溲时不爽，尿道涩痛，小腹胀满时痛，伴有带下，腰酸腿软，纳少乏力，小便黄，大便干，苔腻微黄，脉濡数。查尿常规：蛋白（＋），白细胞（＋＋），红细胞（＋）。此乃脾肾两虚，湿热下注膀胱，气化失司，水道不利。治以清热利湿通淋，用易黄汤加甘草梢、石韦、萹蓄、生地黄、生大黄。服3剂，尿频、尿痛好转，小便通利；服12剂后，诸症消失，查尿常规已正常。本案兼有淋证、带下，病机以肾虚下焦湿热为主，用本方加味，重在补肾清热除湿。（《中医杂志》1989，2：19）

【方歌】

易黄山药与芡实，白果黄柏车前子，
固肾清热又祛湿，肾虚湿热带下医。

📖 知识拓展

易黄汤与清带汤比较

易黄汤、清带汤皆治带下病，均以补肾固涩之山药为君，但前者配伍清热祛湿之黄柏、车前子，主治肾虚湿热下注之黄带；后者则配伍收涩止带之龙骨、牡蛎、海螵蛸与行瘀止血之茜草，主治带脉失约之赤白带下。

执医考点

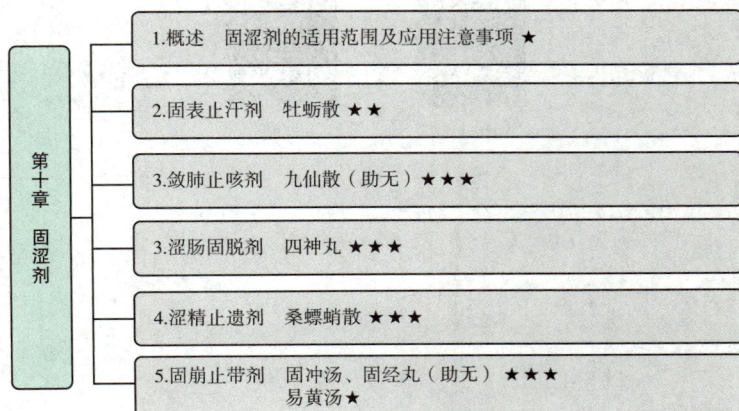

目标检测

答案解析

单项选择题

1. 既治自汗，又治盗汗的方剂是（　　）
   A. 当归六黄汤　　　　　　　　B. 桂枝汤　　　　　　　　　C. 玉屏风散
   D. 牡蛎散　　　　　　　　　　E. 小建中汤

2. 牡蛎散的药物组成不包括（　　）
   A. 生牡蛎　　　　　　　　　　B. 煅牡蛎　　　　　　　　　C. 黄芪
   D. 麻黄根　　　　　　　　　　E. 浮小麦

3. 桑螵蛸散的病因病机是（　　）
   A. 肾气亏虚，精关不固　　　　B. 肾阳虚弱，不能固精　　　C. 肾阴亏虚，虚火迫津
   D. 心肾两虚，水火不济　　　　E. 湿热下注，迫精外泄

4. 固冲汤所治崩漏的病机是（　　）
   A. 肝郁脾虚，带脉不固　　　　B. 肝郁脾虚，冲脉不固　　　C. 脾气虚弱，冲脉不固
   D. 脾气虚弱，带脉不固　　　　E. 肝郁脾虚，湿浊下注

5. 固冲汤的组成不包括（　　）
   A. 煅龙骨、煅牡蛎　　　　　　B. 白术、白芍　　　　　　　C. 海螵蛸、茜草
   D. 五味子、五倍子　　　　　　E. 黄芪、山茱萸

6. 患者身常汗出，夜卧尤甚，久而不止，心悸惊惕，短气烦倦，舌淡红，脉细弱。治宜选用（　　）
   A. 桂枝汤　　　　　　　　　　B. 当归六黄汤　　　　　　　C. 牡蛎散
   D. 玉屏风散　　　　　　　　　E. 青蒿鳖甲汤

7. 主治脾气虚弱之崩漏的方剂是（　　）
   A. 固冲汤　　　　　　　　　　B. 固经丸　　　　　　　　　C. 完带汤
   D. 易黄汤　　　　　　　　　　E. 九仙散

8. 治疗脾肾虚寒，不能固摄的久泻久痢的方剂是（　　）
   A. 四神丸　　　　　　　　　　B. 桑螵蛸散　　　　　　　　C. 牡蛎散
   D. 金锁固精丸　　　　　　　　E. 真人养脏汤

书网融合……

知识回顾　　　　习题

第十一章 安神剂

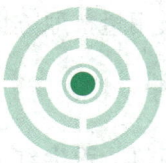

学习目标

知识要求：

1. 掌握朱砂安神丸、酸枣仁汤、天王补心丹等方剂的组成、功用、主治病证、配伍特点及随证加减规律。

2. 熟悉安神剂的概念、适应证、分类与使用方法。

3. 了解磁朱丸、柏子养心丸、孔圣枕中丹、甘麦大枣汤的组成、功用、主治病证。

技能要求：

1. 会背诵朱砂安神丸、酸枣仁汤、天王补心丹的方歌。

2. 学会鉴别神志不安的实证与虚证，并选择适当的方剂进行治疗。

第一节 概 述

【含义】凡以安神药为主组成，具有安神定志作用，治疗神志不安病证的方剂，统称为安神剂。

【适应范围】安神剂是为神志不安病证而设，该类病证常见心悸怔忡、健忘失眠、烦躁惊狂等症状，主要责之于心、肝、肾三脏功能失常及其相互关系的失调。神志不安病证有虚实之别。实证多因外受惊恐，扰乱心气，或肝郁化火，痰浊、瘀血、饮食停滞，内扰心神所致，症见夜寐不宁、惊狂易怒、烦躁不安等；虚者多因忧思太过，暗耗阴血，心神失养，或心阴不足，虚火内扰而致，症见心悸健忘、虚烦不寐等。

【分类】安神剂因适应不同神志不安病证而分为重镇安神剂、补养安神剂两类。重镇安神剂适用于心肝阳亢，热扰心神所致的神志不安实证，常以重镇安神药如朱砂、磁石、珍珠母、龙骨等为主，配伍清热泻火、滋阴养血药如黄连、生地黄、当归等组成方剂。代表方如朱砂安神丸、磁朱丸。补养安神剂适用于阴血不足、心神失养所致的神志不安虚证，常以补养安神药如酸枣仁、柏子仁、五味子、小麦等为主，配伍滋阴养血药如当归、生地黄、麦冬等组成方剂。代表方如天王补心丹、酸枣仁汤、甘麦大枣汤等。

【使用注意】①要首辨虚实：神志不安病证虽有虚、实之分，但病机多虚实夹杂，互为因果，故组方配伍时重镇安神与补养安神常结合运用。②要审因论治：若由热、痰、瘀、食滞等原因扰神导致，应与清热祛痰、化瘀消食等相应治法配合使用，以求方证相合。若为情志所伤，应配合疏肝解郁之法同时结合情志疗法，来提高药物的疗效。③重镇安神剂中金石贝壳类药物较多，有碍脾胃运化，故不宜久服，可配伍健脾和胃之品以保护胃气。此外，朱砂等安神药有一定毒性，长期服用可能引起慢性中毒，故在使用时须加以注意。

第二节　重镇安神剂

朱砂安神丸
（《内外伤辨惑论》）

PPT

【组成】朱砂（水飞为衣）五钱（15g），黄连（去须净，酒洗）六钱（18g），甘草五钱五分（16g），生地黄一钱五分（5g），当归（去芦）二钱五分（8g）。

【用法】上药除朱砂外，四味共为细末，汤浸蒸饼为丸，如黍米大。以朱砂为衣，每服十五丸或二十丸，津唾咽之，食后服（现代用法：上药为丸，每次6~9g，睡前温开水送服；或用量按原方比例酌减，朱砂研细末，以药汤送服）。

【功用】镇心安神，清热养血。

【主治】**心火亢盛，阴血不足证**　症见心神烦乱，失眠多梦，惊悸怔忡，胸中烦热，舌尖红，脉细数。

【病机分析】本方证由心火亢盛，灼伤阴血所致。心火亢盛，心神被扰，故见心神烦乱，失眠多梦，胸中烦热；热邪灼伤阴血，心神失养，故见惊悸怔忡；舌尖红、脉细数为心火偏亢而阴血不足之征。治宜重镇安神，清心泻火，补养阴血。

【配伍意义】方中朱砂质重性寒，专入心经，重可镇怯，寒能清热，既能重镇安神，又可清心火，治标之中兼能治本，为君药。黄连苦寒，入心经，清心泻火，以除烦热为臣。君臣相伍，重镇以安神志，清心以除烦热，有标本兼治之功。生地黄甘苦寒，滋阴清热；当归甘辛苦温，补养心血，二者相配伍以补不足之阴血，共为佐药。炙甘草和中调药，以防黄连之苦寒、朱砂之质重碍胃，为使药。诸药合用，共奏重镇安神、清心养血之功，使心神得镇，心火得清，阴血得养，则神志安定，失眠多梦，惊悸怔忡诸症得解，故以"安神"名之。

【配伍特点】镇、清、养三法并用，镇清相得益彰，清中兼有滋养，标本兼治，以治标为主。

【临床运用】

1. 证治要点　本方为治疗心火亢盛，阴血不足所致神志不安的常用方剂。以惊悸失眠，舌红，脉细数为证治要点。方中朱砂有毒，含硫化汞，不宜多服或久服，以免汞中毒；阴虚脾弱者及孕妇忌用；肝肾功能不正常者慎用，以免加重病情；不宜与碘化物或溴化物同用，以免导致医源性肠炎。

2. 加减应用　若胸中烦热较甚，可加栀子、莲子心等以清心除烦；惊悸怔忡较重，可加生龙骨、生牡蛎等以镇惊安神；胸闷失眠，兼有痰热者，可加瓜蒌、竹茹等以清热化痰。

3. 现代应用　治疗神经衰弱所致的心悸、健忘、失眠，或抑郁症引起的神志恍惚，以及期前收缩所致的心悸怔忡等属心火亢盛，阴血不足者。

【附方】**磁朱丸**（《备急千金要方》）　组成：磁石二两（60g），朱砂一两（30g），神曲四两（120g）。用法：三药共为细末，炼蜜为丸，每次一钱（3g），一日两次，温开水送服。功用：重镇安神，潜阳明目。主治：心肾不交证。症见视物昏花，耳聋耳鸣，心悸失眠。

【病案链接】一人因心高志大，所谋不遂，怔忡善忘，口淡舌燥，多汗，四肢疲软，发热，小便白浊。诸医以内伤不足，拟进茸、附。公视其脉，虚大而数，曰：此思虑过度，少阴君火行患耳。夫君火以明，相火以位，相火代君火行事也。相火一扰，能为百病，况少阴乎，用补中益气汤、朱砂安神丸，空心则进坎离丸，月逾而愈。(《医学入门》)。

【方歌】

朱砂安神东垣方，归连甘草生地黄，

怔忡不寐心烦乱，养阴清热可复康。

第三节　滋养安神剂

天王补心丹
《校注妇人良方》

微课　　PPT

【组成】酸枣仁二两（60g），柏子仁（炒）二两（60g），当归身（酒洗）二两（60g），天门冬（去心）二两（60g），麦门冬（去心）二两（60g），生地黄（酒洗）四两（120g），人参（去芦）五钱（15g），丹参（微炒）五钱（15g），玄参（微炒）五钱（15g），茯苓（去皮）五钱（15g），五味子（烘）五钱（15g），远志（去心）五钱（15g），桔梗五钱（15g）。

【用法】上为末，炼蜜为丸，如梧桐子大，用朱砂为衣，每服二三十丸，临卧，竹叶煎汤送下（现代用法：上药共为细末，炼蜜为丸，朱砂9~15g研极细末为衣，每次9g，一日2次，早晚温开水或龙眼肉煎汤送服。汤剂用量按原方比例酌减）。

【功用】滋阴养血，补心安神。

【主治】**阴虚血少，神志不安证**　症见心悸怔忡，虚烦失眠，神疲健忘，或梦遗，手足心热，口舌生疮，大便干燥，舌红少苔，脉细数。

【病机分析】本方证是由心肾两虚，阴虚血少，虚火内扰所致。阴虚血少，心失所养，故神疲心悸，失眠健忘。阴虚生内热，虚热内扰，故手足心热，虚烦，遗精，口舌生疮，大便干燥。舌红少苔，脉细数是阴虚内热之证。

【配伍意义】本方证是为阴虚血少，神志不安证而设。治宜滋阴养血，补心安神，清泄虚火。方中重用生地黄滋阴养血，壮水以制虚火，为君药。天冬、麦冬滋阴清热；酸枣仁、柏子仁养心安神；当归补血润燥，五药共为臣药。人参补气生血，安神益智；五味子益气敛阴；茯苓、远志宁心安神，交通心肾；玄参滋阴降火；丹参养血活血，安神定志；朱砂镇心安神，七药共为佐药。桔梗为舟楫之药，载药上行，以使药力上入心经；竹叶汤送服，取其清心之意，共为使药。全方配伍共奏滋阴养血，补心安神之功。

【配伍特点】

1. 滋阴补血以治本，养心安神以治标，标本兼顾以治本为主。

2. 心肾两顾，重在治心。

【临床运用】

1. **证治要点**　本方为治疗心肾阴虚，虚火内扰所致神志不安的常用方。以心悸失眠，手足心热，舌红少苔，脉细数为证治要点。本方滋阴之品较多，对脾胃虚弱，纳食欠佳，大便不实者，不宜长期服用。方中朱砂有毒，含硫化汞，不宜过量或长期服用，以免中毒。肝肾功能不全者慎用，以免加重病情。

2. **加减应用**　若心悸失眠较重者，可加龙骨、磁石、龙眼肉、首乌藤等以安神；遗精者，可加金樱子、芡实、煅牡蛎以涩精止遗。

3. **现代应用**　神经衰弱、精神分裂症、冠心病、甲状腺功能亢进症等属心肾阴虚血少，神志不安者。

【附方】

1. **柏子养心丸**（《体仁汇编》）　组成：柏子仁四两（120g），枸杞子三两（90g），麦冬一两（30g），当归一两（30g），石菖蒲一两（30g），茯苓一两（30g），玄参二两（60g），熟地黄二两（60g），甘草五钱（15g）。用法：上药共为细末，炼蜜为丸，每次9g，一日2次，温开水送服。功用：养心安神，滋阴补肾。主治：阴血亏虚，心肾失调之精神恍惚，惊悸怔忡，夜寐梦多，健忘盗汗，舌红少苔，脉细数。

2. **孔圣枕中丹**（原名孔子大圣知枕中方，《备急千金要方》）　组成：龟甲、龙骨、远志、菖蒲各等份。用法：为末，酒服，方寸匕（3g），一日三次，常服令人大聪（《翼》云食后水服）。功用：补肾宁心，益智安神。主治：心肾不交之健忘失眠，心神不安，或头目眩晕，舌红苔薄白，脉细弦。

【病案链接】刘某某，男，40岁，因睡眠障碍1个月余来诊，患者自述1个月余前突发睡眠障碍，时有通宵不眠，心悸怔忡，胸中烦闷，手足心热，觉记忆力减退，乏力，口干无口苦，精神差，大便干结，小便可，纳可，舌红，苔薄黄，脉弦细。来诊时血压124/74mmHg，神清，语利，查体合作，双肺呼吸音清，未闻及明显干、湿啰音，心律齐，四肢肌力、肌张力正常，其他神经系统检查未见明显异常，病理征阴性，双下肢无水肿。中医诊断：不寐（心阴虚）。西医诊断：失眠。治以滋阴清热，养血安神，予天王补心丹加减。处方：酸枣仁15g，柏子仁15g，蜜远志10g，夜交藤15g，当归15g，生地15g，麦冬15g，天冬15g，五味子10g，川芎10g，知母15g，青龙齿30g，煅珍珠母40g，灵芝15g，合欢皮15g，丹参15g，玄参15g，桔梗10g，茯苓15g，茯神15g，党参15g，14剂，日1剂，水煎服，早晚温服。半月后复诊，诉药后睡眠好转，入睡尚可，寐后不易惊醒，醒后可复睡，每晚可睡6~7小时，白昼精神状态尚可，无口干苦，纳可，二便调。舌淡红，苔薄黄，脉细弦。继以原方加葛根30g，14剂。（胡国恒医案）

【方歌】

天王补心柏枣仁，二冬生地当归身，
三参桔梗朱砂味，远志茯苓共养神。

> ⊘ **知识拓展**
>
> ### 天王补心丹、柏子养心丸、孔圣枕中丹区别
>
> 　　天王补心丹、柏子养心丸、孔圣枕中丹同治阴血亏虚之虚烦不眠。但天王补心丹以滋阴养血药与补心安神药相配，生地用量独重，且与二冬、玄参为伍，滋阴清热力较强，故主治阴虚内热为主的心神不安；柏子养心丸以补肾滋阴药与养心安神药相伍，用柏子仁与枸杞子，滋阴清热力较逊，故主治心肾两虚而内热较轻者；孔圣枕中丹则以滋阴潜阳、宁神益智之龟甲、龙骨与交通心肾之远志、石菖蒲相伍，故主治心肾不交之健忘、失眠等。

酸枣仁汤
（《金匮要略》）

微课　PPT

【组成】酸枣仁（炒）二升（30g），茯苓二两（6g），知母二两（6g），川芎二两（6g），甘草一两（3g）。

【用法】上五味，以水八升，煮酸枣仁，得六升，纳诸药，煮取三升，分温三服（现代用法：水煎服）。

【功用】养血安神，清热除烦。

【主治】**肝血不足，虚热内扰之神志不安证** 症见失眠虚烦，心悸不安，头目眩晕，盗汗，咽干口燥，舌红，脉弦细。

【病机分析】本方证由肝血不足，血不养心，阴虚内热，虚热扰神而致。肝藏血，血舍魂，血养心，若肝血不足，魂不守舍，心失所养，则失眠，心悸；血亏阴虚，易生内热，虚热内扰，故见虚烦不安，咽干口燥，舌红；虚热迫津外泄，则盗汗，头目眩晕，脉细弦，乃血虚肝旺使然。

【配伍意义】本方证是为肝血不足，虚热内扰之神志不安证而设。治宜养肝血安心神，清内热除虚烦。方中重用酸枣仁，甘酸平，入心肝经，养血补肝，宁心安神，为君药。茯苓宁心安神；知母滋阴清热，共为臣药。佐以川芎之辛散，调肝血而疏肝气。酸枣仁、川芎相伍，酸收、辛散并用，补血、行血并存，相反相成，具有养血调肝之功。甘草和中缓急，调和诸药，为使药。诸药合用，共奏养血安神、清热除烦之效。

【配伍特点】养中兼清，补中有行，酸收为主，辛散为辅，兼以甘缓。

【临床运用】

1. 证治要点 本方为治疗肝血不足，虚火扰心，虚烦不眠的常用方。以虚烦不眠，咽干口燥，舌红，脉弦细为证治要点。方中酸枣仁捣碎先煎，其安神效果更佳。

2. 加减应用 若虚热较重而咽干口燥较甚者，可加麦冬、生地黄以滋阴清热；兼见盗汗，可加五味子、浮小麦、白芍以敛阴止汗；失眠、心悸较重者，加首乌藤、柏子仁、龙齿以增安神之功；头目眩晕重者，加当归、枸杞子增强养血补肝之功。

3. 现代应用 神经衰弱、心脏神经官能症、围绝经期综合征等属肝血不足，虚热内扰，神志不安者。

【病案链接】夏某，女，38岁，2018年4月30日就诊。主诉：失眠1年半。入睡困难，每夜最多睡2~3小时，有时彻夜不眠，乏力，头晕目眩，健忘，五心烦热，形瘦神倦，面色憔悴，舌红少苔，脉弦细数。中医诊断为不寐，辨证为肝肾阴虚，心肾不交。治宜滋补肝肾，养心安神。予酸枣仁24g，茯苓18g，知母9g，川芎9g，甘草3g，白芍12g，麦冬12g，女贞子9g，墨旱莲9g，黄精24g，百合24g，丹参15g，服7剂后，睡眠情况明显改善，晚上睡眠可达5小时以上，效不更方，继服10剂。复诊：睡眠恢复正常，记忆力改善，眩晕、乏力、烦热等症状缓解，精神佳，面带喜色。半年后随访未见复发。（侯辰阳医案）

【方歌】

酸枣仁汤治失眠，川芎知草茯苓煎，

养血除烦清虚热，安然入睡梦乡甜。

📝 **知识拓展**

酸枣仁汤与天王补心丹的比较

酸枣仁汤与天王补心丹均治阴血不足，虚热扰神之心烦失眠。组方用药均以养心安神、滋阴补血为主，配以清虚热之品。但酸枣仁汤重用酸枣仁养血安神，配伍调气疏肝之川芎，酸收与辛散并用，具有养血调肝之妙，主治肝血不足，虚烦不眠，伴头目眩晕，脉弦细等；而天王补心丹重用生地黄，并与二冬、玄参等滋阴清热药为伍，更与养血安神之品相配，主治心肾阴亏血少，心火上扰所致的心烦失眠，症见手足心热，舌红少苔，脉细数者。

甘麦大枣汤
（《金匮要略》）

PPT

【组成】甘草三两（9g），小麦一升（30g），大枣十枚（10g）。

【用法】以水六升，煮取三升，温分三服（现代用法：汤剂水煎温服）。

【功用】养心安神，和中缓急。

【主治】脏躁　症见精神恍惚，常悲伤欲哭，不能自主，心中烦乱，睡眠不安，甚则言行失常，呵欠频作，舌淡红苔少，脉细微数。

【病机分析】脏躁多因忧思过度，心阴受损，肝气失和所致。心阴不足，心神失养，神不守舍，则精神恍惚，睡眠不安，心中烦乱。肝气失和，疏泄失常，则悲伤欲哭，不能自主，或言行失常。呵欠频作乃阴血不足，阴不配阳，上下相引所致；舌质淡红，脉来细数，亦心肝阴血不足之征。

【配伍意义】本方是为心阴不足，肝气失和，心神不宁证而设，治宜养心安神，和中缓急，以使心神安宁，肝气调和。根据"肝苦急，急食甘以缓之"（《素问·脏气法时论》）及"心病者宜食麦"（《灵枢·五味》）之原则，方中重用小麦为君药，性味甘凉，养肝补心，除烦安神；甘草甘平，补养心气，和中缓急，为臣药；大枣甘温质润，益气和中，润燥缓急，为佐药。三药合用甘润平补，养心调肝，共奏养心安神、和中缓急之功。

【临床运用】

1. 证治要点　本方是治脏躁的常用方剂。以精神恍惚，悲伤欲哭为证治要点。对于痰火内盛的癫狂证，不宜用本方。

2. 加减应用　若心烦不眠，舌红少苔，阴虚较明显者，加生地黄、知母、百合以滋养心阴；头目眩晕，脉弦细，肝血不足者，加酸枣仁、白芍、当归、以养肝补血安神。

3. 现代应用　癔症、神经衰弱、围绝经期综合征、精神病等病症属于心阴不足，肝气失和者。

【病案链接】岳美中医案：1936年于山东菏泽县医院诊一男子，年约三十，中等身材，黄白面色，因患精神病，曾两次去济南精神病院治疗无效而来求诊。查其具有典型的悲伤欲哭，喜笑无常，不时欠伸，状似"巫婆拟神灵"的脏躁证，遂投以甘麦大枣汤。甘草9g，淮小麦9g，大枣6枚。药尽7剂而愈，追踪3年未发。（《金匮名医验案精选》）

【方歌】

金匮甘麦大枣汤，妇人脏躁喜悲伤，
精神恍惚常欲哭，养心安神效力彰。

执医考点

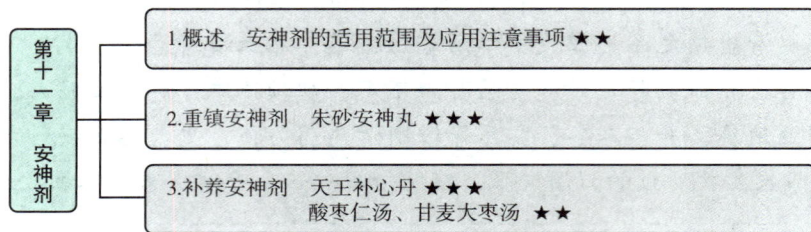

目标检测

答案解析

单项选择题

1. 下列不是朱砂安神丸组成的是（ ）
   A．莲子心　　　　B．黄连　　　　　C．生地　　　　　D．当归　　　　　E．炙甘草

2. 朱砂安神丸的功用是（ ）
   A．重镇安神，清肝泻火　　　　B．重镇安神，清热养血　　　　C．重镇安神，清肺泻火
   D．重镇安神，清胃泻火　　　　E．重镇安神，清肠泻火

3. 黄连在朱砂安神丸中的作用是（ ）
   A．清热解毒　　　B．清热燥湿　　　C．清心泻火　　　D．清热安神　　　E．泻火解毒

4. 不用蜂蜜为丸的丸剂是（ ）
   A．朱砂安神丸　　B．天王补心丹　　C．磁朱丸　　　　D．大补阴丸　　　E．以上均不是

5. 朱砂安神丸服法的注意事项是（ ）
   A．宜多服　　　　B．宜久服　　　　C．宜饭前服　　　D．不宜多服、久服　E．无需禁忌

6. 失眠多梦，惊悸怔忡，心烦神乱，舌红、脉细数，治宜选用（ ）
   A．天王补心丹　　B．磁朱丸　　　　C．朱砂安神丸　　D．酸枣仁汤　　　E．甘麦大枣汤

7. 不属于磁朱丸组成的是（ ）
   A．炙甘草　　　　B．朱砂　　　　　C．神曲　　　　　D．磁石　　　　　E．蜂蜜

8. 天王补心丹的辨证要点是（ ）
   A．失眠，惊悸，舌红，脉细数　　　　B．失眠心悸，手足心热，舌红少苔，脉细数
   C．虚烦失眠，咽干口燥，舌红，脉弦细　D．精神恍惚，悲伤欲哭，舌红苔少，脉细
   E．心悸失眠，体倦食少，舌淡，脉细弱

9. 天王补心丹君药为（ ）
   A．酸枣仁　　　　B．生地黄　　　　C．丹参　　　　　D．当归身　　　　E．天门冬

10. 天王补心丹中的"三参"是（ ）
    A．人参、丹参、玄参　　　　B．人参、丹参、沙参　　　　C．党参、丹参、玄参
    D．玄参、沙参、太子参　　　E．苦参、玄参、党参

11. 方中同用酸枣仁、柏子仁、五味子的方剂是（ ）
    A．酸枣仁汤　　B．归脾汤　　　C．五仁丸　　　D．三仁汤　　　E．天王补心丹

12. 心悸失眠，虚烦神疲，梦遗健忘，手足心热，口舌生疮，舌红少苔，脉细而数，治宜首选（ ）
    A．天王补心丹　B．知柏地黄丸　C．朱砂安神丸　D．酸枣仁汤　　E．归脾汤

13. 酸枣仁汤中重用的药物是（ ）
    A．甘草　　　　B．茯苓　　　　C．川芎　　　　D．知母　　　　E．酸枣仁

14. 养肝血以宁心神，清内热以除虚烦的方剂是（ ）
    A．酸枣仁汤　　B．朱砂安神丸　C．天王补心丹　D．归脾汤　　　E．安宫牛黄丸

15. 酸枣仁汤主治证的病机是（ ）
    A．心血不足，阴虚内热　　B．心阴不足，虚火上炎　　C．肝血不足，阴虚内热
    D．肾阴不足，心肾不交　　E．心肾不足，阴虚内热

16. 虚烦失眠，心悸不安，头目眩晕，咽干口燥，舌红，脉弦细，治宜首选（ ）
    A．栀子豉汤　　B．天王补心丹　C．酸枣仁汤　　D．温胆汤　　　E．朱砂安神丸

17. 酸收辛散并用的方剂是（　　）
    A. 甘麦大枣汤　　　B. 酸枣仁汤　　　　C. 朱砂安神丸　　　D. 一贯煎　　　　　E. 磁朱丸

18. 酸枣仁汤中宜先煮（　　）
    A. 甘草　　　　　　B. 知母　　　　　　C. 酸枣仁　　　　　D. 茯苓　　　　　　E. 川芎

19. 甘麦大枣汤主治（　　）
    A. 梅核气　　　　　B. 结胸证　　　　　C. 心下痞　　　　　D. 脏躁证　　　　　E. 失眠证

20. 甘麦大枣汤的功效除养心安神外还有（　　）
    A. 清热除烦　　　　B. 清心泻火　　　　C. 和中缓急　　　　D. 益阴明目　　　　E. 滋阴养血

书网融合……

知识回顾　　习题

第十二章 开窍剂

学习目标

知识要求：

1. 掌握安宫牛黄丸、紫雪、至宝丹、苏合香丸等方剂的功用、主治病证。

2. 熟悉开窍剂的概念、适应证、分类与使用方法。

3. 了解牛黄清心丸、冠心苏合香丸、紫金锭的功用、主治病证。

技能要求：

会辨别凉开剂与温开剂的不同适应证。会辨别安宫牛黄丸、紫雪、至宝丹三方的不同适应证。

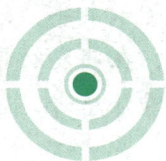

第一节 概　述

【含义】凡以芳香开窍药为主要组成，具有开窍醒神作用，用以治疗神昏窍闭之证的方剂，统称为开窍剂。

【适应范围】开窍剂主要用于治疗神志昏迷属于实证者，又称闭证，该类病证多由邪气壅盛，蒙蔽心窍所致，多见神志昏迷，不省人事，牙关紧闭，双手握固有力等。根据闭证的临床表现，可分为热闭、寒闭两种。热闭多由温热之邪内陷心包，痰热蒙窍所致，伴面赤，身热，苔黄，脉数等热象；寒闭由寒湿痰浊之邪或秽浊之气蒙蔽心窍所致，伴面青，身凉，苔白，脉迟等寒象。

【分类】开窍剂因适应神志昏迷之闭证的不同，分为凉开剂、温开剂两类。凉开剂，适用于温邪热毒内陷心包所致的热闭证，常用芳香开窍药如麝香、冰片等配伍清心解毒药，如牛黄、水牛角等组成方剂，代表方如安宫牛黄丸、紫雪、至宝丹等。温开剂，适用于寒湿痰浊内闭心窍，或秽浊之气闭阻气机之寒闭证，用芳香开窍药如麝香、冰片、苏合香、安息香等为主组方，代表方有苏合香丸，紫金锭等。

【使用注意】①当辨明病证的虚实，即脱证与闭证。若神昏而症见口噤不开，两手握固，脉象有力的闭证，可选用开窍剂；对于遗尿，手撒，口开目合，汗出肢冷，脉微的脱证，即使神昏，也不宜使用本类方剂。②应辨清闭证之属寒属热，而正确运用凉开或温开。对于表证未解，热盛神昏，治宜解表透热为主。若阳明腑实证而见神昏谵语者，治宜寒下。至于阳明腑实而兼邪陷心包，应根据病情的轻重缓急，在治疗上可先予开窍，或先投寒下，或开窍与攻下同用，才能切合病情。③开窍之品，大多辛散走窜，只可暂用，宜中病即止。④麝香、冰片诸药，有碍胎元，孕妇慎用。开窍剂多制成丸、散剂应用，不宜加热煎煮，以免影响药效。

第二节 凉开剂

安宫牛黄丸
（《温病条辨》）

> **知识拓展**
>
> ### 吴鞠通与安宫牛黄丸
>
> 吴鞠通，名瑭，是清代温病学家。相传吴瑭从小寒窗苦读，其父在他19岁的时候，身染重病，不幸去世。吴瑭哀痛欲绝，他弃文从医，购买方书，刻苦钻研，一读就是十余年，颇有心得，但不敢轻易为人治病。1793年，京城瘟疫肆行，很多人死于庸医手中，在朋友劝导下，吴瑭开始悬壶，把牛黄清心丸加减化裁，创制了安宫牛黄丸，救活很多危重症患者，从此声名大振。吴瑭创制的安宫牛黄丸与紫雪丹、至宝丹并称为"温病三宝"。
>
> 宫，宫殿、宫城，君王居住的场所。在人体，心为君主之官，心包为心脏外面的包膜，像君王所住的宫殿、宫城，具有代君受过，防范邪气攻心的功能。安宫，就是使心安居其宫。如果热邪侵犯心包会出现高热、神昏、谵语、惊厥等症状。安宫牛黄丸以牛黄、麝香、冰片等清心豁痰，醒神开窍，重镇安神，使心得以安居心包，故称为安宫牛黄丸。

【组成】牛黄一两（30g），郁金一两（30g），犀角（现用水牛角代）一两（30g），黄连一两（30g），朱砂一两（30g），冰片二钱五分（75g），麝香二钱五分（75g），珍珠五钱（15g），山栀一两（30g），雄黄一两（30g），黄芩一两（30g）。

【用法】上为极细末，炼老蜜为丸，每丸一钱（3g），金箔为衣，蜡护。脉虚者人参汤下，脉实者银花、薄荷汤下，每服一丸。大人病重体实者，日再服，甚至日三服；小儿服半丸，不知，再服半丸（现代用法：口服，1次1丸，小儿3岁以内1次1/4丸，4~6岁一次半丸，一日1~3次。昏迷不能口服者，可鼻饲给药）。

【功用】清热开窍，豁痰解毒。

【主治】邪热内陷心包证　症见高热烦躁，神昏谵语，口干舌燥，痰涎壅盛，舌红或绛，脉数有力。亦治中风昏迷，小儿惊厥，属邪热内闭者。

【病机分析】本方证为温热邪毒内陷心包所致。温病热邪炽盛，逆传心包，必扰及神明，故高热烦躁、神昏谵语；里热炽盛，灼津炼液成痰，或素有痰热，故多见口干舌燥等津伤以及痰涎壅盛之症。痰上蒙清窍，势必加重神昏谵语。中风痰热昏迷、小儿高热惊厥亦属热闭之证。

【配伍意义】本方为温热之邪内陷心包，痰热蒙蔽心窍之证而设，治宜芳香开窍，清解心包热毒，并配以安神、豁痰之品加强清开之力。方中牛黄味苦而凉，功能清心解毒，息风定惊，豁痰开窍；水牛角咸寒，清心凉血解毒；麝香辛温芳香，通行十二经，长于开窍醒神，三药合用清心开窍，凉血解毒，共为君药。黄芩、黄连、栀子大苦大寒之品，清热泻火解毒，助牛黄清心包之热，冰片、郁金芳香辟秽开闭通窍，以加强麝香开窍醒神之功，共为臣药。佐以朱砂、珍珠镇心安神，以除烦躁不安；雄黄助牛黄以辟秽豁痰解毒。用蜜为丸，以和胃调中，为使药。金箔为衣，取其重镇安神之效。诸药相合，共奏清热开窍、豁痰解毒之功。

【配伍特点】本方是清心凉血解毒、清热泻火之品与芳香开窍药的结合应用，有"使邪火随诸香一齐俱散也"（《温病条辨》）之意，这也正是本方乃至凉开剂的配伍特点。

【临床运用】

1. 证治要点　本方是治疗热陷心包的常用方，也是凉开剂的代表方。以高热烦躁，神昏谵语，舌红或绛，苔黄燥，脉数有力为证治要点。原书提出"脉虚者人参汤下"是取人参补气扶正，以加强其清热开窍之功，但对虚脉之证，应密切观察，谨防其由闭转脱；"脉实者银花薄荷汤下"，是增强其清热透毒之效。孕妇慎用本方。

2. 加减应用　若邪陷心包，兼腑实，见神昏舌短，大便秘结，饮不解渴者，用安宫牛黄丸2粒化开，调大黄末9g内服，可先服一半，不知再服。

3. 现代应用　流行性乙型脑炎、流行性脑脊髓膜炎、中毒型痢疾、尿毒症、脑卒中、肝性脑病等病症，属痰热内闭者。

【附方】牛黄清心丸（《痘疹世医心法》）　组成：黄连五钱（15g），黄芩、栀子各三钱（各9g），郁金二钱（6g），辰砂一钱半（4.5g），牛黄二分半（0.65g）。上为细末，腊雪调面糊为丸，如黍米大。每服七八丸，灯心汤送下（现代用法：上六味，牛黄研细，朱砂水飞或粉碎成极细粉，其余黄连等四味粉碎成细粉，炼蜜成丸，每丸重1.5g或3g。口服小丸1次2丸，大丸1次1丸，日2~3次。小儿酌减）。功用：清热解毒，开窍安神。主治：温病热闭心包证。症见身热烦躁，神昏谵语，以及小儿高热惊厥、中风窍闭等。

【医案链接】黄某，男性，70岁。先后患慢性支气管炎、支气管扩张、肺源性心脏病二十余年，近3年每因冬天病情加重。患者3天前无明显诱因而咳嗽加重，咯黄痰，并出现昏睡，急诊入院。诊见表情淡漠，嗜睡、呼之能醒，口唇发绀，颜面汗出，皮肤潮湿，双肺散在干啰音，双肺底闻及大量湿啰音，心音遥远，心率102次/分，律齐。腹膨隆，肝脏肋下大三指，肝颈静脉回流征阳性。双下肢中度水肿。舌紫苔黄腻，脉沉滑。中医诊断：肺胀（痰蒙神窍）。西医诊断：肺源性心脏病，呼吸功能衰竭，肺性脑病。予抗感染、解痉、持续低流量吸氧、纠正心衰等治疗，1周病情无改善，且昏迷加重。立即给安宫牛黄丸1丸，温水化开鼻饲，6小时后清醒。再经内科积极治疗，病情好转，稳定出院。（《中国中医药报》）

【方歌】

安宫牛黄开窍方，芩连栀郁朱雄黄，

牛角珍珠冰麝箔，热闭心包功效良。

🌿 知识拓展

安宫牛黄丸与牛黄清心丸比较

安宫牛黄丸和牛黄清心丸两方功用、主治基本相同。安宫牛黄丸是在牛黄清心丸的基础上加味而成，即加清心凉血解毒之水牛角，芳香开窍之麝香、冰片，镇心安神之珍珠、金箔，并用雄黄以助牛黄辟秽解毒之功。故安宫牛黄丸清热开窍作用强，用于治疗热闭之重证，而牛黄清心丸则清热开窍作用稍逊，适用于热闭之轻证。

紫　雪

（《外台秘要》）

【组成】石膏三斤（1.5kg），寒水石三斤（1.5kg），滑石三斤（1.5kg），磁石三斤（1.5kg），犀角（水牛角代）五两

（150g），羚羊角（屑）五两（150g），沉香五两（150g），青木香五两（150g），玄参一斤（500g），升麻一斤（500g），炙甘草八两（240g），丁香一两（30g），精制朴硝十斤（5kg），精制硝石四升（96g），麝香五分（15g），朱砂三两（90g），黄金一百两（3kg）。

【用法】如法制成散剂，其色紫状如霜雪。日服1~2次，每次1.5~3g，温开水送下或鼻饲。年老体弱及小儿用量酌减。

【功用】清热开窍，镇痉息风。

【主治】邪热内陷心包及热盛动风证　症见高热烦躁，神昏谵语，痉厥，斑疹吐衄，口渴唇焦，尿赤便秘，舌红绛，苔干黄，脉数有力或弦，以及小儿热盛惊厥。

【病机分析】本方证为温病邪热炽盛，内陷心包，热盛动风所致。邪热内陷心包，热扰心神，故神昏谵语，烦躁不安；热极风动，故痉厥抽搐；温邪热毒充斥内外，迫血妄行，故高热，斑疹吐衄；热盛伤津，故口渴唇焦，便秘尿赤；小儿热盛惊厥亦属邪热内闭，肝风内动之候。

【配伍意义】本方证为热邪炽盛，内陷心包，热盛动风。治宜清热开窍，息风止痉。方中犀角（水牛角代）善清心热，凉血解毒；羚羊角长于凉肝息风止痉，两角合用，为治热传心肝两经之良药；麝香芳香开窍醒神，三者共构清心凉肝、开窍息风的常用组合，针对高热神昏、痉厥等主证而设，共为君药。生石膏、寒水石、滑石清热泻火，且滑石可导热从小便而出；玄参、升麻清热解毒，其中玄参尚可养阴生津，升麻又能清热透邪，均为臣药。方中选用甘寒清热药为主，而不用苦寒之品，以免苦燥伤津，对热盛津伤之证尤为适合。佐以木香、丁香、沉香行气通窍，助麝香开窍醒神之功；朱砂、磁石重镇安神，朱砂亦能清心解毒，磁石且能潜镇肝阳，加强君药除烦止痉之效；更用朴硝、硝石泻热散结以"釜底抽薪"，可使邪热从肠腑下泄。炙甘草益气安中，调和诸药，并防寒凉之药伤胃为佐使药。原方用黄金取其镇心安神之功。诸药合用共奏清热解毒、开窍醒神、息风止痉、安神除烦之效。

【配伍特点】本方心肝并治，上下开通，于清心开窍之中兼具息风止痉之效，既开上窍以醒神，又通下窍以祛邪。

【临床运用】

1. 证治要点　本方为治疗热闭心包，热盛动风证的常用方。以高热烦躁，神昏痉厥，便秘，舌红绛苔干而黄，脉数有力为证治要点。使用本方应中病即止，不宜久服，用量不宜过多，防止元气耗损。孕妇禁用本方。

2. 加减应用　若伴气阴两伤者，宜以生脉散煎汤送服本方，或本方与生脉散注射液同用，以防其内闭外脱。

3. 现代应用　流行性脑脊髓膜炎、流行乙型脑炎、重症肺炎、猩红热等感染性疾病出现神志昏迷，辨证属热陷心包，热极生风者；对肝性脑病以及小儿高热惊厥、小儿麻疹热毒炽盛所致的高热神昏抽搐，亦可用之。

【病案链接】治暑热痉厥，暑热结聚于里，三焦交阻，上则神呆不语，牙关不开，下则少腹冲气，小溲不利，邪结皆无形之热闭塞，渐有痉厥之状。昨大便既下，而现此象，岂是垢滞，议芳香宣窍，通解在里蕴热。紫雪丹一钱五分，开水化匀，三服。（《临证指南医案》）

【方歌】

紫雪羚牛朱朴硝，硝磁寒水滑石膏，
丁沉木麝升玄草，不用赤金法亦超。

至宝丹

(《苏沈良方》)

【组成】生乌犀（水牛角代）一两（30g），朱砂一两（30g），雄黄一两（30g），生玳瑁（屑）一两（30g），琥珀一两（30g），金银箔各五十片，麝香一分（0.3g），龙脑一分（0.3g），牛黄一分（0.3g），安息香（酒浸，重汤煮令化，滤过滓，约取一两净）一两半（45g）。

【用法】上药研末，炼蜜为丸，如梧桐子大，用人参汤或温开水化服3~5丸，小儿用量酌减。昏迷者可鼻饲。

【功用】清热开窍，化浊解毒。

【主治】痰热内闭心包证　症见神昏谵语，身热烦躁，痰盛气粗，舌红苔黄垢腻，脉滑数，以及中风、中暑、小儿惊厥属于痰热内闭者。

【病机分析】本方证为痰热内闭，瘀阻心窍。痰热扰乱神明，则神昏谵语，身热烦躁；痰涎壅盛，阻塞气道，故喉中痰鸣，气息粗大；舌绛苔黄垢腻，脉滑数为痰热内盛之象。至于中风、中暑、小儿惊厥皆可因痰热内闭所致。

【配伍意义】本方证是为痰热浊邪内闭心包而设，治宜化浊开窍，清热解毒。方中犀角（现以水牛角代）与麝香相配，清热开窍，为君药。冰片（龙脑）与安息香均能芳香开窍，辟秽化浊，与麝香合用，开窍之力更为显著；牛黄、玳瑁清热解毒，其中牛黄又能豁痰开窍，息风定惊，与犀角（现以水牛角代）同用，可以增强清热凉血解毒作用，同为臣药。佐以朱砂、琥珀镇心安神，雄黄豁痰解毒；方中金箔、银箔与朱砂、琥珀同用，意在加强重镇安神之力。诸药配伍，共奏化浊开窍、清热解毒之效。

原书用人参汤送服，意在借人参益气养心之功，以助诸药祛邪开窍，适用于病情较重，正气虚弱者。另有"血病，生姜、小便化下"一法，意取童便滋阴降火行瘀、生姜辛散祛痰止呕之功，二者为引，既可加强全方清热开窍之功，又可行瘀散结、通行血脉，适用于热闭而脉实者。

【临床运用】

1. 证治要点　本方是治疗痰热内闭心包证的常用方。以神昏谵语，身热烦躁，痰盛气粗，舌绛苔黄腻，脉滑数为证治要点。本方芳香辛燥之品较多，阳盛阴虚而致神昏谵语者，不宜使用。孕妇慎用。

2. 加减应用　本方清解之力相对不足，可用《温病条辨》之清营汤送服。若病情较重，正气虚弱而见脉虚者，以人参汤化服以益气扶正。

3. 现代应用　流行性脑脊髓膜炎、流行性乙型脑炎、中毒型细菌性痢疾、尿毒症、脑血管意外、肝性脑病等证属痰热内闭心包者。

【方歌】

至宝朱砂麝息香，雄黄牛角水牛黄，

金银二箔兼龙脑，琥珀还同玳瑁良。

第三节　温开剂

苏合香丸

(《广济方》，录自《外台秘要》)

【组成】苏合香一两（30g），龙脑（冰片）一两（30g），安息香二两（60g），麝香二两（60g），青木香二两（60g），香附子二两（60g），沉香二两（60g），白檀香二两（60g），丁香二两（60g），荜茇二两（60g），薰陆香（乳香）一两（30g），白术二两（60g），诃子二两（60g），朱砂（煨）二两（60g），犀角（现以水牛角代）二两（60g）。

【用法】丸剂：上为细末，炼蜜为丸，如梧桐子大，每丸重3g，每次服1丸，一日1~2次，小儿酌减，温开水送服。昏迷者，可鼻饲给药。

【功用】芳香开窍，行气温中。

【主治】寒闭证　症见突然昏倒，牙关紧闭，不省人事，苔白，脉迟；心腹猝痛，甚则昏厥。亦治中风，中气及感受时行瘴疠之气，属寒闭证者。

【病机分析】本方所治诸证，多因寒痰、秽浊或气郁闭阻气机，蒙蔽清窍所致，皆属寒闭之证。阴寒秽浊，郁阻气机，蒙蔽清窍，故突然昏倒，牙关紧闭，不省人事；阴寒内盛则苔白脉迟；邪凝胸中，气血瘀阻，则心胸疼痛；邪阻中焦，气滞不通，则脘腹胀满疼痛。闭者宜开，治宜芳香开窍为主，对寒邪、气郁及秽浊所致者，须配合温里散寒，行气活血，辟秽化浊之法。

【配伍意义】本方主要为寒邪、秽浊或气郁闭阻清窍之证而设。方中苏合香、麝香、冰片（龙脑）、安息香芳香开窍，辟秽化浊，共为君药。臣以木香、香附、丁香、沉香、白檀香、乳香以行气解郁，散寒止痛，理气活血。佐以辛热之荜茇，温中散寒，助诸香燥药以增强驱寒止痛开郁之力；犀角（水牛角代）清心解毒；朱砂重镇安神，二者药性虽寒，但与大队温热之品相配，则不悖温通开窍之旨；白术益气健脾，燥湿化浊；诃子收涩敛气，二药一补一敛，以防诸香辛散走窜太过，耗散真气。

本方原载《外台秘要》引《广济方》名吃力伽丸（吃力伽即白术），《苏沈良方》更名为苏合香丸。原方以白术命名，乃提示开窍行气之方，不忘补气扶正之意。

【配伍特点】集诸芳香药于一方既长于辟秽化浊，又可行气温中止痛，且散收兼顾，补敛并施；既可加强芳香开窍与行气止痛之效，又可防止香散耗气伤正之弊。

【临床运用】

1. 证治要点　本方是治疗寒闭证的代表方，又是适用于心腹疼痛属于气滞寒凝的有效方剂。以突然昏倒，不省人事，牙关紧闭，苔白脉迟为证治要点。本方芳香走窜的药物较多，有碍胎元，孕妇忌服。热闭证、脱证不宜使用本方。

2. 加减应用　中风痰盛者，可用姜汁、竹沥送服；癫痫痰迷心窍者，可用石菖蒲、郁金煎汤送服。

3. 现代应用　流行性乙型脑炎、肝性脑病、冠心病心绞痛、心肌梗死等属于寒闭与寒凝气滞者。

【附方】

1. 冠心苏合丸（《中国药典》2020年版）　组成：苏合香50g，冰片105g，乳香（制）105g，檀香210g，土木香210g。用法：以上五味，除苏合香、冰片外，其余乳香（制）等三味粉碎成细粉，过筛；冰片研细，与上述粉末配研，过筛，混匀；另取炼蜜适量，微温后加入苏合香，搅匀，再与上述粉末混匀，制成1000丸。嚼碎服，一次1丸，日1~3次或遵医嘱。功用：理气、宽胸、止痛。主治：寒凝气滞、心脉不通之胸痹、心痛。症见心绞痛，胸闷憋气。本方是由苏合香丸筛选衍化而成，药仅五味，但兼具开窍与行气活血之效，对心绞痛和胸闷憋气具有良好的宽胸止痛效果。

2. 紫金锭（原名太乙神丹、玉枢丹，《片玉心书》）　组成：山慈菇三两（90g），红芽大戟一两半（45g），千金子霜一两（30g），五倍子三两（90g），麝香三钱（9g），雄黄一两（30g），朱砂一两（30g）。用法：上为细末，糯米糊作锭子，阴干。口服每次0.6~1.5g，一日2次；外用醋磨，调敷患处。功用：化痰开窍，辟秽解毒，消肿止痛。主治：中暑时疫。脘腹胀闷疼痛，恶心呕吐，泄泻，及小儿痰厥。外敷疔疮疖肿，虫咬损伤，无名肿毒，以及痄腮、丹毒、喉风等。

【病案链接】王某某，男，45岁，工人，1985年11月26日就诊。2年前曾在某医院五官科诊断为过敏性鼻炎。每遇寒冷气候时则出现鼻流清涕、喷嚏、头痛流泪，反复发作，近日因气候变化症状加重，经中西药对症治疗，效果不显而转中医诊治。症见鼻塞声重，喷嚏流涕，头痛，舌苔薄白，脉浮紧。诊为：鼻渊（寒闭型）。治宜辛温芳香开窍，药用苏合香丸，嘱其早、午、晚各服1丸，经服40丸病愈，1年后随访未见复发。(《吉林中医杂志》1986，6：17)

【方歌】

苏合香丸麝香息，木丁朱乳荜檀襄，
牛冰术沉诃香附，中恶急救莫彷徨。

执医考点

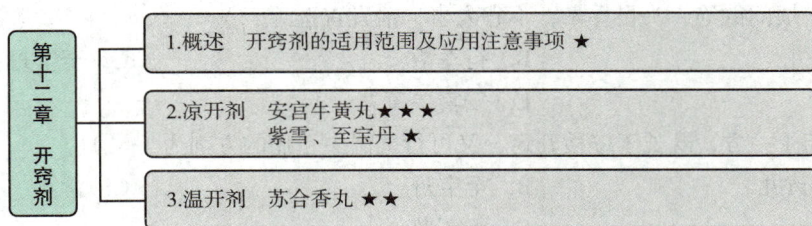

第十二章 开窍剂	1.概述　开窍剂的适用范围及应用注意事项★
	2.凉开剂　安宫牛黄丸★★★ 紫雪、至宝丹★
	3.温开剂　苏合香丸★★

目标检测

答案解析

单项选择题

1. 下列不是开窍剂适应证的是（　　）

   A. 中风而见神昏谵语者　　　　B. 气郁而见神昏谵语者　　　　C. 痰厥而见神昏谵语者

   D. 阳明腑实证而见神昏谵语者　　E. 中暑而见神昏谵语者

2. 安宫牛黄丸的证治要点中不包括（　　）

   A. 神昏谵语　　　　　　　　B. 高热烦躁　　　　　　　　C. 口干舌燥

   D. 舌红或绛　　　　　　　　E. 脉数

3. 安宫牛黄丸中不含有的药物是（　　）

   A. 黄芩　　　　B. 黄连　　　　C. 黄柏　　　　D. 郁金　　　　E. 栀子

4. 服用安宫牛黄丸，"脉虚者，（　　）汤下"

   A. 人参　　　　B. 黄芪　　　　C. 白术　　　　D. 茯苓　　　　E. 甘草

5. 《温病条辨》"使邪火随诸香一齐俱散也"指的是哪首方剂的配伍特点（　　）

   A. 至宝丹　　　　B. 行军散　　　　C. 安宫牛黄丸　　　　D. 紫雪　　　　E. 苏合香丸

6. 安宫牛黄丸与行军散共有的药物是（　　）

   A. 火硝　　　　B. 山栀　　　　C. 朱砂　　　　D. 硼砂　　　　E. 麝香

7. 安宫牛黄丸中，能体现清心开窍，凉血解毒的药物是（　　）

   A. 麝香、冰片　　　　　　　B. 水牛角、麝香　　　　　　C. 冰片、水牛角

   D. 牛黄、冰片　　　　　　　E. 牛黄、麝香、水牛角

8. 安宫牛黄丸组成中不含有的药物为（　　）

   A. 黄芩　　　　B. 黄连　　　　C. 黄柏　　　　D. 牛黄　　　　E. 雄黄

9. 证见高热烦躁，神昏谵语，痉厥，斑疹吐衄，口渴引饮，唇焦齿燥，尿赤便秘，舌红绛，苔黄燥，

脉弦数有力，治宜首选（　　）

　　A．安宫牛黄丸　　　B．紫雪　　　　　　C．至宝丹　　　　　D．苏合香丸　　　E．行军散

10．以下属于"凉开三宝"的方剂是（　　）

　　A．牛黄上清丸　　　B．玉枢丹　　　　　C．行军散　　　　　D．紫雪　　　　　E．苏合香丸

11．至宝丹主治（　　）

　　A．邪热内陷心包证　　　　　　B．寒闭证　　　　　　　　C．热邪内陷心包，热盛动风证

　　D．痰热内闭心包证　　　　　　E．暑秽

12．以化浊开窍，清热解毒为功用的方剂为（　　）

　　A．至宝丹　　　　　　　　　　B．紫雪　　　　　　　　　C．安宫牛黄丸

　　D．紫金锭　　　　　　　　　　E．行军散

13．吐泻腹痛，烦闷欲绝，头目昏晕，不省人事，治宜首选（　　）

　　A．苏合香丸　　　　　　　　　B．行军散　　　　　　　　C．至宝丹

　　D．紫雪　　　　　　　　　　　E．安宫牛黄丸

14．集诸芳香药于一方，既长于辟秽开窍，又可行气温中止痛的方剂为（　　）

　　A．安宫牛黄丸　　　　　　　　B．至宝丹　　　　　　　　C．紫雪

　　D．苏合香丸　　　　　　　　　E．行军散

15．苏合香丸的证治要点不包括（　　）

　　A．突然昏倒　　　　　　　　　B．不省人事　　　　　　　C．牙关紧闭

　　D．苔白　　　　　　　　　　　E．脉数

16．冠心苏合丸由何方化裁而成（　　）

　　A．安宫牛黄丸　　　　　　　　B．紫雪　　　　　　　　　C．至宝丹

　　D．苏合香丸　　　　　　　　　E．紫金锭

17．下列方剂组成中有白术的是（　　）

　　A．紫雪丹　　　　　　　　　　B．安宫牛黄丸　　　　　　C．行军散

　　D．玉枢丹　　　　　　　　　　E．苏合香丸

18．紫金锭的功用是（　　）

　　A．辟秽解毒，化痰开窍，消肿止痛　　　　　　B．辟秽解毒，清热化痰，行气止痛

　　C．辟秽解毒，化痰开窍，行气止痛　　　　　　D．化痰散结，清热解毒，消肿止泻

　　E．清热开窍，豁痰解毒，消肿止痛

19．外敷可治疗疔疮疖肿，虫咬损伤，无名肿毒，以及痄腮、丹毒、喉风等证的方剂是（　　）

　　A．安宫牛黄丸　　　　　　　　B．紫雪　　　　　　　　　C．至宝丹

　　D．行军散　　　　　　　　　　E．紫金锭

20．由山慈菇、红芽大戟、千金子霜、五倍子、麝香、雄黄、朱砂组成的方剂是（　　）

　　A．安宫牛黄丸　　　　　　　　B．苏合香丸　　　　　　　C．紫雪

　　D．至宝丹　　　　　　　　　　E．紫金锭

书网融合……

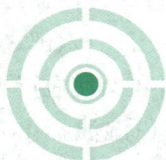

第十三章 理气剂

学习目标

知识要求：

1. 掌握越鞠丸、柴胡疏肝散、瓜蒌薤白白酒汤、半夏厚朴汤、厚朴温中汤、天台乌药散、苏子降气汤、定喘汤、旋覆代赭汤等方剂的组成、功效、主治病证、配伍特点及随证加减规律。

2. 熟悉理气剂的概念、适应证、分类与使用方法。

3. 了解瓜蒌薤白半夏汤、枳实薤白桂枝汤、柴胡疏肝散、良附丸、暖肝煎、橘皮竹茹汤、丁香柿蒂汤的组成、功用、主治病证。

技能要求：

1. 会背诵越鞠丸、柴胡疏肝散、瓜蒌薤白白酒汤、半夏厚朴汤、厚朴温中汤、天台乌药散、苏子降气汤、定喘汤、旋覆代赭汤的方歌。

2. 学会鉴别肝气郁滞、脾胃气滞、肺气上逆、胃气上逆，并选择适当的理气剂进行治疗。

第一节 概 述

PPT

【含义】凡以芳香、辛散的理气药为主组成，具有行气或降气等作用，主治气滞或者气逆的方剂，称为理气剂。属于"八法"中的"消法"。

【适应范围】理气剂是为治疗气滞或气逆证候而设。气滞即气机阻滞，多以肝郁气滞和脾胃气滞为主，临床表现以胀、痛为主要特征，宜行气以治之。气逆即气机上逆，以肺气上逆或胃气上逆不降为主，临床表现以咳、喘、呕、呃及噫气等为主要表现，宜降气以治之。

【分类】理气剂因适应气滞或气逆证候不同而分为行气剂和降气剂两大类。行气剂由疏肝理气解郁药或疏理脾胃气滞的药物为主组成，适用于肝郁气滞证或脾胃气滞证，代表方有越鞠丸、柴胡疏肝散、瓜蒌薤白白酒汤、半夏厚朴汤、厚朴温中汤、天台乌药散等。降气剂由降气祛痰、止咳平喘或降逆和胃止呕药物为主组成，适用于肺气上逆证或胃气上逆证，代表方如苏子降气汤、定喘汤、旋覆代赭汤等。

【使用注意】①使用理气剂当辨证准确，辨清病证的虚实，勿犯虚虚实实之戒。若有气虚当用补法，误用行气，则其气更虚。若气滞实证，治当行气，误补则气滞愈甚。若气滞与气逆相兼为病，应分清主次，行气与降气结合应用。②理气剂用药多为辛温香燥之品，易耗气伤津，助热生火，使用时应当适可而止，慎勿过剂，或适当配伍益气滋阴之品以制其偏。若年老体弱、阴虚火旺、素体气虚阴亏、有出血倾向者或及正值经期的女性患者，均应慎用；孕妇则不宜使用本类方剂。

第二节　行气剂

越鞠丸
（《丹溪心法》）

PPT

【组成】香附、苍术、川芎、栀子、神曲各等份（各6~10g）。

【用法】原著未载用法用量（现代用法：上为末，水泛为丸如绿豆大，每服6~10g，温开水送下；亦可作汤剂，水煎服）。

【功用】行气解郁。

【主治】六郁证　症见胸膈痞闷，脘腹胀痛，嗳腐吞酸，恶心呕吐，饮食不消，舌苔白腻，脉弦。

【病机分析】本方所治之六郁证，乃气、血、痰、火、湿、食六郁，且以气郁为主之证。六郁之中，又以气郁为先，气郁则诸郁随之而起。气郁则肝失条达，而见胸膈痞闷，脉弦；气郁日久又使血行不畅而成血郁，故见胸胁胀痛；气郁化火，火郁则见嗳腐吞酸；肝气郁结，脾胃运化失常，湿浊不化为湿郁；聚湿成痰为痰郁；饮食不消为食郁。痰郁、湿郁、食郁皆病在脾胃，故恶心呕吐、饮食不消、舌苔白腻。血郁、痰郁、火郁、湿郁、食郁五郁不解，又可加重气郁。

【配伍意义】本方证以肝郁脾滞为要，治之重在行气解郁，使气行则血行，气行则痰、火、湿、食诸郁自解。方中香附行气解郁以治气郁，为君药。川芎为血中之气药，善于活血行气，以治血郁，又可助君药香附行气解郁；苍术燥湿健脾，以解湿郁；神曲消食和胃，以治食郁；栀子清热泻火，以治火郁，四药共为臣佐之品。由于痰郁是气滞湿聚而成，亦与气、火、食郁有关，今气机通畅，五郁得解，则痰郁自消。

【配伍特点】

1. 五药治六郁，贵在治病求本。

2. 诸法并举，重在调理气机。

【临床运用】

1. 证治要点　本方是治疗气、血、痰、火、湿、食六郁的代表方剂。临床以胸膈痞闷，脘腹胀痛，嗳腐吞酸，恶心呕吐，饮食不消，舌苔白腻，脉弦为证治要点。

2. 加减应用　临床根据郁证具体情况，可调整药物用量。若气郁重，可重用香附，酌加木香、枳壳等行气之品；血瘀偏重，可重用川芎，酌加桃仁、红花、丹参等；湿郁偏重，则重用苍术，酌加茯苓、泽泻、薏苡仁等；食郁偏重，可重用神曲，酌加山楂、麦芽；火郁偏重，则重用栀子，酌加黄连、黄芩、青黛等；痰郁偏重，可酌加瓜蒌、半夏、天南星等以助化痰。

3. 现代应用　胆囊炎、肝炎、胃肠神经症、胃及十二指肠溃疡、胆石症、痛经、月经不调等有六郁见症者。

【病案链接】某女，22岁，服务员，患神经衰弱多年，近因精神受刺激，出现情绪低沉，表情淡漠，胸脘痞闷，多疑善虑，心烦欲哭，失眠多梦，甚则彻夜不眠，头昏沉，体虚出汗，食欲不振，大便偏干，舌淡嫩、红，苔薄腻，脉沉细滑。证属肝郁脏躁。予以越鞠丸合甘麦大枣汤加麻仁、珍珠母、龙骨、夜交藤。连服18剂，诸症消失，睡眠安稳，情绪稳定。（《新中医》1994，1：5）

【方歌】

越鞠丸治六般郁，气血痰火湿食因，
香附芎苍神曲栀，气畅郁舒痛闷伸。

知识拓展

丹溪学派简介

　　朱震亨（1281~1358年），字彦修，婺州义乌（今浙江金华义乌）人，与金代刘完素、张从正、李杲并称"金元四大家"。因其居所有条美丽的小溪，名"丹溪"，学者遂尊之为"丹溪翁"或"丹溪先生"。

　　金元时代，《局方》（《太平惠民和剂局方》的简称）盛行，该书作为官方药局的制剂手册影响很大，世人多以成方应病，不重辨证治疗。朱震亨在其《局方发挥》中记载"官府守之以为法，医门传之以为业，病者持之以立命，世人习之以成俗"，一针见血地指出当时行医的弊端。朱氏认为，患者的年龄、体质、病程久暂、标本先后、发病时令、所处方域等因素各不相同，因此即使同患一种疾病，也应因人、因时、因地制宜，处以不同方药。如果不经辨证，即以前人已效之方，应今人无限之病，则无异于刻舟求剑，按图索骥，难以获效。朱震亨通过纠正当时医者拘泥于宋代局方之弊，强调辨证论治，彰显了其实事求是的精神。另外其创立的"养阴派"学说，突破了旧有思维的束缚，推动了中医药理论的发展创新。

　　朱震亨认为"阳常有余，阴常不足"而力倡治病需注重养阴，从而创立"养阴派"，治疗杂病以气、血、痰、郁立论，对中医学理论的丰富和发展做出了重要贡献。后世医家在养阴、治火、治痰、解郁等方面的成就，正是受其影响而发展起来的。明代医家如王履、戴原礼诸人均师承其学说并发展成一个学术流派——丹溪学派。丹溪学术思想以养阴为主题，于气、血、痰、郁、火诸证的治疗亦多发挥，每被后世奉为圭臬。丹溪学派的形成和发展，对其后的医学流派产生了深远的影响，所倡"相火论"也成为后世诸家论命门之火的理论依据。

　　《丹溪心法》是由其弟子戴元礼、赵以德、刘淑渊等整理朱丹溪之心得，是一部比较全面反映朱丹溪临床治疗经验的医学著作，该书较全面整理了朱氏"阳常有余，阴常不足"而力倡养阴的学术思想及其丰富的临床经验。

柴胡疏肝散

（《证治准绳》）

PPT

　　【组成】柴胡二钱（6g），陈皮（醋炒）二钱（6g），川芎、枳壳（麸炒）、芍药各一钱半（各4.5g），炙甘草五分（1.5g），香附一钱半（4.5g）。

　　【用法】上作一服。水二盅，煎八分，食前服（现代用法：水煎服）。

　　【功用】疏肝解郁，行气止痛。

　　【主治】肝气郁滞证　症见胁肋疼痛，胸闷喜太息，情志抑郁易怒，或脘腹胀满，嗳气，脉弦。

　　【病机分析】肝主疏泄而藏血，喜条达而恶抑郁，其经脉布胁肋，循少腹。若情志不遂，木失条达，则致肝气郁结。不通则痛，故见胁肋疼痛，甚则胸脘腹部胀闷；肝疏泄失职，则情志抑郁；久郁不解，肝失柔顺舒畅之性，则急躁易怒；肝气横逆犯胃，胃气失和，则见嗳气频作；脉来弦长者，亦为肝郁不舒之证，治当疏肝解郁，行气止痛。

【配伍意义】本方证所治肝气郁滞证，由肝气郁结所致，治当遵"木郁达之"之旨。方中柴胡苦辛微寒，而入肝胆，功善条达肝气而疏肝解郁，为君药。香附味辛入肝，长于疏肝行气止痛；川芎味辛气温，入肝胆经，能行气活血、疏肝开郁止胁痛。二药合用共助柴胡疏肝解郁，并且增强行气止痛作用，同为臣药。陈皮理气行滞而和胃，醋炙入肝行气；枳壳行气止痛以疏肝理脾；芍药养血柔肝，缓急止痛，配伍柴胡，养肝体、利肝用，且防方中辛香之品耗伤气血，俱为佐药。甘草调和药性，并与白芍相合，增强缓急止痛作用，为佐使药。诸药共奏疏肝解郁，行气止痛之功。

【配伍特点】以入肝辛散理气药为主，辅以养血敛阴柔肝，疏肝之中兼以养肝。理气之中兼以调血，肝脾气血兼顾。

【临床运用】

1. 证治要点　本方为疏肝解郁治疗肝气郁结代表方，以胁肋胀痛，脉弦为证治要点。

2. 加减应用　若胁肋疼痛严重者，酌加当归、郁金增强行气活血止痛；肝郁化火，口渴，舌红者，可酌加黄芩、川楝子清肝泻火。

3. 现代应用　肝炎、慢性胃炎、胁间神经痛等证属肝气郁滞证者。

【病案链接】某女，38岁，平素爱生气，脾气暴躁，2年前不明原因周身肿胀，时轻时重，反复不愈。诊见面青紫色，闻及声音气粗，时有叹息，按之皮肤凹陷，久不复原，脉沉弦滑细。治宜疏肝理气，活血扶脾，以柴胡疏肝汤加丹参、白术，服1剂后小便增多，3剂后肿消大半。再予3剂其肿全消，周身轻松舒适。（《新中医》1994，12：16）

【方歌】

柴胡舒肝芍川芎，枳壳陈皮草香附，
疏肝行气兼活血，胁肋疼痛力能除。

📖 知识拓展

表13-1　四逆散与柴胡疏肝散比较

比较项目		四逆散	柴胡疏肝散
组成	同	柴胡、甘草	
	异	芍药、枳实	枳壳、香附、陈皮、川芎
功用	同	疏肝解郁	
	异	透邪、理脾	行气止痛
主治	同	郁证	
	异	阳郁厥逆、肝脾不和	肝气郁滞

瓜蒌薤白白酒汤
（《金匮要略》）

微课　　PPT

【组成】瓜蒌实（捣）一枚（24g），薤白半升（12g），白酒七升（适量）。

【用法】加酒适量，水煎煮，分2次温服。

【功用】通阳散结，行气祛痰。

【主治】**胸痹，胸阳不振，痰气互结证** 症见胸部闷痛，甚则胸痛彻背，咳唾喘息，短气，舌苔白腻，脉沉弦或紧。

【病机分析】本方证所治胸痹，由于胸阳不振，痰阻气滞所致。诸阳聚气于胸，转行于背，胸阳不振，津液不得疏布，凝聚为痰，痰阻气机，不通则痛，因此胸中闷痛，甚则胸痛彻背；痰浊阻滞，肺失宣降，故咳唾喘息，短气；胸中痰浊结聚，故舌苔白腻，脉沉弦或紧。本证以胸阳不振为本，痰阻气滞为标，治则通阳散结，行气祛痰。

【配伍意义】本方方中瓜蒌甘寒入肺，善理气宽胸，涤痰散结，导痰浊下行，结胸胸痹，非此不治，为君药；薤白辛温，行气止痛，通阳散结，作为臣药与瓜蒌配伍，一祛痰结，一通阳气，可散胸中阴寒，宣胸中气机，化上焦痰浊，共为治胸痹要药；白酒辛散温通，活血行气，增强行气通阳作用，为佐药，三者配伍功能通阳散结，行气祛痰，治疗胸阳不振，痰气互结之胸痹。

【配伍特点】温通胸阳与行气祛痰并用，药简力专。

【临床运用】

1. 证治要点 本方主治胸阳不振，痰气互结之胸痹的常用方剂。以胸部闷痛，喘息短气，舌苔白腻，脉弦紧为辨证要点。

2. 加减应用 若胸中绞痛，心血瘀阻，可酌加红花、丹参、川芎，以增强活血止痛；若胸痹遇寒加重，可酌加干姜、附子以温中散寒，振奋胸阳。

3. 现代应用 冠心病心绞痛、肋间神经痛、慢性胃炎、冠脉综合征等证属胸阳不振，痰气结胸者。

【附方】

1. **瓜蒌薤白半夏汤**（《金匮要略》） 组成：瓜蒌实（捣）一枚（12g），薤白三两（9g），半夏半升（12g），白酒一斗（适量）。用法：黄酒适量，加水煎服。功效：通阳散结，祛痰宽胸。主治：胸痛彻背，不得安卧之胸痹而痰浊较甚者。

2. **枳实薤白桂枝汤**（《金匮要略》） 组成：枳实四枚（12g），厚朴四两（12g），瓜蒌实（捣）一枚（24g），薤白半升（9g），桂枝一两（3g）。用法：以水五升，先纳枳实、厚朴，取二升，去滓，加其余药，煮数沸，分温三服。功效：通阳散结，祛痰下气。主治：胸痹。胸满而痛，甚则胸痛彻背，喘息咳唾，短气，气从胁下上抢心，舌苔白腻，脉沉弦或紧。

【病案链接】某男，56岁，既往冠心病心绞痛病史2年，现症心前区刺痛，日发作3~4次，每次持续5~10分钟。心悸、气短、胸闷、口干，舌质紫暗、苔黄，脉沉迟无力。辨证为脉络不畅，气虚血瘀。以瓜蒌薤白白酒汤加生地黄、赤芍、川芎、水蛭、炙甘草、桔梗、牛膝、红花、当归治疗。日1剂，水煎，早晚分服。服10剂后诸症减轻，用原法原方随症略作加减，续服2个月，诸症消失。（《中国民间疗法》2011，19：08）

【方歌】

瓜蒌薤白白酒汤，通阳行气祛痰良，

胸痛彻背喘息唾，治疗胸痹常用方。

半夏厚朴汤
（《金匮要略》）

微课　　PPT

【组成】半夏一升（12g），厚朴三两（9g），茯苓四两（12g），生姜五两（15g），苏叶二两（6g）。

【用法】上五味，以水七升，煮取四升，分四服，日三、夜一服。

【功用】行气散结，降逆化痰。

【主治】梅核气　咽中如有物阻，咯吐不出，吞咽不下，胸膈满闷，或咳或呕，舌苔白润或白滑，脉弦缓或弦滑。

【病机分析】本方证是由七情郁结，肺胃宣降失常，津液不能正常疏布，聚而成痰，痰气凝滞，阻于咽喉，咽中如有物阻，咯吐不出，咽之不下；胸中气机郁滞，则胸胁满闷，痰气上逆，肺失宣降，胃失和降，则见咳嗽和呕吐；舌苔白润或白滑，脉弦缓或弦滑均为气滞痰凝之证，治宜行气散结，降逆化痰。

【配伍意义】本方证属于七情郁滞，痰气互结咽喉所致。方中半夏辛温入肺胃，化痰散结，降逆和胃，为君药。厚朴辛苦性温，燥湿消痰，下气除满，配伍半夏，痰气并治，增强化痰结、降逆气作用；茯苓甘淡，健脾渗湿，脾运湿去，则痰无由生，增强半夏化痰作用，与厚朴共为臣药。生姜辛温散结，和胃止呕，助半夏化痰散结，且解半夏之毒；苏叶芳香行气，理肺疏肝，助厚朴以行气宽胸，宣通郁结之气，共为佐药。诸药合用，共奏行气散结，降逆化痰之功。

【配伍特点】

1. 辛苦行降，痰气并治。

2. 行中有宣，降中有散。

【临床运用】

1. 证治要点　本方是治疗七情郁滞，痰气互结咽喉所致梅核气常用方剂。以咽中如有物阻，咯吐不出，吞咽不下，舌苔白滑为证治要点。

2. 加减应用　若气郁较重，酌加香附、郁金等增强行气解郁作用；若胁肋疼痛，酌加柴胡、川楝子以疏肝止痛；痰气郁结化热者，酌加栀子、黄芩、连翘以清热除烦。

3. 现代应用　癔症、焦虑症、胃神经官能症、慢性喉炎、慢性支气管炎等证属气滞痰阻者。

【病案链接】某女，38岁。患者平素多疑善虑，2年前偶感咽中不适，后渐觉咽中有异物梗阻，咯之不出，咽之不下，伴胸胁痞闷，食纳不振，大便溏薄，小便清利，舌质淡，苔白腻，脉弦滑。证属肝郁脾虚，气滞痰阻。方用半夏厚朴汤加党参、苍术、白术、陈皮、香橼皮、神曲、大枣。服药2剂，咽中异物感明显减轻，继服前方10剂后，诸症均愈，随访1年未复发。（《河南中医》1994，2：109）

【方歌】

半夏厚朴配紫苏，茯苓生姜共煎煮，

痰凝气聚成梅核，降逆开郁气自舒。

厚朴温中汤

（《内外伤辨惑论》）

PPT

【组成】厚朴（姜制）、橘皮（去白）各一两（15g），炙甘草、草豆蔻仁、茯苓（去皮）、木香各五钱（8g），干姜七分（2g）。

【用法】上为粗散，每服五钱匕（15g），水二盏，生姜三片，煎至一盏，去滓，温服，食前。忌一切冷物（现代用法：加生姜3片，水煎服）。

【功用】行气除满，温中燥湿。

【主治】脾胃气滞寒湿证　症见脘腹胀满，或疼痛，不思饮食，四肢倦怠，舌苔白或白腻，脉沉弦。

【病机分析】本方证为脾胃伤于寒湿，气机壅滞于中焦所致。寒邪凝滞，湿邪黏腻，宜阻滞气机。若衣居不适，外感寒湿，或恣食生冷之物，致使寒湿困阻脾胃，气机升降失常，故脘腹胀满；气机阻滞，不通则痛，故脘腹疼痛，然多胀满而痛；脾胃运化失常，则食欲不振；脾主肌肉四肢，脾胃伤于寒湿，湿邪阻遏气机，则四肢倦怠；舌苔白或白腻，脉沉弦，皆为脾胃寒湿气滞之象。

【配伍意义】本方所主为脾胃伤于寒湿，气机阻滞于中焦所致，治之当行气除满为主，辅以温中燥湿。方中厚朴辛苦温燥，燥湿消痰，下气除满，重用为君药。草豆蔻辛温芳香，行气燥湿，温中散寒，为臣药。陈皮、木香行气宽中，助厚朴消胀除满；干姜、生姜温温中散寒，助草豆蔻温脾暖胃；茯苓渗湿健脾，均为佐药。炙甘草益气和中，调和诸药，功兼佐使。诸药合用，共奏行气除满，温中燥湿之功。

【配伍特点】辛苦温合法。重用行气药物，辛行为主，苦燥兼以燥湿，佐以温散。

【临床运用】

1. 证治要点　本方为治疗脾胃伤于寒湿，气机阻滞于中焦所致脾胃气滞寒湿证。以脘腹胀满，或疼痛，舌苔白，脉沉弦为证治要点。

2. 加减应用　寒邪重脘腹疼痛甚者，酌加肉桂、高良姜等增强温中散寒止痛。兼有食积，而嗳腐苔腻者，酌加山楂、神曲以消食导滞；兼有肝气郁滞，脘腹胀痛连胁，酌加香附疏肝理气；兼有胃气上逆，恶心呕吐者，酌加半夏和胃降逆。

3. 现代应用　慢性胃炎、胃肠道功能紊乱等属脾胃气滞夹寒湿证者。

【附方】良附丸（《良方集腋》）　组成：高良姜（酒洗七次，焙研），香附子（醋洗七次，焙研）各等份（各9g）。用法：上药各焙、研、各贮，用时以米加生姜汁一匙，盐一撮为丸，服之立止。功效：行气疏肝，祛寒止痛。主治：气滞寒凝证，胃脘疼痛，胸胁胀闷，畏寒喜温，苔白脉弦，以及妇女痛经。

【病案链接】某男，49岁，工人。胃脘疼痛已3日，经西医肌内注射及口服药物治疗无效。3日前因贪吃生冷又深夜如厕感寒，遂疼痛不已，剧痛曾呕吐清水，饮热姜糖水而止。诊见：急性病容，四肢发凉，口不渴，舌淡，苔薄白，脉沉弦。厚朴温中汤加减，水煎服，2剂痛止，继服2剂病愈，后未再复发。（《吉林中医药》1984，5：26）

【方歌】

<blockquote>
厚朴温中陈草苓，干姜草蔻木香停，
煎服加姜治腹痛，虚寒胀满用皆灵。
</blockquote>

知识拓展

"厚朴温中汤"为何归于行气剂

　　厚朴温中汤名为"温中"，但重用厚朴、橘皮等行气药物，此类行气药物药性温燥，故兼以散寒燥湿，佐以温中淡渗之药，功能行气除满，温中燥湿。本方虽名为"厚朴温中汤"，但重在行气，而非温中。因此将其归于理气剂，而非温里剂。

天台乌药散
（《圣济总录》）

PPT

【组成】乌药、木香、茴香（微炒）、青橘皮（汤浸，去白，焙）、高良姜（炒）各半两（各15g），槟榔（剉）二个（9g），川楝子十个（12g），巴豆（微炒，敲破，同楝实二味，用麸一升炒，候麸黑色，拣去巴豆并麸不用）七十枚（12g）。

【用法】以上八味，除巴豆外，捣罗为散。每服一钱匕（3g），空心，食前温酒调下。疼甚，炒生姜、热酒调下（现代用法：为散，每服3~5g，食前温服；作汤剂，水煎服）。

【功用】行气疏肝，散寒止痛。

【主治】寒凝气滞证　症见小肠疝气，少腹痛，引睾丸偏坠胀痛，舌淡，苔白，脉沉弦；或治妇女痛经，瘕聚等属气滞寒凝者。

【病机分析】足厥阴肝经起于足大趾，沿足背内侧，经下肢内侧上行，绕阴部，至小腹，夹胃旁边，属于肝，络于胆。肝经气机郁滞，复感外寒，脉络失和，内外相合，发为小肠疝气，少腹疼痛，引睾丸偏坠胀痛；厥阴气滞寒凝，又可引发痛经、瘕聚等。治以行气疏肝，散寒止痛。

【配伍意义】方中乌药辛温，入肝经，行气疏肝，散寒止痛，为君药。青皮疏肝行气，木香行气止痛，共助乌药疏肝行气；小茴香暖肝行气，高良姜散寒止痛，共助乌药散寒止痛，四药具为臣药。槟榔下气导滞，直达下焦而破坚；川楝子苦寒，理气止痛，与辛热巴豆共炒，去巴豆而用川楝子，巴豆可制其苦寒之性，并增强其行气散结作用，共为佐使药。诸药合用，寒凝得散，气滞得疏，肝经得调，疝痛则愈。

【配伍特点】

1. 辛香温行合法，重在行气疏肝。

2. 巴豆与川楝子同炒，制约川楝子苦寒之性，增其行气散结作用，去性存用。

【临床运用】

1. 证治要点　本方是主治寒凝肝脉所致疝痛的常用方剂，以少腹痛引睾丸，舌淡苔白，脉沉弦为证治要点。

2. 加减应用　若阴肿胀偏坠甚者，可加荔枝核、橘核增强行气止痛；寒邪重喜温微寒者，酌加肉桂、吴茱萸增强散寒止痛；痛经甚者，酌加当归、川芎等和血调经。

3. 现代应用　腹股沟斜疝、直疝，睾丸炎，女性痛经，肠痉挛等证属气滞寒凝者。

【附方】暖肝煎（《景岳全书》）　组成：当归二钱（6g），枸杞三钱（9g），茯苓二钱（6g），小茴香二钱（6g），肉桂一钱（3g），乌药二钱（6g），沉香一钱（木香亦可）（3g）。用法：加姜三片，水煎内服。功效：温补肝肾，行气止痛。主治：肝肾虚寒证，睾丸冷痛，或小腹疼痛，或疝气痛，畏寒喜暖，舌淡苔白，脉沉迟。

【病案链接】马氏，二十四岁，瘕痛十数年不愈，三日一发，或五日、十日一发，或半月一发，发时痛不能食，无一月不发者，与天台乌药散，发时服二钱，痛轻服一钱，不痛时服三五分。一年以外，其瘕化尽，永不再发。（《吴鞠通医案》）

【方歌】

天台乌药楝茴香，良姜巴豆与槟榔，

青皮木香共研末，寒滞疝痛酒调尝。

📝 知识拓展

表13-2　天台乌药散与暖肝煎的比较

比较项目		天台乌药散	暖肝煎
组成	同	乌药、小茴香	
	异	木香、青皮、高良姜、槟榔、川楝子、巴豆	当归、枸杞、茯苓、肉桂、沉香

续表

比较项目		天台乌药散	暖肝煎
功用	同	行气止痛	
	异	疏肝、散寒，散寒见长	温补肝肾，以行气见长
主治	同	均能治疗疝痛	
	异	寒凝气滞证	肝肾虚寒证

第三节　降气剂

苏子降气汤
（《太平惠民和剂局方》）

【组成】紫苏子、半夏（汤洗七次）各二两半（各9g），川当归（去芦）两半（6g），炙甘草二两（6g），前胡（去芦）、厚朴（去粗皮）各一两（各6g），肉桂（去皮）一两半（3g）。

【用法】上为细末，每服二大钱（6g），水一盏半，入生姜二片，枣子一个，紫苏叶五叶，同煎至八分，去滓热服，不拘时候（现代用法：加生姜3g，大枣1枚，紫苏叶2g，水煎服）。

【功用】降气平喘，祛痰止咳。

【主治】上实下虚之喘咳证　症见喘咳痰多，短气，胸膈满闷，呼多吸少，或腰疼脚软，或肢体浮肿，舌苔白滑或白腻，脉弦滑。

【病机分析】肺为气之主，肾为气之根，本方治疗因痰涎壅肺，肾阳不足所致的上实下虚之喘咳证。上实是指痰涎壅盛于肺，肺失宣降；下虚是指肾阳虚衰于下，失于纳气。痰涎壅盛于肺，肺失宣降，则气机上逆而咳喘，气机不畅则胸膈满闷；肾阳虚衰于下，肾主骨生髓功能失常，则腰疼脚软，肾不纳气，则呼多吸少，肾阳不足，则蒸腾气化功能不足，肺失宣降，通调水道失常，则水液内停，肢体浮肿；舌苔白滑或白腻，脉弦滑，均为痰涎壅盛之征。本方证虽属于“上实下虚”，但以“上实”为主。由于气逆痰盛，治宜降气平喘，祛痰止咳。

【配伍意义】方中紫苏子降气平喘，为治疗痰逆咳喘之要药，善于降上逆之肺气，消壅滞之痰涎，为君药。半夏燥湿化痰降逆，为臣药。厚朴降逆平喘，下气除满；前胡降气祛痰；肉桂温肾助阳纳气；当归辛甘温润，止咳逆上气，并养血补虚以助肉桂温补下元，共为佐药。生姜、大枣调和脾胃；苏叶宣肺散寒，配伍诸药，降逆化痰兼宣降肺气；甘草和中益气，调和药性，为佐使药。诸药合用，上下并治，标本兼治，气降痰消，则咳喘自平。

【配伍特点】治上顾下，以治上为主，标本兼顾，以治标为主的特点。

【临床运用】

1. 证治要点　本方为治疗痰涎壅盛，上实下虚之喘咳的常用方。以喘咳痰多，胸膈满闷，苔白滑或白腻，脉弦滑为证治要点。

2. 加减应用　若痰涎壅盛，喘咳气逆难卧者，酌加沉香以增强降气平喘作用；兼有表证者，酌加麻黄、杏仁以宣肺平喘，疏散外邪；兼有气虚者，酌加人参、黄芪以益气补虚。

3. 现代应用　慢性支气管炎、肺气肿、支气管哮喘等证属痰壅于肺，气机上逆者。

【病案链接】某男，32岁。胃脘痛数年，曾经当地县医院行胃镜检查诊断为"慢性浅表性胃炎"。经中西药物治疗数月，虽有缓解但发作未断。近2个月来发作频繁，隐痛喜按，胸脘痞满，吐酸，纳差，畏寒，舌苔白腻。此乃中阳不足，气失和降之候。治以温中止痛，理气降逆。处方：苏子、半夏、肉桂、当归各9g，甘草3g，前胡6g，厚朴10g，干姜、香附各12g。6剂后发作渐稀，痛已轻微，继前方增白芍12g，再进5剂，胃痛未作，饮食渐进，原方出入改用丸剂，调理2个月告愈。（《陕西中医》1995, 8：358）

【方歌】

苏子降气半夏归，前胡桂朴草姜随，

下虚上盛痰嗽喘，亦有加参贵合机。

定喘汤
《摄生众妙方》

PPT

【组成】白果（去壳，砸碎，炒黄色）二十一个（9g），麻黄三钱（9g），苏子二钱（6g），甘草一钱（3g），款冬花三钱（9g），杏仁（去皮尖）一钱五分（4.5g），桑皮（蜜炙）三钱（9g），黄芩（微炒）一钱五分（4.5g），法制半夏（如无，用甘草汤泡七次，去脐用）三钱（9g）。

【用法】上用水三盅，煎二盅，作二服。每服一盅，不用姜，不拘时候，徐徐服（现代用法：水煎服）。

【功用】宣降肺气，清热化痰。

【主治】痰热内蕴，肺失宣降之哮喘证　症见咳喘痰多气急，痰稠色黄，或微恶风寒，舌苔黄腻，脉滑数。

【病机分析】本证为素体痰多，复感外寒，郁而化热所致的哮喘。痰壅于肺，加之风寒所遏，肺气壅闭，郁而化热，肺失宣降，则喘咳气急，痰多黄稠，舌苔黄腻，脉来滑数；风寒束表，卫阳被遏，故微恶风寒。治宜宣降肺气，清热化痰。

【配伍意义】方中麻黄发散风寒，宣肺平喘；白果甘涩，敛肺定喘，二药配伍，一散一收，增强平喘作用，并使其宣肺而不耗气，敛肺而不留邪，共为君药。桑白皮泻肺平喘，黄芩清热化痰，二者配伍可消内蕴之痰热，共为臣药。杏仁、苏子、半夏、款冬花降气平喘，化痰止咳，均为佐药。甘草祛痰止咳，并调和诸药，为佐使药。诸药配伍宣降肺气，清热化痰。

【配伍特点】

1. 宣肺药和降肺药配伍，适肺之宣降，主以肃降肺气。
2. 宣肺药和敛肺药配伍以利肺司开阖之职。

【临床运用】

1. 证治要点　本方是治疗痰热内蕴，风寒外束之哮喘的代表方剂。临床以咳喘，痰多稠黄，舌苔黄腻，脉滑数为证治要点。

2. 加减应用　若无表证者，可酌减麻黄或以炙麻黄代麻黄，以取其宣肺定喘之力；痰稠难咯者，酌加瓜蒌、胆南星以增强清热化痰；胸闷甚者，酌加枳壳、厚朴以理气宽胸。

3. 现代应用　支气管哮喘、慢性支气管炎等证属痰热蕴肺者。

【病案链接】某男，38岁，患支气管哮喘2年，此次发病出现喘促，气粗，喉中痰鸣，胸高胁胀，咳痰色黄稠厚，口渴。处方：炙麻黄10g，白果15g，桑白皮20g，款冬花15g，半夏15g，杏仁15g，苏子15g，黄芩30g，甘草10g，石膏30g，葶苈子15g。每日1剂，水煎早晚分服。二诊：服药1周后痰鸣缓解，原方去石膏，加紫菀15g，再服7剂。三诊：诸症悉减，原方去黄芩，加生地15g，续服1周而痊愈。(《中医药学报》1996，6：15)

【方歌】

> 定喘麻黄与白果，款冬半夏白皮桑，
> 苏杏黄芩兼甘草，肺寒膈热喘哮尝。

📖 知识拓展

定喘汤与苏子降气汤比较

定喘汤与苏子降气汤均为治疗喘咳证方剂。苏子降气汤用于治疗痰涎壅肺，肾阳不足所致的上实下虚之喘咳证，证属寒痰喘咳，以喘咳短气、痰多色白质稀，舌苔白腻等症为主；定喘汤用于治疗痰热内蕴、风寒外束所致的痰热咳喘，以咳喘气急哮鸣，痰多黄稠，舌苔黄腻等症为主。

旋覆代赭汤

(《伤寒论》)

PPT

【组成】旋覆花三两（9g），人参二两（6g），生姜五两（15g），代赭石一两（3g），炙甘草三两（9g），半夏（洗）半升（9g），大枣（擘）十二枚（4枚）。

【用法】以水一斗，煮取六升，去滓，再煮取三升，温服一升，日三服（现代用法：水煎服）。

【功用】降逆化痰，益气和胃。

【主治】胃虚气逆痰阻证　心下痞硬，噫气不除，或见纳差、呃逆、恶心，甚或呕吐，舌苔白腻，脉缓或滑。

【病机分析】本证属胃气虚弱，痰浊内阻所致。胃主受纳，以降为顺，伤寒发汗后，误用吐、下之法，伤及胃气，升降运化失常，津液不得转输而为痰，痰浊阻于中焦，气机不畅，而心下痞硬；脾胃虚弱，痰气交阻，胃气上逆，则噫气频作，或纳差、呃逆、恶心，甚或呕吐。舌苔白腻，脉缓或滑，此胃虚痰阻之征。治当降逆化痰，益气和胃。

【配伍意义】本方证由胃虚痰阻，气逆不降所致，方中旋覆花苦辛性温，性主降，善下气消痰，降逆止噫，重用为君药；代赭石重坠降逆止呃，下气消痰，为臣药；半夏燥湿化痰，降逆和胃；生姜辛温和胃降逆止呕，并祛痰散结；人参、甘草、大枣健脾益胃，治中焦气虚，扶助已伤之正气，又可防重坠之品伤胃，共为佐药；甘草亦可调和诸药，为佐使，诸药合用，降逆化痰，益气和胃，标本兼顾。

【配伍特点】降逆和胃之品配伍益气补虚药，标本兼治，治实顾虚。

【临床运用】

1. 证治要点　本方是治疗胃虚痰阻，气逆不降所致胃虚气逆痰阻证的代表方剂。临床以心下痞硬，噫气频作，呕呃，舌苔白滑，脉弦虚为证治要点。

2. 加减应用　若气逆较重，胃虚不甚者，可重用代赭石；若痰多苔腻者，可酌加茯苓、陈皮以化痰和胃；若腹胀较甚者，酌加枳实、厚朴行气除满；腹痛喜温者，酌加干姜、吴茱萸温中祛寒。

3. 现代应用　慢性胃炎、胃神经官能症、急性胃扩张、膈肌痉挛等证属胃虚痰阻气逆者。

【病案链接】某男，3岁6个月。咳嗽3个月余。诊时咳嗽气喘，喉间痰声辘辘，甚则憋气，咳末无回声，纳谷不馨，舌质淡，苔薄腻，脉细。证属病久伤正，中气既伤，痰涎内生，阻于气道。拟法：益气和胃，降逆化痰。旋覆代赭汤主之。处方：旋覆花（包煎）、炒党参、半夏各10g，代赭石（先煎）15g，甘草3g，大枣5枚，生姜3片。药服3剂后，咳嗽减轻，偶闻咳声，痰亦减少，惟纳谷仍少，苔薄，脉细。效不更法，前方加焦三仙各10g，续5剂，以善其后。（《四川中医》1991，1：6）

【方歌】

旋覆代赭用人参，半夏干姜大枣临，
重以镇逆咸软痞，痞硬噫气力能禁。

橘皮竹茹汤
（《金匮要略》）

PPT

【组成】橘皮二升（12g），竹茹二升（12g），生姜半斤（9g），人参一两（3g），甘草五两（9g），大枣三十枚（5枚）。

【用法】以水一斗，煮取三升，温服一升，一日三次。

【功用】降逆化痰，益气清热。

【主治】胃虚有热之呃逆　症见呃逆或干呕，虚烦少气，舌红嫩，脉虚数。

【病机分析】本证为胃虚有热，气机上逆所致。本方所治乃久病或吐利伤中，耗气劫液，胃虚有热，胃失和降，其气上逆所致。呃逆或干呕。虚烦少气，舌红嫩，脉虚数，均为胃虚有热之象。治则降逆止呃，益气清热。

【配伍意义】方中橘皮辛苦温，行气和胃；竹茹甘寒，清热和胃，降逆止呕，二药配伍，降逆止呃，清热除烦，行气和胃，共为君药。生姜和胃止呕，助君药降逆止呃；人参益气补中，与橘皮配伍，行中有补，共为臣药。大枣、甘草二药益气补脾和胃，合人参补中治胃气虚弱；大枣与生姜配伍，调和脾胃，俱为佐药。甘草调和药性，兼为使药。诸药合用，共奏降逆止呃，益气清热之力。

【配伍特点】

1. 甘寒竹茹与辛温橘皮、生姜配伍，清而不寒。

2. 益气养胃之人参、大枣、甘草与行气和胃之橘皮相合，补而不滞。

【临床运用】

1. 证治要点　本方是治疗胃虚有热，气逆不降之呃逆的代表方剂。临床以呃逆频作或呕吐，舌红嫩为证治要点。

2. 加减应用　若口干，舌红少苔，胃阴不足甚者，酌加石斛、麦冬以滋阴养胃；胃热较甚，口渴欲饮，舌红苔黄者，酌加黄连以清泄胃热。

3. 现代应用　妊娠、幽门梗阻所致的呕吐，腹部手术后呃逆不止等证属胃虚有热，胃气上逆者。

【附方】丁香柿蒂汤（《症因脉治》）　组成：丁香6g，柿蒂9g，人参3g，生姜6g（原书未著药量）。用法：水煎服。功效：温中益气，降逆止呃。主治：虚寒呃逆证。症见呃逆不止，脘闷胸痞，舌淡苔白，脉迟。

【病案链接】某男，37岁。间歇性呃逆1年，近月余症状加重而就诊。患者体质壮实，略显肥胖，呃逆连声，声高音宏，口干欲饮，便结尿黄，舌红脉弦。呃前曾有情志刺激史。脉证合参，此系七情郁结，蕴久化火，火逆冲上，扰动膈肌而成。治宜清热和胃，理气止呃。方用：陈皮20g，竹茹15g，党参12g，生甘草10g，生姜10g，大黄10g，生白术12g，夏枯草12g，大枣7枚。1剂呃逆大减，3剂症状

消失。(《河南中医》1995，1：45)

【方歌】

橘皮竹茹治呃逆，人参甘草枣姜益，

胃虚有热失和降，久病之后更相宜。

执医考点

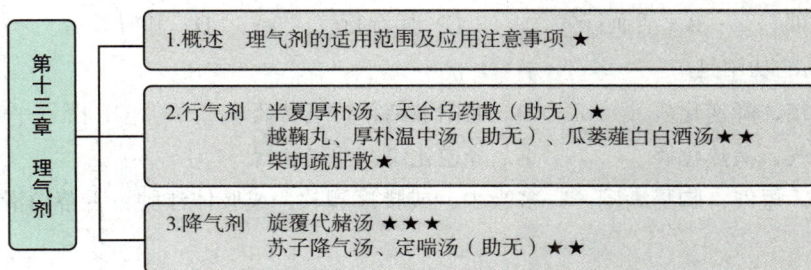

第十三章 理气剂

1.概述　理气剂的适用范围及应用注意事项 ★

2.行气剂　半夏厚朴汤、天台乌药散（助无）★
越鞠丸、厚朴温中汤（助无）、瓜蒌薤白白酒汤 ★★
柴胡疏肝散 ★

3.降气剂　旋覆代赭汤 ★★★
苏子降气汤、定喘汤（助无）★★

目标检测

答案解析

单项选择题

1. 越鞠丸的功用是（　）

　　A．健脾燥湿　　　　　B．调和营卫　　　　　C．疏肝解郁　　　　　D．行气解郁　　　　　E．疏肝健脾

2. 越鞠丸的君药是（　）

　　A．川芎　　　　　B．香附　　　　　C．神曲　　　　　D．栀子　　　　　E．苍术

3. 具有通阳散结，行气祛痰功用的方剂是（　）

　　A．越鞠丸　　　　　　　　B．瓜蒌薤白白酒汤　　　　　　　　C．瓜蒌薤白半夏汤

　　D．瓜蒌薤白桂枝汤　　　　E．厚朴温中汤

4. 具有疏肝解郁，行气止痛功用的方剂是（　）

　　A．越鞠丸　　　　　B．半夏厚朴汤　　　　　C．柴胡疏肝散　　　　　D．四逆散　　　　　E．金铃子散

5. 半夏厚朴汤主治的病证的病因病机是（　）

　　A．情志不遂，木失条达，肝气郁结　　　　　B．胸阳不振，痰阻气滞

　　C．痰气凝滞阻于咽喉　　　　　D．脾胃伤于寒湿，气机壅滞于中焦

　　E．痰涎壅肺，肾阳不足

6. 瓜蒌薤白白酒汤的功效是（　）

　　A．降气平喘，祛痰止咳　　　　　B．行气疏肝，散寒止痛　　　　　C．行气除满，温中燥湿

　　D．宣肺降气，祛痰平喘　　　　　E．通阳散结，行气祛痰

7. 不属于天台乌药散组成的是（　）

　　A．木香　　　　　B．小茴香　　　　　C．青皮　　　　　D．川楝子　　　　　E．薤白

8. 天台乌药散中配伍巴豆的应用方法是（　）

　　A．生用　　　　　B．去油制霜　　　　　C．稀释制霜

　　　　D．与川楝子、麦麸同炒弃去　　　　　E．与乌药同炒

9．具有"行气除满，温中化湿"功用的方剂是（　　）

　　　　A．柴胡疏肝散　　　B．越鞠丸　　　　　C．天台乌药散　　　D．厚朴温中汤　　　E．暖肝煎

10．"咽中如有物阻，咯吐不出，吞咽不下，胸膈满闷，或咳或呕，舌苔白润或白滑，脉弦缓或弦滑"
治当首选（　　）

　　　　A．越鞠丸　　　　　　　　B．柴胡疏肝散　　　　　　　C．瓜蒌薤白白酒汤

　　　　D．半夏厚朴汤　　　　　　E．金铃子散

11．越鞠丸中香附的作用（　　）

　　　　A．行气解郁　　　B．活血行气　　　C．燥湿行气　　　D．和胃导滞　　　E．清心解郁

12．苏子降气汤的功用是（　　）

　　　　A．行气散结，降逆化痰　　　　　B．通阳散结，行气祛痰　　　　C．降气平喘，祛痰止咳

　　　　D．宣降肺气，清热化痰　　　　　E．降逆化痰，益气和胃

13．"喘咳痰多，短气，胸膈满闷，呼多吸少，或腰疼脚软，或肢体浮肿，舌苔白滑或白腻，脉弦滑"，
治当首选（　　）

　　　　A．定喘汤　　　B．瓜蒌薤白白酒汤　C．暖肝煎　　　　D．苏子降气汤　　　E．柴胡疏肝散

14．主治风寒外束痰热内蕴证的常用方剂是（　　）

　　　　A．羌活胜湿汤　　　　　　B．定喘汤　　　　　　　　　C．瓜蒌薤白白酒汤

　　　　D．半夏厚朴汤　　　　　　E．香薷散

15．旋覆代赭汤的功用是（　　）

　　　　A．降逆化痰，益气和胃　　　　　B．宣降肺气，清热化痰　　　　C．行气除满，温中燥湿

　　　　D．通阳散结，行气祛痰　　　　　E．清热降逆，宣肺止咳

16．定喘汤与苏子降气汤最重要的区别指征是（　　）

　　　　A．无汗与有汗　　　　　　B．咳嗽与气喘　　　　　　　C．有痰与无痰

　　　　D．脉滑与脉浮　　　　　　E．痰白稀与痰稠黄

17．具有"降逆化痰，益气清热"作用的方剂是（　　）

　　　　A．橘皮竹茹汤　　　B．苏子降气汤　　　C．旋覆代赭汤　　　D．丁香柿蒂汤　　　E．定喘汤

18．"咳喘痰多气急，痰稠色黄，或微恶风寒，舌苔黄腻，脉滑数。"治当首选（　　）

　　　　A．柴胡疏肝散　　　B．定喘汤　　　　　C．暖肝煎　　　　D．苏子降气汤　　　E．橘核丸

书网融合……

知识回顾　　　习题

第十四章 | 理血剂

学习目标

知识要求：

1. 掌握桃核承气汤、血府逐瘀汤、补阳还五汤、复元活血汤、温经汤、生化汤、失笑散、桂枝茯苓丸、十灰散、咳血方、小蓟饮子、槐花散、黄土汤等方剂的组成、功用、主治病证、配伍特点及随证加减规律。

2. 熟悉理血剂的概念、适应证、分类与使用方法。

3. 了解大黄䗪虫丸、通窍活血汤、膈下逐瘀汤、少腹逐瘀汤、身痛逐瘀汤、七厘散的组成、功用、主治病证。

技能要求：

1. 会背诵桃核承气汤、血府逐瘀汤、补阳还五汤、复元活血汤、温经汤、生化汤、失笑散、桂枝茯苓丸、十灰散、咳血方、小蓟饮子、槐花散、黄土汤的方歌。

2. 学会鉴别下焦蓄血证、胸中血瘀证、瘀血停滞证、寒凝血瘀腹痛证、下焦瘀热血淋证、肝火犯肺之咳血证，并选择适当的理血剂进行治疗。

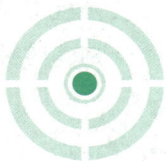

第一节　概　述

PPT

【含义】凡以理血药为主组成，具有活血祛瘀或止血等作用，主治血瘀证或出血证的方剂，称为理血剂。

【适应范围】理血剂是为治疗血瘀证或出血证证候而设。若血行不畅，瘀滞内阻，或血不循经则形成瘀血或出血证等证。血瘀证治宜活血祛瘀，出血证治宜止血。

【分类】理血剂因适应血瘀证或出血证证候不同而分为活血祛瘀剂和止血剂两大类。活血祛瘀剂由活血祛瘀药桃仁、红花、丹参等组成，适用于各类瘀血阻滞病证，如经闭、痛经、恶露不行、癥瘕、半身不遂、外伤瘀肿等，症见刺痛，痛有定处，舌紫黯，或有瘀斑，脉涩等。代表方有桃核承气汤、血府逐瘀汤、补阳还五汤、复元活血汤、温经汤、生化汤、失笑散、桂枝茯苓丸等。止血剂由止血药药物为主组成，适用于血溢出脉外出现的吐血、咳血、衄血、便血、尿血、崩漏等出血证，代表方如十灰散、咳血方、小蓟饮子、槐花散、黄土汤等。

【使用注意】①使用理血剂当辨证准确，辨清瘀血或出血的病因，分清标本缓急。②活血祛瘀剂药力较猛，易耗血伤正，常需配伍养血益气药，使祛瘀而不伤正。③活血祛瘀剂药性祛除瘀血，促进血行，药性峻猛，当中病即止，不可久服。④使用止血剂，可佐以少许活血祛瘀药，以止血不留瘀。⑤出血因瘀血内阻、血不循经者，治当以祛瘀为先。⑥活血祛瘀剂易于伤胎、动血，故妇女经期、月经过多及妊娠期，均当慎用或忌用。

第二节　活血祛瘀剂

血府逐瘀汤
《医林改错》

微课　　PPT

思政课堂

王清任与《医林改错》

　　王清任（1768~1831年），字勋臣，直隶玉田（今属河北）人，清代医学家。王清任是我国清代时期一位注重实践的医学家，他对中医学中的气血理论做出了新的发挥，特别是在活血化瘀治法方面有独特的贡献。

　　王清任代表性著作《医林改错》刊行于1830年。全书共收载王氏自制或改制古方而成的32首活血化瘀方剂及其在临床运用的经验。书中还论述了脏腑解剖，提出了王氏所绘的解剖图谱和一些生理学方面的新观点，意在改正古人在某些解剖和生理认识上的错误。

　　关于王清任脏腑的理论我们需要客观辩证地去认识，首先需要肯定的是《医林改错》改正了许多古人关于脏腑认知的错误，注重分辨瘀血的不同部位而分别给予针对性治疗，其注重解剖的实践精神和创新意识值得我们学习。但同时我们也要认识到《医林改错》受时代限制，关于解剖的论述也有不少错误的地方，关于脏腑的论述也存在较大的争议，甚至很多医家对于王清任的"改错"持否定态度，并有"医林改错，越改越错"的说法。虽然王清任脏腑理论存在争议，但其是创立的血府逐瘀汤、通窍活血汤、膈下逐瘀汤、少腹逐瘀汤、身痛逐瘀汤等活血逐瘀方剂一直广泛应用于临床，经临床实践验证，疗效可靠。因此我们在继承和发扬传统中医药理论的过程中不能盲目全盘接受，需要以实践为基础，注重辨别，去伪存真。

【组成】桃仁四钱（12g），红花三钱（9g），当归三钱（9g），生地黄三钱（9g），川芎一钱半（5g），赤芍二钱（6g），牛膝三钱（9g），桔梗一钱半（5g），柴胡一钱（3g），枳壳二钱（6g），甘草二钱（6g）。

【用法】水煎服。

【功用】活血祛瘀，行气止痛。

【主治】**胸中血瘀证**　症见胸痛、头痛日久不愈，痛如针刺而有定处，或呃逆日久不止，或内热烦闷，心悸失眠，急躁易怒，入暮潮热，唇黯或两目黯黑，舌黯红或有瘀斑，脉涩或弦紧。

【病机分析】本方所治之胸中血瘀证，乃瘀血内阻胸部，气机郁滞所致。瘀血内阻胸中，阻碍气机，不通则痛，故胸痛日久不愈；胸胁为肝经循行部位，瘀血内阻于胸，气机郁滞，故胸胁刺痛；瘀血阻滞，清阳不升，则头痛；瘀血上冲于膈，则见呃逆不止；郁滞日久，肝失条达，则急躁易怒；气血瘀滞化热，热在血分，故入暮潮热、内热烦闷；瘀热上扰心神，闭阻心脉，心失所养，则心悸失眠；唇黯或两目黯黑，舌黯红或有瘀斑，脉涩或弦紧均为瘀血之象。本病证血瘀为主，气滞次之，治则活血祛瘀，行气止痛。

【配伍意义】本方为桃红四物汤合四逆散配伍下行之牛膝和上行之桔梗而成。方中桃仁破血行滞润燥，红花活血祛瘀止痛，共为君药。赤芍、川芎助君药活血祛瘀；牛膝入血分，祛瘀血，通血脉，引瘀血下行，使血不郁于胸中，瘀热不上扰，共为臣药。生地甘寒，清热凉血，滋阴养血；当归补血活血，使祛瘀不伤正；合赤芍清热凉血，以清瘀热，三药养血滋阴，清热活血；桔梗载药上行与枳壳配伍，一升一降，宽胸行气；柴胡疏肝解郁，升达清阳，与桔梗、枳壳配伍，善理气行滞，气行则血行，共为佐药。甘草调和诸药，为使药。诸药配伍活血祛瘀，行气止痛，诸证自愈。

【配伍特点】

1. **气血同治**　活血化瘀药配伍疏肝理气药，以化瘀为主，理气为辅，既活血祛瘀，又解气分郁结。

2. **活中寓养**　活血理气药中寓养血益阴之品，使活血理气而无耗血伤阴之弊。

3. **升降同用**　柴胡、牛膝、枳壳、桔梗同用，升降兼顾，气机条达，气血升降和顺。

【临床运用】

1. **证治要点**　本方是治疗胸中血瘀证的代表方剂。临床以胸痛、头痛日久不愈，痛有定处，舌黯红或有瘀斑，脉涩或弦紧为证治要点。

2. **加减应用**　若瘀在胸部，宜重用赤芍、川芎，酌加丹参、三七以活血止痛；如瘀在脘腹部，可重用桃仁、红花，酌加乳香、没药等。瘀在少腹，酌加蒲黄、小茴香等；兼有气滞胸闷者，酌加瓜蒌、薤白理气宽胸；血瘀经闭、痛经者，可去桔梗，加香附、益母草以活血调经止痛；瘀热重者，可重用生地、赤芍，酌加牡丹皮以凉血退热。

3. **现代应用**　冠心病、心绞痛、风湿性心脏病、胸部挫伤、肋间神经痛、脑震荡后遗症、血管性头痛、月经紊乱等证属瘀阻气滞者。

【附方】

1. **通窍活血汤**（《医林改错》）　组成：川芎、赤芍各一钱（3g），桃仁（研泥）、红花各三钱（9g），老葱（切碎）三根（6g），鲜姜（切碎）三钱（9g），红枣（去核）七个（5g），麝香（绢包）五厘（0.15g），黄酒半斤（250g）。用法：前七味煎一盅，去滓，将麝香入酒内，再煎二沸，临卧服。功效：活血通窍。主治：瘀阻头面证。症见头痛昏晕，或耳聋年久，或头发脱落，面色青紫，或酒渣鼻，或白癜风，以及妇女干血痨、小儿疳积见肌肉消瘦、腹大青筋、潮热，舌暗红，或有瘀斑、瘀点。

2. **膈下逐瘀汤**（《医林改错》）　组成：五灵脂（炒）二钱（6g），当归三钱（9g），川芎三钱（9g），桃仁（研泥）三钱（9g），丹皮、赤芍、乌药各二钱（各6g），元胡一钱（3g），甘草三钱（9g），香附一钱半（4.5g），红花三钱（9g），枳壳一钱半（4.5g）。用法：水煎服。功效：活血祛瘀，行气止痛。主治：膈下瘀血证。症见膈下瘀血，形成结块，或小儿痞块，或肚腹疼痛，痛定不移，或卧则腹坠似有物，舌黯红或有瘀斑，脉弦者。

3. **少腹逐瘀汤**（《医林改错》）　组成：小茴香（炒）七粒（1.5g），干姜（炒）二分（3g），元胡一钱（3g），没药（研）二钱（6g），当归三钱（9g），川芎二钱（6g），官桂一钱（3g），赤芍二钱（6g），蒲黄（生）三钱（9g），五灵脂（炒）二钱（6g）。用法：水煎服。功效：活血祛瘀，温经止痛。主治：少腹寒凝血瘀证。症见少腹瘀血积块疼痛或不痛，或痛而无积块，或少腹胀满，或经期腰酸，少腹作胀，或月经一月见三五次，接连不断，断而又来，其色或紫或黑，或有瘀块，或崩漏兼少腹疼痛，或瘀血阻滞，久不受孕，舌黯苔白，脉沉弦而涩。

4. **身痛逐瘀汤**（《医林改错》）　组成：秦艽一钱（3g），川芎二钱（6g），桃仁、红花各三钱（9g），甘草二钱（6g），羌活一钱（3g），没药二钱（6g），当归三钱（9g），五灵脂炒二钱（6g），香附一钱（3g），牛膝三钱（9g），地龙（去土）二钱（6g）。用法：水煎服。功效：活血行气，祛瘀通络，通痹止痛。主治：瘀血痹阻经络证。症见肩痛、臂痛、腰痛、腿痛，或周身疼痛，痛如针刺，经久不愈。

【病案链接】某男，36岁，近1年来自觉心悸，失眠，头痛，头晕，胸闷，思维紊乱，健忘；每因心情不佳，病情加重，影响工作。诊得：舌质紫黯，边有瘀点，脉弦涩。证属瘀血阻络，气血运行不畅，脑失所养。治以血府逐瘀汤：红花6g，当归、川芎、赤芍、柴胡、枳壳各10g，甘草3g，生地15g，桔梗5g，川牛膝、桃仁各12g。3剂，水煎服。二诊：服药后心悸，失眠，头痛减轻，能入睡但易醒梦多。效不更方，原方加炒酸枣仁、远志各10g，再进3剂。三诊：诸证明显好转，记忆力提高。续投5剂，诸症悉除，记忆力回复，精神如常，随访1年，未再复发。（《新中医》1991，11：49）

【方歌】

血府当归生地桃，红花枳壳草赤芍，

柴胡川芎桔牛膝，血化下行不作劳。

知识拓展

五逐瘀汤的区别

　　王清任创立的血府逐瘀汤、通窍活血汤、膈下逐瘀汤、少腹逐瘀汤、身痛逐瘀汤等活血逐瘀方剂，疗效确切，被后人称之为五逐瘀汤。此五逐瘀汤均有活血祛瘀止痛之功，主治各种瘀血证。血府逐瘀汤宣通胸胁气滞，引血下行，主治胸中瘀血证；通窍活血汤活血通窍作用强，主治瘀阻头面证；膈下逐瘀汤行气止痛作用强，主治瘀阻膈下，肝郁气滞证；少腹逐瘀汤温经止痛作用强，主治寒凝血瘀少腹证；身痛逐瘀汤长于宣痹通络止痛，主治血瘀痹痛。

桃核承气汤
（《伤寒论》）

微课　PPT

【组成】桃仁（去皮尖）五十个（12g），大黄四两（12g），桂枝（去皮）二两（6g），炙甘草二两（6g），芒硝二两（6g）。

【用法】上四味，以水七升，煮取二升半，去滓，纳芒硝，更上火，微沸，下火，先食，温服五合，日三服，当微利（现代用法：水煎服，芒硝冲服）。

【功用】破血下瘀。

【主治】下焦蓄血证　症见少腹急结，小便自利，甚则谵语烦躁，其人如狂，至夜发热，以及血瘀经闭，痛经，脉沉实而涩等。

【病机分析】本方原治是邪在太阳不解，循经内传，入腑化热，热与下焦血相搏，瘀热互结于下焦之下焦蓄血证。瘀热互结瘀于下焦，则少腹急结；热在血分非气分，因而膀胱气化正常，小便自利；热入血分，上扰心神，故至夜发热，轻则烦躁不安，重则谵语如狂。瘀热互结于下焦，影响胞宫，故痛经，甚则经闭不行。治宜因势利导，破血逐瘀，攻积泻热。

【配伍意义】本方由调胃承气汤加桃仁、桂枝，减芒硝用量而成。方中桃仁破血祛瘀，大黄下瘀泻热，二药合用，瘀热并治，共为君药。芒硝泻热软坚，助大黄下瘀泻热；桂枝辛温，温通血脉，助桃仁活血祛瘀，并防大黄、芒硝苦寒凝血之弊，共为臣药。桂枝配伍芒硝、大黄，相反相成，桂枝得芒硝、大黄温通不助热；芒硝、大黄得桂枝寒下而不凉遏。炙甘草护胃安中，缓解各药烈性，为佐使药。诸药合用，共奏破血下瘀，攻积泻热之力。

【配伍特点】

1. 活血攻下，瘀热同治，相辅相成，令邪有出路。

2. 寒中寓温，以防凉遏凝血。

【临床运用】

1. 证治要点　本方为逐瘀泻热基础方，亦为治瘀热互结，下焦蓄血证的代表方。以少腹急结，小便自利，脉沉实而涩为证治要点。

2. 加减应用　若月经不调或经闭属实证者，酌加当归、红花以活血调经；若火热上攻之目赤、头痛等，酌加黄芩、栀子以泻火解毒。

3. 现代应用　肠梗阻、脑血管病、跌打损伤、癫症、血管性头痛、精神分裂症、坐骨神经痛、慢性肾炎、血淋、前列腺增生、子宫肌瘤等证属瘀热互结者。

【附方】大黄䗪虫丸（《金匮要略》）　组成：大黄（蒸）十分（75g），黄芩二两（60g），甘草三两（90g），桃仁一升（60g），杏仁一升（60g），芍药四两（120g），干地黄十两（300g），干漆一两（30g），虻虫一升（60g），水蛭百枚（60g），蛴螬一升（60g），䗪虫半升（30g）。用法：以上十二味，末之，炼蜜为丸如小豆大，酒饮服五丸，日三服。功效：祛瘀生新。主治：五劳虚极，内有干血证。症见形体羸瘦，腹满不能饮食，肌肤甲错，两目黯黑，舌紫或有瘀点，脉沉涩。亦治妇女经闭，腹中有块，或胁下癥瘕刺痛。

【病案链接】某男，二十余岁，先患外感，诸医杂治，证屡变，由其父陪来求诊。审视面色微黄，少腹胀满，身无寒热，坐片刻即怒目注人，手拳紧握，伸张如欲击人状，有顷既止，嗣复如初。脉沉涩，舌苔黄暗，底面露鲜红色。诊毕其父促书方，并询病因。答曰：病已入血分，前医但知用气分药，宜其不效。《黄帝内经》言"血在上善忘，血在下如狂"。此证即《伤寒论》"热结膀胱，其人如狂也"，当用桃核承气汤，即疏方授之。一剂知，二剂已，嗣以逍遥散加丹、栀、生地调理而安。（《避园医案》）

【方歌】

核桃承气五般施，甘草芒硝并桂枝，

热结膀胱少腹胀，如狂蓄血最相宜。

补阳还五汤
（《医林改错》）

微课　PPT

【组成】黄芪（生）四两（120g），归尾二钱（6g），赤芍钱半（4.5g），地龙（去土）一钱（3g），川芎一钱（3g），红花一钱（3g），桃仁一钱（3g）。

【用法】水煎服。

【功用】补气活血通络。

【主治】气虚血瘀之中风　症见半身不遂，口眼㖞斜，语言謇涩，口角流涎，小便频数或遗尿不禁，舌暗淡苔白，脉缓无力。

【病机分析】本方证所治中风，为正气亏虚，气虚血滞，脉络瘀阻所致。正气亏虚，气虚不能行血，致脉络瘀阻，筋脉肌肉失养，故半身不遂，口眼㖞斜；气虚瘀阻，舌本失养，故语言謇涩；气虚失于固摄，则口角流涎，小便频数，遗尿失禁；舌暗淡，苔白，脉缓无力，均为气虚血瘀之征。本证即所谓

"因虚致瘀"，以气虚为本，血瘀为标。治宜补气为主，活血通络为辅。

【配伍意义】本方方中重用黄芪，大补脾胃中气以资化源，固摄经络真气以节散流，气旺则血行，祛瘀不伤正，为君药。当归尾养血且长于活血，化瘀而不伤正，为臣药。川芎、赤芍、桃仁、红花助当归尾活血祛瘀以治标；地龙善行走窜，通经活络，配黄芪增强补气通络之力，使药力周行全身，均为佐药。诸药合用，气旺血行，瘀消络通。

【配伍特点】

1. 重用黄芪补气，量大力专，以鼓动血脉，以治其本。

2. 补气中佐以活血通络，以治其标，体现补而不滞，祛瘀不伤正，标本兼顾。

【临床运用】

1. 证治要点　本方为益气活血法的代表方，也是主治中风后遗症的常用方剂。以半身不遂，口眼歪斜，舌暗淡苔白，脉缓无力为辨证要点。

2. 加减应用　本方重用黄芪，开始可先小量，逐渐递增，愈后继服，久服。若半身不遂以上肢为主者，可酌加桑枝、桂枝以温经通络，引药上行；半身不遂下肢为主者，可酌加牛膝、杜仲以补益肝肾，引药下行；脾虚者，可酌加党参、白术以健脾益气；痰多者，酌加半夏、天竺黄以化痰；语言不利者，可酌加菖蒲、远志以开窍化痰；偏瘫日久，酌加水蛭、虻虫以破瘀通络；头昏头痛者，酌加菊花、石决明以镇肝息风。

3. 现代应用　脑梗死、脑出血等脑血管病所致的偏瘫及其后遗症，脑动脉硬化症，血管神经性头痛，坐骨神经痛，下肢静脉曲张，多发性纤维瘤，脉管炎，慢性肾炎，前列腺增生等证属气虚血瘀者。

【病案链接】某女，63岁，患者近月来出现双眼睑下垂，吞咽困难，后渐四肢软弱乏力，行动困难，方来求治。诊见：体胖，面色㿠白，语言謇涩，双眼睑下垂，不能自行启闭，伴有复视，咀嚼及吞咽困难，手无力端碗、梳头，步履艰难，尤以午后为甚。舌淡紫，边有齿印，苔薄，脉缓。诊为痿证，乃属气虚络阻所致。西医诊为重症肌无力，病者要求服中药治疗。拟补气、活血、通络之剂，选补阳还五汤加味治之。处方：黄芪60g，当归、川芎、赤芍、红花、桃仁、地龙各10g，葛根30g，麻黄6g，每日一剂。二诊：服至9剂，眼睑下垂，吞咽困难，肢软无力等均有好转，再服15剂，诸症均愈。(《四川中医》1990，11：31）

【方歌】

补阳还五赤芍芎，归尾通经佐地龙，
四两黄芪为主药，血中瘀滞用桃红。

复元活血汤
(《医学发明》)

【组成】柴胡半两（15g），栝楼根、当归各三钱（9g），红花、甘草、穿山甲（炮）各二钱（各6g），大黄（酒浸）一两（30g），桃仁（酒浸，去皮尖，研如泥）五十个（15g）。

【用法】除桃仁外，锉如麻豆大，每服一两，水一盏半，酒半盏，同煎至七分，去滓，大温服之，食前，以利为度，得利痛减，不尽服（现代用法：共为粗末，每服30g，加黄酒30ml，水煎服）。

【功用】活血祛瘀，疏肝通络。

【主治】跌打损伤，瘀血阻滞证　症见胁肋瘀肿，痛不可忍。

【病机分析】本方证是因跌打损伤，瘀血滞留胁肋，肝经瘀滞，气机阻滞所致。胁肋为肝经循行之处，跌打损伤，瘀血停留，气机阻滞，故胁肋瘀肿疼痛，甚则痛不可忍。治当活血祛瘀，兼疏肝行气通络。

【配伍意义】方中重用酒制大黄，荡涤凝瘀败血，导滞下行，推陈出新；柴胡疏肝行气，引药入肝经，两药合用，一升一降，攻散胁下瘀滞，共为君药。桃仁、红花活血祛瘀，消肿止痛；穿山甲（国家一级野生保护动物，已禁用，须以他药替代）破瘀通络，消肿散结，共为臣药。当归补血活血；栝楼根即天花粉既能入血分助诸药消瘀散结，又可清热消肿，共为佐药。甘草缓急止痛，调和诸药，为使药。大黄、桃仁酒制及原方加酒煎服，可增强活血通络作用。诸药配伍，使瘀祛新生，气行络通，胁痛自平。张秉成言之"去者去，生者生，痛自舒而元自复矣"，故名"复元活血汤"。

【配伍特点】
1. 大剂量攻逐药配伍行气药，以破血祛瘀为主，疏肝理气为辅。
2. 升降并用，柴胡与大黄并用，一升一降，消散积滞。

【临床运用】
1. 证治要点　本方是治疗跌打损伤，瘀血阻滞证之常用方剂。以胁肋瘀肿，痛不可忍为证治要点。
2. 加减应用　若气滞较重者，酌加青皮、木香、香附等以增强行气止痛；血瘀较重者，酌加三七、乳香、没药等以增强化瘀止痛之效。
3. 现代应用　各种外伤、软组织损伤、肋间神经痛等证属血瘀气滞者。
4. 注意事项　服药后以利为度，不必尽剂，免伤正气；若虽"得利痛减"，而病未痊愈，需继续服药者，据证易方或调整剂量；孕妇忌服。

【附方】七厘散（《同寿录》）　组成：血竭一两（30g），上朱砂（水飞净）一钱二分（3.6g），真麝香一分二厘（0.36g），梅花冰片一分二厘（0.36g），净乳香一钱五分（4.5g），红花一钱五分（4.5g），明没药一钱五分（4.5g），儿茶二钱四分（7.2g）。用法：上为极细末，瓷瓶收贮，黄蜡封口。治外伤先以药七厘（0.5~1g），烧酒冲服，复用药以烧酒调敷伤处。功用：散瘀消肿，定痛止血。主治：跌打损伤，筋断骨折之瘀血肿痛，或刀伤出血。并治无名肿毒，烧伤烫伤等。

【病案链接】某男，30岁。从5米高处跌坠落地，当即昏迷不省人事，片刻后苏醒；吐鲜血数口，呕吐4次，头顶剧痛，目胀；右额挫裂伤口，深达骨膜，前额青紫肿胀，左目眶青肿。舌质暗红，脉弦涩。诊断：脑挫伤、脑震荡。处理：清创缝合、西药镇痛、镇静对症治疗。但颠顶疼痛仍巨剧，卧而不敢动，动则头痛如裂，目欲暴。邀中医会诊，辨证为脑震络瘀，气血阻遏。处方：柴胡、天花粉、䗪虫、刘寄奴、当归尾、桃仁各10g，穿山甲（已禁用，需以他药替代）6g，川芎、红花各8g，酒大黄12g，甘草4g。水煎温服。二诊：3剂后，头痛顿减，青紫肿胀消散。急势已遏，乘胜搜逐，杜防残留不尽之邪。守方再进6剂，诸症消失，脑健目明，随访2年无后患。（《江西中医药》1987，4：20）

【方歌】
复元活血用柴胡，花粉当归山甲俱，
桃仁红花大黄草，损伤瘀血酒煎祛。

温经汤
（《金匮要略》）

【组成】吴茱萸三两（9g），当归二两（6g），芍药二两（6g），川芎二两（6g），人参二两（6g），桂枝二两（6g），阿胶二两（6g），牡丹皮（去心），二两（6g），生姜二两（6g），甘草二两（6g），半夏半升（6g），麦冬（去心）一升（9g）。

【用法】上十二味，以水一斗，煮取三升，分温三服（现代用法：水煎服，阿胶烊冲）。

【功用】温经散寒，养血祛瘀。

【主治】冲任虚寒，瘀血阻滞证　症见漏下不止，血色暗而有块，月经超前或延后，或逾期不止，或一月再行，或经停不至，而见少腹里急，腹满，傍晚发热，手心烦热，唇口干燥，舌质暗红，脉细而涩。亦治妇人宫冷，久不受孕。

【病机分析】本方证为冲任虚寒，瘀血阻滞所致。冲任虚寒，阴血不足，寒凝血脉，经脉不利，则月经后期，经来不畅，或血色紫暗，或夹有瘀块，或量少，甚则停经，或宫寒不孕；冲任虚寒，血凝气滞，则少腹里急，腹满；冲任虚损不固，瘀血阻滞，血不归经，可见月经先期，或月经延长，或一月再行，甚则崩漏；月经过多，耗伤阴血，或瘀血不去，新血不生，致使阴血亏虚，内生虚热，则傍晚发热，手心烦热，唇口干燥。本证属以寒凝血瘀为主的寒、热、瘀、虚兼夹之证。治则温经散寒，祛瘀养血，兼清虚热。

【配伍意义】方中吴茱萸辛热，入肝肾而走冲任，散寒行气止痛；桂枝辛温入血分，温通经脉，二者共为君药。当归、芍药、川芎活血祛瘀，养血调经，共为臣药。丹皮辛苦微寒，活血祛瘀，兼清虚热；阿胶养血止血，滋阴润燥；麦冬滋阴润燥，合阿胶滋阴养血，合丹皮以清虚热，并制约吴茱萸、桂枝的温燥之性；人参、甘草益气补中助生化之源，使阴生阳长，气旺血充；生姜、半夏和胃运脾与人参、甘草配伍，调补脾胃，资生血之源，又达统血之用，共为佐药。甘草调和诸药，兼为使药。诸药配伍共奏温经散寒，养血祛瘀之功。

【配伍特点】

1. 温清消补并用，以温经化瘀为主，温中寓通，温中寓补，温中寓清，主次分明，杂而有序。

2. 温补药配伍少量寒凉药，全方刚柔相济，温而不燥。

【临床运用】

1. 证治要点　本方为妇科调经常用方，主要应用于冲任虚寒，瘀血阻滞证。以月经不调，小腹冷痛，经血夹有瘀块，手心烦热，舌质暗红，脉细而涩为证治要点。

2. 加减应用　若小腹冷痛严重者，可以肉桂代桂枝以增强散寒止痛；少腹胀满气滞严重者，酌加香附、乌药以行气止痛；漏下色淡不止者，去丹皮酌加艾叶、熟地以温经补血止血；经血色紫黯，血块多者，去阿胶，酌加桃仁、红花以增强活血祛瘀之力；阴虚内热严重者，去茱萸、生姜、半夏，酌加生地、墨旱莲以补益肝肾；子宫虚寒，久不受孕者，酌加仙茅、巴戟天、鹿角霜以温补肾阳。

3. 现代应用　功能性子宫出血、月经不调、先兆性流产、产后腹痛、不孕、慢性盆腔炎等证属冲任虚寒，瘀血阻滞者。

【病案链接】杜女，12岁。月经已通，因喜食水果，不慎寒凉，每经后脐腹撮痛，按脉沉迟细，乃先天薄弱，肝脾血虚，寒气客于血室，以致血气凝滞经后腹痛也，用温经汤为宜。（《临证医案笔记》）

【方歌】

温经汤用桂萸芎，归芍丹皮夏姜冬，

参草阿胶调气血，暖宫祛瘀在温通。

生化汤
（《傅青主女科》）

微课　PPT

【组成】全当归八钱（24g），川芎三钱（9g），桃仁（去皮尖，研）十四枚（6g），干姜（炮黑）五分（2g），炙甘草五分（2g）。

【用法】现代用法：水煎服，或酌加黄酒同煎。

【功用】养血活血，温经止痛。

【主治】**血虚寒凝，瘀血阻滞证**　症见产后恶露不行，小腹冷痛。

【病机分析】本证由产后血虚寒凝，瘀血内阻所致。妇人产后体虚，易感寒邪，寒凝血瘀，则恶露不行；瘀阻胞宫，不通则痛，故小腹冷痛。产后体虚，本当补益，然瘀血不去，新血难生，又需活血，治宜活血养血，温经止痛。

【配伍意义】全方重用全当归补血活血，化瘀生新，是为君药。川芎活血行气，桃仁活血祛瘀，均为臣药。炮姜温经散寒止血，黄酒温通血脉以助药效，共为佐药。炙甘草和中缓急，调和诸药，为使药。原方另用童便（现多不用）同煮，乃取其益阴化瘀，引败血下行之意。诸药合用，活血养血，化瘀生新，温经止痛，使瘀血得化，新血得生，腹痛自愈。正如唐宗海在《血证论》所述"血瘀可化之，则所以生之，产后多用"，故名生化。

【配伍特点】

1. 补血药配伍活血药，消补兼备，寓补于消。

2. 温里药与活血药相配伍，温通并用，寓温于通。

【临床运用】

1. **证治要点**　本方是妇女产后的常用方剂，以产后恶露不行，小腹冷痛为证治要点。

2. **加减应用**　若小腹冷痛严重者，酌加肉桂以温经散寒，温通血脉；若腹痛不甚，酌减桃仁；若瘀块留滞，腹痛严重，酌加蒲黄、五灵脂、延胡索以祛瘀止痛；若气滞血瘀之小腹胀甚于痛者，酌加枳壳、乌药、香附以理气行滞消胀；若瘀久化热，恶露臭秽者，酌加蒲公英以清解郁热。

3. **现代应用**　产后子宫复旧不良、产后子宫收缩痛、胎盘残留、人工流产后出血不止、宫外孕、子宫肌瘤等证属血虚受寒，瘀血阻滞者。

【病案链接】某女，37岁，患者因停经48天接受药物流产，孕囊物排出已25天，恶露缠绵，色暗红，少腹隐痛，舌质紫，苔薄，脉细涩。证属产后胞脉空虚，寒凝血瘀。治以活血祛瘀，温经止痛为主。处方：当归15g，益母草15g，川芎6g，桃仁6g，红花6g，炮姜6g，炙甘草3g，失笑散10g，延胡索10g。3剂后，恶露明显减少，为淡红色，腹痛消失。原方去失笑散，继进2剂，告愈。(《江苏中医》1997，4：19)

【方歌】

> 生化汤是产后尝，归芎桃草酒炮姜，
>
> 恶露不行少腹痛，温阳活血最见长。

失笑散

(《太平惠民和剂局方》)

PPT

【组成】蒲黄（炒香）、五灵脂（酒研，淘去沙土）各等份（各6g）。

【用法】上先用酽醋调二钱，熬成膏，入水一盏，煎七分，食前热服（现代用法：共为细末，每服6g，用黄酒或醋冲服；亦可作汤剂，用纱布包，水煎服）。

【功用】活血祛瘀，散结止痛。

【主治】**瘀血疼痛证**　症见心胸刺痛，脘腹疼痛，或产后恶露不行，或月经不调，少腹急痛。

【病机分析】本方所治诸痛由瘀血内停所致。瘀血内停，脉络阻滞，故心腹刺痛；瘀停胞宫，血行不畅，冲任受阻，经血不能如期而至或经量异常等月经不调之疾；产后离经之血不去，则恶露不行。治宜活血祛瘀止痛。

【配伍意义】方中五灵脂苦咸甘温，入肝经血分，以酒研，功善通利血脉，散瘀止痛；蒲黄甘平，行血消瘀，炒后止血，二者相须为用，为化瘀散结、止血止痛的常用药对。黄酒或米醋冲服，取其通血脉，化瘀血，行药力，以加强五灵脂、蒲黄活血止痛之力，且能制约五灵脂腥味。诸药合用，药简力专，使瘀血得去，脉道得通，诸症自愈。本方对瘀血停滞之心腹疼痛，效如桴鼓，患者每于不知不觉中诸症悉除，不禁欣然而笑，故名"失笑散"。

【配伍特点】独取祛瘀止痛之品，药简力专。

【临床运用】

1. 证治要点　本方为治疗瘀血疼痛的基础方，尤以肝经血瘀为宜。以心胸刺痛，脘腹疼痛，或产后恶露不行，或月经不调，少腹急痛为证治要点。

2. 加减应用　若痛有定处而畏寒喜热，属寒凝血瘀者，酌加炮姜、小茴香以温经散寒；若妇女经前或经行小腹胀痛，经血夹瘀块等冲任气血瘀滞者，酌加益母草、红花、桃仁、香附等以活血行气；若血滞兼有血虚者，可合四物汤同用，以增强养血调经；若产后小腹疼痛、拒按，恶露淋漓不畅，可合生化汤合用，以行血止痛止血。

3. 现代应用　慢性胃炎、胃及十二指肠溃疡、冠心病、产后子宫复旧不良、痛经、宫外孕及功能性子宫出血等证属瘀血停滞者。

【病案链接】某女，21岁。痛经11年，痛势逐年加剧，经前第一天小腹胀痛，经量甚多，夹大血块，色暗红，有腐肉样物排出，一旦排出后腹痛消失，伴见肛门坠胀，便意频繁，精神萎靡不振，胸闷胁痛，腰酸如折，恶心呕吐，舌质红，边有瘀斑，苔浊，脉细弦。中医辨证为肝郁脾虚型痛经。治宜疏肝健脾，化瘀止痛。处方：生蒲黄30g，五灵脂、白术、川楝子、柴胡各15g，青皮、没药各8g，血竭4g，山楂肉12g。连服4剂。二诊：月经来潮2天，此次腹痛大减，照原方蒲黄、山楂肉易为炭剂，加香附、怀山药继服。三诊：患者诉本次经行3天无任何不适，经水届期而至，再以上方服3剂以巩固疗效。随访3年痛经未再发作。(《福建中医药》1993，6：36)

【方歌】

> 失笑灵脂蒲黄同，等量为散醑醋冲，
> 瘀滞心腹时作痛，祛瘀止痛建奇功。

桂枝茯苓丸
(《金匮要略》)

微课　PPT

【组成】桂枝、茯苓、丹皮（去心）、桃仁（去皮尖，熬）、芍药各等份（各6g）。

【用法】上五味，末之，炼蜜和丸，如兔屎大，每日食前服一丸（3g）；不知，加至三丸（9g）（现代用法：共为末，炼蜜和丸，每日服3~5g；亦可作汤剂，水煎服）。

【功用】活血化瘀，缓消癥块。

【主治】瘀阻胞宫证　症见妇人素有癥块，妊娠漏下不止，或胎动不安，血色紫黑晦暗，腹痛拒按，或经闭腹痛，或产后恶露不尽而腹痛拒按者，舌质紫暗或有瘀点，脉沉涩。

【病机分析】本证为瘀阻胞宫所致。妇人素有血瘀癥块，阻遏经脉，血溢脉外，故妊娠初期漏下不止，血色紫黑晦暗；瘀血癥块，停于胞宫，阻滞胞脉，血不养胎，则胎动不安；瘀阻胞宫，血行不畅，不通则痛，故腹痛拒按；瘀阻胞宫，冲任阻滞，则月经不行经闭；瘀阻胞宫，血不归经，则产后恶露不尽；舌质紫暗或有瘀点，脉沉涩皆为瘀阻胞宫之征。治宜活血化瘀，缓消癥块。

【配伍意义】方中桂枝辛甘温，温通经脉，以行瘀滞，是为君药。桃仁活血祛瘀，散结消癥，茯苓利水渗湿，健脾益胃，益气安胎，共为臣药。芍药养血活血，缓急止痛，且破血不伤正；丹皮味辛苦性微寒，"善化凝血而破宿癥"（《长沙药解》），还能"生血、凉血"（《本草纲目》），二药与君臣配伍，其活血之攻使消癥之力益彰，共为佐药。白蜜甘缓而润，缓诸药破泄药力，为使药。诸药合用，活血化瘀，缓消癥块，瘀化癥消，诸症自愈。

【配伍特点】

1. 漏下之症，行血之法，通因通用，癥块得消，出血得止。

2. 桂枝温通血脉，佐以丹皮、芍药以凉血散瘀，寒温并用，制其耗伤阴血之弊。

【临床运用】

1. 证治要点　本方是缓消癥块的代表方剂。临床以少腹素有癥块，腹痛拒按，或下血色晦暗夹有瘀块，舌质紫暗或有瘀点，脉沉涩为证治要点。

2. 加减应用　若血瘀日久，积结成癥，酌加丹参、没药以活血消癥；若月经过多，崩漏不止，加失笑散、血余炭以化瘀止血；疼痛剧烈者，酌加延胡索、乳香、没药以活血止痛；带下量多者，酌加薏苡仁、白芷、车前子以除湿止带；治瘀阻胞宫之恶露不尽，酌加当归、益母草以活血止血。

3. 现代应用　子宫内膜炎、子宫肌瘤、卵巢囊肿、功能性子宫出血、习惯性流产、宫外孕等辨证属瘀湿阻于胞宫者。

【病案链接】某妇，四十八岁。症状：经血暴下，势不可止，色呈紫黑，腥臭难闻，小腹闷痛，脉弦有力，舌青苔黄。诊断：瘀积日久，陡然暴崩。法当因势利导，通因通用。议以桂枝茯苓丸合失笑散加味治之。桂枝一钱，茯苓三钱，桃仁一钱，丹皮二钱，赤芍二钱半，炒蒲黄一钱，生蒲黄一钱，炒五灵脂二钱，生鹿角片三钱，水煎服。三剂腹不痛，出血减；再予加味四物汤调理善后，五剂而痊。（《蒲园医案》）

【方歌】

金匮桂枝茯苓丸，芍药桃仁和牡丹，

等份为末蜜丸服，活血化瘀癥块散。

第三节　止血剂

十灰散

（《十药神书》）

PPT

【组成】大蓟、小蓟、荷叶、侧柏叶、茅根、茜根、山栀、大黄、牡丹皮、棕榈皮各等份（各9g）。

【用法】上药共烧灰存性，研极细，用纸包，碗盖于地上一夕，出火毒。用时先将白藕捣汁，或萝卜汁磨京墨半碗，调服五钱，食后服下（现代用法：各药烧炭存性，为末，藕汁或萝卜汁磨京墨适量，调服9~15g；或以原方比例制成汤剂，水煎服）。

【功用】凉血止血。

【主治】血热妄行之上部出血　症见吐血、咯血、咳血、衄血，来势急暴，血色鲜红，舌红，脉数。

【病机分析】本方所治之出血证乃热迫血妄行所致。火热炽盛，气火上冲，灼伤血络，迫血妄行，上走清窍而致上部出血，如吐血、咯血、咳血及衄血等，多来势暴急，血色鲜红。舌红，脉数为火热炽盛之征。治当凉血止血。

【配伍意义】方中大蓟、小蓟甘凉，长于凉血止血，又能祛瘀，为君药。侧柏叶、荷叶、白茅根、茜草根均能凉血止血，棕榈皮收敛止血，增强君药凉血止血之功，为臣药。血之所以上溢，由于气盛火旺，故配栀子清三焦之火，大黄泻热下行，直折上逆之火，使气降火清而血止；牡丹皮配大黄凉血散瘀，止血不留瘀；共为佐药。服药时用白藕汁或萝卜汁磨京墨调服，白藕汁清热凉血散瘀，萝卜汁降气清热助止血，京墨收敛止血，皆属佐药之用。诸药炒炭存性，亦能增强收敛止血之力。全方凉血与清降合用，收涩与化瘀兼施，为一首急救止血的方剂。

【配伍特点】以凉血止血为基础，寓以清降、化瘀、收敛作用，标本兼顾，相辅相成，相得益彰。

【临床运用】

1. 证治要点　本方为治血热妄行所致各种上部出血证的常用方。临床以上部出血，血色鲜红，舌红，脉数为辨证要点。

2. 加减应用　若气火上逆，血热较甚者，宜改用汤剂，以增加其清热凉降作用，并重用大黄、栀子，亦可加牛膝、代赭石等镇降之品以引血导热下行。

3. 现代应用　上消化道出血、支气管扩张及肺结核咯血等辨证属血热妄行者。

【病案链接】某女，41岁，1991年1月8日初诊。鼻衄3年余，每遇经期而引发加重，经多方治疗未效。患者面红目赤，烦躁口干，午后手足心时有潮热，舌边尖红，脉弦细数。诊为肝旺阴虚，血热逆经。治以平肝滋阴清热，凉血止血。方用十灰散：大蓟、小蓟、棕榈皮、茜草根、侧柏叶各10g，荷叶6g，上6味均炒炭存性，生牡丹皮、生栀子各10g，生大黄6g，生白茅根30g，水煎后1日分3次服完。1月9日二诊：服药后第2天鼻衄即止，但仍见面红烦躁，舌边红，脉弦细数，午后时有潮热。仍守上法进退，滋阴平肝清热，处方中生丹皮增至18g，余量用法如前。1月10日三诊：上述诸症明显减轻，此乃虚热渐退，应调理善后，处方、用法、用量同前，连服4剂而愈。随访1年余，未再复发。(《甘肃中医》1994，5：33)

【方歌】

十灰散用十般灰，柏茅茜荷丹棕随，
二蓟栀黄皆炒黑，凉降止血此方推。

咳血方
(《丹溪心法》)

【组成】青黛（水飞）6g，瓜蒌仁（去油）9g，海粉9g，山栀子9g，诃子6g。

【用法】上为末，以蜜同姜汁为丸，嚼化（现代用法：共研末为丸，每服9g；或以原方比例制汤剂水煎服）。

【功用】清肝宁肺，凉血止血。

【主治】肝火犯肺之咳血证　症见咳嗽痰稠带血，咯吐不爽，心烦易怒，胸胁作痛，咽干口苦，颊赤便秘，舌红苔黄，脉弦数。

【病机分析】本方主治证由肝火犯肺所致。生理情况下，肺的肃降，可制约肝气、肝火上升，二者升降相因，则气机调畅，此即所谓的金克木。如果肝火旺盛，肝气升发太过，气火上逆，影响及肺，使肝、肺之间的生理关系失调，形成反克的病理变化，即木侮金。肺为清虚之脏，木火刑金，火热灼肺，炼液为痰，痰阻气逆，故咳嗽；火热煎熬痰液，故痰稠、咯吐不爽；火热灼肺，肺络受损，遂致痰中带血；心烦易怒、胸胁作痛、咽干口苦、颊赤便秘，是肝火炽盛的辨证依据；舌红苔黄，脉弦数为火热炽盛之征。本证主证为咳血，病位在肺，病本在肝。治病求本，治当清肝凉血，使肝火得清，肺金自宁。

【配伍意义】方中青黛咸寒，入肝、肺二经，清肝泻火，凉血止血；山栀子苦寒，入心、肝、肺经，清热凉血，泻火除烦；两药合用，澄本清源，标本兼顾，共为君药。瓜蒌仁甘寒，入肺经，清热化痰、润肺止咳；海粉（现多用海浮石）清肺降火，软坚化痰；二药合用，可使热清痰去，其肺自宁，共为臣药。诃子苦涩性平，入肺、大肠经，清热下气，敛肺化痰，是为佐药。诸药合用，共奏清肝宁肺、凉血止血之效。

【配伍特点】寓止血于清热泻火之中，使木不刑金，肺复宣降，痰化咳止，其血自止。

【临床运用】

1. **证治要点** 本方为治肝火犯肺之咳血证的常用方。临床以咳痰带血，胸胁作痛，舌红苔黄，脉弦数为辨证要点。

2. **加减应用** 若咳甚痰多者，可加川贝母、枇杷叶、天竺黄等以清热化痰止咳；若火热伤阴者，可酌加沙参、麦冬等以清肺养阴。

3. **现代应用** 支气管扩张、肺结核等咳血辨证属肝火犯肺者。

【病案链接】某女，60岁。患者以每日咳血5~20口，咳嗽，胸胁胀痛，满闷约1个月为其主诉而求诊。该患者少量、反复咳血病史十余年。曾以胸部平片、支气管碘油造影及体征诊断为支气管扩张。每次病情发作与季节、气候无关系，但遇怒及情志不遂后，往往要咯血，小量地咯血常持续数月。1个月前因大怒后，即觉胸闷，频咳阵阵，牵连胸胁胀痛，随之咳出鲜血约100ml。进某医院急诊室，给予垂体后叶素10U静脉注射后，大咯血止。但每日晨起或咳血5~20口不等。曾用卡巴克洛、维生素K$_3$、青霉素、可待因等止血、抗炎、镇咳药，血量仍不见减少，有时咳血量还增加。至今患者常为咳血不止所苦，同时伴有心烦，性情急躁等症。查：舌质红，苔微黄，脉弦数。血压：170/100mmHg。胸部听诊右肺下可见小水泡音。胸片示：右肺下纹理增粗、紊乱，散在边缘不清的点状阴影。中医诊断：咳血（肝火犯肺型），即予咳血方加味治疗。方药：瓜蒌20g，诃子、山栀、海浮石、麦冬各15g，丹皮10g，青黛5g（冲）3剂，水煎服。二诊：患者自述，服上方后，即觉胸闷、咳嗽症减，胸胁胀痛减轻，咳血量减少，现每日可见2~3口。舌质仍红，脉弦数，继续服上方3剂。三诊：患者面有喜色，胸胁痛明显好转，咳嗽减轻，大口咳血已止，仅有时咳痰带少量血丝，嘱其再服原方3剂。患者咳血停，症状、舌、脉象正常，右肺下水泡音明显减少。观察2个月，未见咳血再发。3个月后又因情志不遂再次咳血，证同前，给予前方6剂后，血停症消，1周后即可参加家务劳动。(《黑龙江中医药》1987，1：45)

【方歌】

咳血方中诃子收，瓜蒌海粉山栀投，

青黛蜜丸口噙化，咳嗽痰血服之瘳。

小蓟饮子
(《济生方》)

【组成】生地黄、小蓟、滑石、通草、蒲黄（炒）、藕节、淡竹叶、当归、山栀子、甘草各等份（各9g）。

【用法】上咬咀，每服半两，水煎，空心服。

【功用】凉血止血，利水通淋。

【主治】**热结下焦之血淋、尿血** 尿中带血，小便频数，赤涩热痛，舌红，脉数。

【病机分析】本方证为下焦瘀热，损伤膀胱血络所致。瘀热结于下焦，损伤血络，迫血下行渗于膀胱，血随尿出，故尿中带血。热聚膀胱，气化失常，故小便频数，赤涩热痛；舌红，脉数均为下焦热结之征。治宜凉血止血，利水通淋。

【配伍意义】本方由导赤散加小蓟、藕节、蒲黄、滑石、栀子、当归而成。方中用小蓟甘凉入血分，凉血止血，利尿通淋，为治尿血、血淋的要药；生地黄甘苦性寒，养阴清热，凉血止血，使利尿不伤阴，二者共为君药。藕节、蒲黄止血消瘀，使止血而不留瘀，为臣药。滑石、木通、淡竹叶清热利水通淋；栀子通利三焦，导热下行；当归养血活血，引血归经，且可防诸药寒凉太过，共为佐药。甘草缓急止痛，调和诸药，为使药。诸药合用，共奏凉血止血，利水通淋之功。

【配伍特点】

1. 以凉血止血为主，又在凉血止血中寓以化瘀之法，使止血不留瘀。

2. 以利尿通淋药为辅，又在利尿通淋中寓以养阴之法，使利尿不伤阴。

【临床运用】

1. **证治要点**　本方为治血淋、尿血属实热证的常用方。临床以尿中带血，小便赤涩热痛，舌红，脉数为辨证要点。

2. **加减应用**　方中甘草应以生甘草为宜，以增强清热泻火之力；若尿道刺痛者，可加琥珀末1.5g（吞服），以利尿通淋、化瘀止痛；若尿血、血淋日久，气阴两伤者，可减滑石、木通等，酌加黄芪、太子参、阿胶等以补气养阴。

3. **现代应用**　尿路感染、泌尿系结石等辨证属下焦瘀热蓄聚膀胱者。

【病案链接】某男，28岁，技术员。1982年7月10日初诊。患者于1982年5月1日结婚，婚后每于性交时所射精液均为血性黏稠状，并感双侧睾丸胀痛，排尿有灼热感。曾在省某医院泌尿科就诊，检查：外生殖器发育正常，睾丸等大，附睾无肿大，无压痛，双侧精索静脉轻度曲张。精液常规检查：黯红色，黏稠度（++），红细胞（++++），精子活动力50%，形态正常。前列腺指检大小正常，轻压痛。诊断为"精囊炎"。经服用西药及注射抗生素1个月余疗效不佳，要求中医治疗。就诊时症见头晕肢倦，腰膝酸软，口苦口干，纳谷不香，大便秘结，小便短赤，尿时有灼热感，脉弦有力。舌红，苔黄微腻。脉证合参，为湿热蕴结精室，血络受伤，血随精溢。治宜清热利湿，凉血止血，以小蓟饮子合二妙散加减。生地15g，小蓟12g，滑石15g，木通12g，黄柏10g，苍术10g，蒲黄10g，当归12g，藕节10g，栀子10g，车前草12g，甘草5g。1日1剂，连服5剂。服上药后，口苦口干好转，食欲增加，小便转为深黄，余症同前。上方加泽泻12g，再投5剂，症状大减，性交时肉眼未见血性精液，先后二次检查精液均未见红细胞。为巩固疗效，嘱其服原方1周后停药，随访2年，未见复发，并于1983年11月喜得一子。（《河北中医》1986，1：31）

【方歌】

小蓟饮子藕蒲黄，木通滑石生地裹，

归草黑栀淡竹叶，血淋热结服之良。

☉ **知识拓展**

关于血淋与血尿的区别

淋：通常指小便急迫、短、数、涩、痛的病证，若小便中混有血液，谓之血淋。血尿：即"溲血""溺血"，是指小便中混有血液或血块，排尿时无明显疼痛。临证时，一般以痛者为血淋，不痛者为尿血。中医的血尿指肉眼血尿，当然不可能排除血红蛋白尿；而西医的血尿除肉眼血尿外，还包括镜下血尿，可以排除血红蛋白尿。临证处方，应注意区别其不同。

PPT

槐花散
（《普济本事方》）

【组成】槐花（炒）12g，柏叶（烂杵，焙）12g，荆芥穗6g，枳壳（去瓤，细切，麸炒黄）6g。

【用法】上为细末，用清米饮调下二钱，空心食前服。

【功用】清肠止血，疏风行气。

【主治】**肠风脏毒下血**　症见便前出血，或便后出血，或粪中带血，以及痔疮出血，血色鲜红或晦暗，舌红苔黄，脉数。

【病机分析】本方主治大便下血一证有肠风、脏毒之分，血清而色鲜者为肠风，浊而暗者为脏毒。其出血之机，都是风热或湿热毒邪壅遏肠道，损伤脉络，血渗外溢所致。舌红苔黄、脉数皆为热证之征。治宜清肠凉血为主，兼以疏风行气。

【配伍意义】方中槐花苦微寒，泻热清肠，凉血止血，为君药。侧柏叶苦涩微寒，清热凉血，收敛止血，可增强君药凉血止血之力，为臣药。荆芥穗辛散疏风，微温不燥，炒黑入血分而止血，与君臣药相配，疏风理血；枳壳行气宽肠，顺遂胃肠腑气下行，与荆芥一升一降，达到"气调则血调"之目的；共为佐药。诸药合用，既能凉血止血，又能疏风行气。

【配伍特点】以止血、收涩与清疏、行气合用，寓行气于止血之中，寄清疏于收涩之内，相反相成。

【临床运用】

1. **证治要点**　本方为治肠风、脏毒下血的常用方。临床以便血，血色鲜红，舌红，脉数为辨证要点。

2. **加减应用**　若大肠热甚，可加黄芩、黄连等以清热燥湿；若脏毒下血紫暗，可加苍术、茯苓等以祛湿；若便血较多，荆芥可改为荆芥炭，并加入地榆炭、黄芩炭、棕榈炭等，以加强止血之功；若便血日久血虚，可加入当归、熟地等以养血和血。

3. **现代应用**　痔疮、结肠炎或其他大便下血等辨证属风热或湿热邪毒，壅遏肠道，损伤脉络者。

【病案链接】某女，49岁，工人。1988年10月31日入院。自述痔疮出血20余年，1983年做过痔疮手术。近20天来大便下血较多，色鲜红，肛门肿痛，有异物感，伴见头晕目眩，肢软，纳食无味，舌质淡红，苔薄黄，脉濡数。肛门指诊见混合痔。前医辨为肠胃郁热，用清热泻火，凉血止血之剂，药用生地、大黄、丹皮、侧柏叶等治疗4天，不效。余据苔黄腻，大便溏而不爽，脉濡数，从湿热论治，拟清肠健脾利湿，活血止血法，用赤小豆当归散合槐花散加味。当归10g，赤小豆30g，薏苡仁30g，地榆15g，枳壳10g，防风10g，荆芥10g，槐花10g，侧柏叶10g，仙鹤草10g，熟大黄3g。服药12剂，便血止，肛门不适等症状消失。（《江西中医药》1989，6：38）

【方歌】

槐花散用治肠风，侧柏荆芥枳壳充，

等份为末米饮下，宽肠凉血逐风动。

黄土汤
（《金匮要略》）

微课　PPT

【组成】灶心黄土半斤（30g），白术、附子（炮）、甘草、干地黄、阿胶、黄芩各三两（各9g）。

【用法】上七味，以水八升，煮取三升，分温二服。

【功用】温阳健脾，养血止血。

【主治】**脾阳不足，脾不统血证** 症见大便下血，先便后血，或吐血、衄血、妇人崩漏，血色暗淡，四肢不温，面色萎黄，舌淡苔白，脉沉细无力。

【病机分析】本方所治之出血证因脾阳不足，统摄无权所致。脾主统血，脾阳不足，血失统摄则出血；血从上溢则表现为吐血、衄血，血从下走则表现为便血、崩漏。血色暗淡、面色萎黄、四肢不温、舌淡苔白、脉沉细无力等皆为中焦阳虚，阴血不足之象。治宜温阳止血为主，辅以健脾养血。

【配伍意义】方中重用灶心黄土（即伏龙肝），辛温而涩，温中止血，为君药。炮附子、白术温阳健脾，助君药恢复脾统摄血液的功能，共为臣药。生地、阿胶滋阴养血止血，既可补因出血引起的阴血不足，又可防附子、白术之辛温耗血动血，而生地、阿胶得附子、白术则滋而不腻；黄芩苦寒，清肝止血，且能制约附子、白术的温燥之性，共为佐药。甘草益气和中，调和诸药，为使药。诸药合用，共奏温阳健脾、养血止血之功。

【配伍特点】

1. 寒热并用，刚柔相济，以刚药温阳，以柔药补血，温阳而不伤阴，滋阴而不碍阳。

2. 温中健脾药与养血止血药同用，标本兼顾。

【临床运用】

1. **证治要点** 本方为治脾阳不足所致的便血或崩漏的常用方。临床以血色暗淡，舌淡苔白，脉沉细无力为辨证要点。

2. **加减应用** 若中焦虚寒较甚者，可加炮姜炭以温中止血；若出血多者，可加白及、三七等以止血；若气虚甚者，可加人参以益气摄血。

3. **现代应用** 慢性胃肠道出血及功能性子宫出血等属中焦虚寒者。

【病案链接】福某，二十四岁。病后冰镇水果不能戒，粪后便血如注，与《金匮》黄土汤。每剂黄土用一斤，附子用八钱。服至三十余剂，而血始止。(《吴鞠通医案》)

【方歌】

> 黄土汤用芩地黄，术附阿胶甘草尝，
> 温阳健脾能摄血，便血崩漏服之康。

🌿 **知识拓展**

表14-1 黄土汤与槐花散比较

比较	方名	黄土汤	槐花散
组成	同	无	
	异	甘草、干地黄、白术、附子、阿胶、黄芩、灶心土	槐花、侧柏叶、荆芥穗、枳壳
功用	同	止血	
	异	温阳健脾，养血止血	清热凉血，疏风行气
主治	同	便血	
	异	脾阳不振，统摄无权之便血证	风热、湿热壅滞肠道之便血证

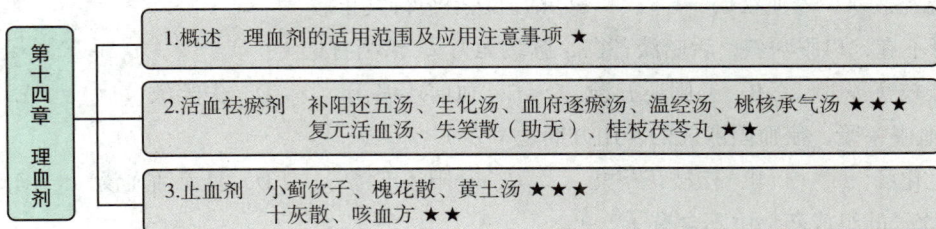

执医考点

第十四章 理血剂	1.概述　理血剂的适用范围及应用注意事项 ★
	2.活血祛瘀剂　补阳还五汤、生化汤、血府逐瘀汤、温经汤、桃核承气汤 ★★★　复元活血汤、失笑散（助无）、桂枝茯苓丸 ★★
	3.止血剂　小蓟饮子、槐花散、黄土汤 ★★★　十灰散、咳血方 ★★

目标检测

答案解析

单项选择题

1. 桃核承气汤的功用是（　　）
   A．活血祛瘀，行气止痛　　　　　　B．破血下瘀　　　　　　C．补气活血通络
   D．活血祛瘀，疏肝通络　　　　　　E．温经散寒，养血祛瘀

2. 血府逐瘀汤的君药是（　　）
   A．桃仁、红花　　　　　　B．桃仁、赤芍　　　　　　C．赤芍、当归
   D．生地、牛膝　　　　　　E．川芎、红花

3. 具有活血祛瘀，行气止痛的方剂是（　　）
   A．桃核承气汤　　B．补阳还五汤　　C．血府逐瘀汤　　D．失笑散　　E．温经汤

4. 具补气活血通络的方剂是（　　）
   A．桃核承气汤　　B．复元活血汤　　C．血府逐瘀汤　　D．补阳还五汤　　E．失笑散

5. 复元活血汤主治的病证的病因病机是（　　）
   A．跌打损伤，瘀血阻滞证　　　　　　B．瘀血内阻胸部，气机郁滞
   C．瘀热互结于下焦之下焦蓄血证　　　　D．正气亏虚，气虚血滞，脉络瘀阻
   E．冲任虚寒，瘀血阻滞

6. 补阳还五汤的功效是（　　）
   A．活血化瘀，缓消癥块　　　　　　B．补气活血通络　　　　　　C．活血祛瘀，疏肝通络
   D．温经散寒，养血祛瘀　　　　　　E．活血祛瘀，行气止痛

7. 下列不属于生化汤组成的是（　　）
   A．当归　　　　B．川芎　　　　C．桃仁　　　　D．干姜　　　　E．大枣

8. 桂枝茯苓丸中配伍桃仁、丹皮体现的治法是（　　）
   A．通因通用　　B．泻南补北　　C．抑土扶木　　D．培土制水　　E．滋水涵木

9. 具有"活血化瘀，缓消癥块"功用的方剂是（　　）
   A．血府逐瘀汤　　B．桃核承气汤　　C．生化汤　　D．温经汤　　E．桂枝茯苓丸

10. "月经不调，小腹冷痛，经血夹有瘀块，手心烦热，舌质暗红，脉细而涩"，治当首选（　　）
    A．桃核承气汤　　B．血府逐瘀汤　　C．补阳还五汤　　D．复元活血汤　　E．温经汤

11. 桃核承气汤中桂枝的作用（　　）
    A．行气解郁　　B．活血行气　　C．发汗解肌　　D．温通血脉　　E．助阳化气

12. 失笑散的功用是（　　）

    A．活血化瘀，缓消癥块　　　　　B．活血祛瘀，散结止痛　　　　　C．活血祛瘀，疏肝通络

    D．温经散寒，养血祛瘀　　　　　E．活血祛瘀，行气止痛

13. "半身不遂，口眼㖞斜，舌暗淡苔白，脉缓无力"，治当首选（　　）

    A．桂枝茯苓丸　　B．补阳还五汤　　C．血府逐瘀汤　　D．失笑散　　E．生化汤

14. 主治血虚寒凝，瘀血阻滞证的常用方剂是（　　）

    A．生化汤　　　B．桂枝茯苓丸　　C．补阳还五汤　　D．复元活血汤　　E．失笑散

15. 小蓟饮子的组成药物中不含有（　　）

    A．当归、蒲黄　　　　　　　B．生地、滑石　　　　　　　C．藕节、木通

    D．大黄、车前子　　　　　　E．栀子、淡竹叶

16. 黄土汤的功用是（　　）

    A．温经散寒，养血祛瘀　　　　　B．补气健脾，活血通络　　　　　C．清肝宁肺，凉血止血

    D．凉血止血，利水通淋　　　　　E．温阳健脾，养血止血

17. 尿中带血，小便频数，赤涩热痛，舌红，脉数者，治宜选用（　　）

    A．小蓟饮子　　B．十灰散　　C．咳血方　　D．黄土汤　　E．桃核承气汤

18. 具有清肠止血、疏风行气功效的是（　　）

    A．黄土汤　　B．槐花散　　C．失笑散　　D．桂枝茯苓丸　　E．小蓟饮子

19. 木火刑金而致的咳血证，治疗宜选（　　）

    A．十灰散　　B．百合固金汤　　C．养阴清肺汤　　D．槐花散　　E．咳血方

20. 十灰散的功用是（　　）

    A．益气摄血　　B．凉血止血　　C．收涩止血　　D．化瘀止血　　E．温阳止血

书网融合……

知识回顾　　习题

第十五章 治风剂

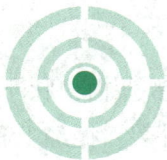

学习目标

知识要求：

1. 掌握川芎茶调散、消风散、牵正散、羚角钩藤汤、镇肝熄风汤、天麻钩藤饮、大定风珠等方剂的组成、功用、主治病证、方解、配伍特点及随证加减规律。

2. 熟悉治风剂的概念、适应证、分类与使用注意。

3. 了解大秦艽汤、止痉散、小活络丹、大活络丹、建瓴汤、阿胶鸡子黄汤等方剂的组成、功用、主治病证。

技能要求：

1. 会背诵川芎茶调散、消风散、牵正散、羚角钩藤汤、镇肝熄风汤、天麻钩藤饮、大定风珠的方歌。

2. 学会鉴别外风致病、内风致病，并选择适当的治风剂进行治疗。

第一节 概 述

PPT

【含义】凡以辛散祛风或息风止痉的药物为主组成，具有疏散外风或平息内风的作用，治疗风病的方剂，称为治风剂。

【适应范围】治风剂是为治疗风病而设。风邪致病范围广泛，病情变化也较复杂，概言之，可分为"外风"与"内风"两大类。外风是指风邪外袭，侵入人体，病变在肌表、经络、肌肉、筋骨、关节等；其他，如风毒从皮肉破损处侵入所引起的破伤风等；临床表现以恶风，头痛，皮肤瘙痒，肢体麻木，关节屈伸不利，或口眼歪斜，甚至角弓反张等为特征。内风是由脏腑功能失调所致，其病变部位主要在肝，故有肝风内动的说法，其病机有热极生风、肝阳化风、阴虚风动、血虚生风等；临床表现以眩晕，震颤，四肢抽搐，语言謇涩，足废不用，甚或猝然昏倒，不省人事，口眼歪斜，半身不遂等为特征。

【分类】治风剂分为疏散外风、平息内风两大类。疏散外风剂适用于外风致病，由辛散祛风药物为主要组成，代表方有川芎茶调散、大秦艽汤、消风散、牵正散、小活络丹等。平息内风剂适用于内风致病，由于内风病证的病机与表现不同，选方用药亦不相同，常用清热息风、平肝潜阳、滋阴养血等药物，代表方如羚角钩藤汤、镇肝熄风汤、天麻钩藤饮、大定风珠等。

【使用注意】①辨清风邪之内、外：外风宜疏散，内风宜平息。②辨清病邪的兼夹：风为百病之长，风邪常兼他邪合而伤人，若夹热、夹寒、夹痰、夹湿、夹瘀等，则应与清热、祛寒、化痰、祛湿、活血等法配合。③外风与内风常相互影响，外风可以引动内风，内风又可兼夹外风，立法用方应该分清主次，全面兼顾。④疏散外风药物易伤津液，阴虚者慎用，或配伍养阴生津药物使用。

第二节　疏散外风剂

川芎茶调散
《太平惠民合剂局方》

微课　　PPT

【组成】川芎、荆芥（去梗）各四两（各120g），白芷、羌活、炙甘草各二两（各60g），细辛（去芦）一两（30g），防风（去芦）一两半（45g），薄荷叶（不见火）八两（240g）。〔注：也有用香附子（炒）八两（240g）不用细辛者。〕

【用法】为细末，每服两钱，食后茶清调下，常服清头目。

【功用】疏风止痛。

【主治】外感风邪头痛　症见偏正头痛，或颠顶作痛，或恶风发热，目眩鼻塞，舌苔薄白，脉浮。

【病机分析】本方所治头痛是由外感风邪所引起。"伤于风者，上先受之"，风邪外袭，循经上犯头目，阻遏清阳，故头痛、目眩；风邪束表，正气奋起抗邪，邪正抗争，则恶寒发热；鼻为肺之窍，肺气不宣，则鼻塞；若风邪入络，留而不去，头痛或偏或正，休作无时，日久不愈，即为头风。舌苔薄白，脉浮为风邪在表之征。

【方解】本方证由风邪外袭所致，治当疏风止痛，宜选用辛散疏风药物。方中川芎辛温，善于祛风活血止痛，为治各经头痛的要药，尤善治少阳、厥阴经头痛（两侧或颠顶痛），为君药。荆芥解表祛风；薄荷疏散风热，又可清利头目；二者共为臣药。羌活、白芷均能疏风止痛，其中羌活善入太阳经，为治太阳经头痛的引经药（后头痛牵连项部）；白芷善入阳明经，为治阳明经头痛的引经药（前额及眉棱骨痛）；细辛散寒止痛，善治少阴经头痛，又可宣通鼻窍；防风疏散风邪；四药助君、臣药增强疏风止痛的功效，共为佐药。炙甘草调和诸药；服药时清茶调下，取其苦凉性质，既可上清头目，又能制约风药的升散与温燥，共为使药。诸药合用，风邪去，经气利，则头痛诸症自愈。

【配伍特点】集风药于一方，诸经兼顾；升散中寓有清降，疏风止痛而不温燥。

【临床运用】

1. 证治要点　本方是治疗外风头痛的常用方剂。临床以头痛，鼻塞，脉浮为证治要点。

2. 加减应用　若以风寒头痛为主者，可重用川芎，酌加生姜、苏叶等以增强祛风散寒功效；若以风热头痛为主者，可加菊花、蔓荆子等以疏散风热；若头风头痛者，可加僵蚕、全蝎、桃仁、红花等搜风通络、活血止痛。

3. 现代应用　普通感冒、流行性感冒、慢性鼻炎、血管神经性头痛、偏头痛等所引起的头痛，辨证属风邪为患者。

【病案链接】某男，35岁。1946年初秋来寓就诊。自诉三月前患风寒感冒后即感头痛，忽左忽右，经常发作，迄今未止。前医曾作火炎于上而投过清凉之剂，疼痛反增，不分昼夜，时重时轻，坐卧不宁。病急则杂药乱投，总难奏效。切其脉，左右俱浮，两寸兼紧，舌苔薄黄。知为风寒火郁之证，盖头为人身诸阳之会，患者初感风寒之际，未能及时汗解，更进以凉遏之品，致风之邪愈加冰伏难除，阻于经络，郁遏清阳之气不得宣畅、反化火上冲而成此证。脉浮兼紧者，风寒之邪外束也；阳郁化火则舌苔薄黄。法当疏散风寒，宣解郁热，但病程已久，唯恐单用内治其力不支，乃采用内外合治之法。内服方：川芎二钱，白芷二钱，生姜二片，薄荷二钱，羌活一钱，菊花二钱，防风一钱，炒黄芩一钱，陈茶二钱。外用方：蚕沙二两，清水煎煮，俟药汁将干，将蚕沙并汁摊开于新布上，包扎痛处，每日换药一次。经外治半月，服药十剂后病即痊愈。（《李继昌医案》）

【方歌】

> 川芎茶调散荆防，辛芷薄荷甘草羌，
> 目昏鼻塞风攻上，正偏头痛悉能康。

大秦艽汤
（《素问病机气宜保命集》）

【组成】秦艽三两（90g），川独活、甘草、川芎、当归、白芍药各二两（各60g），细辛半两（15g），羌活、防风、黄芩、石膏、吴白芷、白术、生地黄、熟地黄、白茯苓各一两（各30g）。

【用法】上十六味，剉。每服一两（30g），水煎去滓，温服无时。

【功用】疏风清热，养血活血。

【主治】**风邪初中经络证**　症见口眼歪斜，舌强不能言语，手足不能运动，或恶寒发热，苔白或黄，脉浮数或弦细。

【病机分析】本方主治证由风邪初中经络所致。患者正气不足，营血亏虚，脉络空虚，风邪乘虚而入。风中面部经络，气血为之痹阻，筋脉、肌肉失养，不用而缓，未受邪之处，气血运行通畅，筋脉、肌肉相对为急，而缓者为急者牵引，故口眼歪斜。风中舌本和四肢经络，气血运行不畅，故舌强不能言语、手足不能运动，脉弦细。风邪外袭，正邪交争于肌表，故或见恶寒发热、脉浮等；风邪内侵，气血痹阻，可郁而化热，故或可见苔黄。治当疏风清热，养血活血。

【配伍意义】方中秦艽重用，祛风湿，舒筋络，止痹痛，为君药。独活、羌活、防风、白芷、细辛等辛温发散，祛风散邪，加强君药的祛风功效，共为臣药。舌强不能言语、手足不能运动，除经络不通外，与血虚有关联，故配伍当归、白芍、熟地、川芎养血活血，养血使血足而筋自荣，活血使络通则风易散，寓有"治风先治血，血行风自灭"之意，且能制约祛风药物的温燥，使祛风而不伤阴血；白术、茯苓、甘草益气健脾，以资生化之源；石膏、黄芩、生地均能清热；上药共为佐药。甘草益气和中，调和诸药，为使药。诸药合用，风邪得解，气血调和，筋肉得养，则诸症自愈。

【配伍特点】以疏风通络为主，配伍补血、活血、益气、清热药物，疏养结合，邪正兼顾。

【临床运用】

1. **证治要点**　本方为治风邪初中经络证的常用方。临床以口眼歪斜，舌强不能言语，手足不能运动，微恶风发热，苔薄微黄，脉浮数为证治要点。

2. **加减应用**　无化热征象者，可去石膏、黄芩、生地等清热药物；原书载"如遇天阴，加生姜煎七八片；如心下痞，每两加枳实一钱同煎"，可供参考。

3. **现代应用**　颜面神经麻痹、脑血管痉挛、脑血栓形成等所致的半身不遂、语言謇涩等辨证属于风邪初中经络者。

【病案链接】某女，50岁。1985年12月来诊。患者自觉周身不适，继而左侧肢体酸麻瘫软，急至医院就诊，用西药低分子右旋糖酐等配合针灸治疗，并邀中医会诊。症见：神志清楚，左肢体瘫痪，口眼歪斜，二便正常，口干微渴，舌质红，苔薄白，脉浮细弦。辨证为外邪留窜经络，脉道不通，气血逆乱所致。治以祛风清热，活血通络。大秦艽汤（原方原剂量）去白术、熟地，加红花12g，丹参12g，僵蚕12g，牛膝12g，天麻10g。经用上方半年，症状基本解除，3年来随访未见复发。（《中医药研究》1989，5：45）

【方歌】

大秦艽汤羌独防，芎芷辛芩二地黄，

石膏归芍苓术草，养血祛风通治方。

消风散
（《外科正宗》）

微课　　PPT

【组成】当归、生地黄、防风、蝉蜕、知母、苦参、胡麻、荆芥、苍术、牛蒡子、石膏各一钱（各6g），甘草、木通各五分（各3g）。

【用法】水二盅，煎八分，食远服。

【功用】疏风养血，清热除湿。

【主治】风疹、湿疹　症见皮肤疹出色红，或遍身云片斑点，瘙痒，抓破后渗出津水，苔白或黄，脉浮数。

【病机分析】本方所治之风疹、湿疹多由外感风湿或风热邪气所致。邪气内侵，郁于肌肤、腠理之间，外不得透达，内不得疏泄，故皮肤瘙痒，疹出色红，或遍身云片斑点，或抓破后渗出津水。苔白或黄，脉浮数等，是风湿或风热病邪尚浅之征。

【配伍意义】本方体现疏风养血，清热除湿之法。古人云：痒自风来，止痒必先疏风。方中用荆芥、防风、蝉蜕、牛蒡子疏风散邪而止痒，共为君药。苦参清热燥湿；苍术祛风燥湿；木通渗利湿热；石膏、知母清热泻火；共为臣药。邪气浸淫血脉，易伤阴血、瘀阻血脉，疏风、清热、祛湿药物亦可能损伤阴血，故配伍当归、生地黄、胡麻仁养血活血，滋阴润燥，亦体现"治风先治血，血行风自灭"之意，共为佐药。甘草清热解毒，调和诸药，为使药。

【配伍特点】辛散苦燥甘润相伍，疏风、清热、祛湿之中寓养血、润燥之法。祛邪与扶正兼顾，邪气得去，血脉调和，则瘙痒自止。

【临床运用】

1. 证治要点　本方为治疗风疹、湿疹的常用方剂。临床以皮肤瘙痒，疹出色红，或遍身云片斑点为辨证要点。

2. 加减应用　若湿热偏盛，胸脘痞满，身重乏力，舌苔黄腻者，可去胡麻仁，加车前子、地肤子以清热利湿；若风热偏盛，身热、口渴者，可加金银花、连翘以疏散风热、清热解毒；若血分热甚，疹色红赤，烦热，舌红或绛者，可加牡丹皮、赤芍、紫草以清热凉血。

3. 现代应用　荨麻疹、过敏性皮炎、药物性皮炎、神经性皮炎、稻田性皮炎、扁平疣、疥疮等属风热或风湿为患者。

【病案链接】患者陈某，女，65岁，2017年10月20日初诊。主诉：皮肤瘙痒3年余，加重3天。病史：患者全身皮肤瘙痒，以腰部周围及四肢为主，夜间加重，皮肤粗糙发红，有明显抓痕、血痂，自觉心烦，夜间难以入眠，大便干燥难解，小便黄，饮食正常；舌暗红，苔薄黄，舌下络脉略微曲张；左脉弦缓，尺部细数，右脉弦细，寸滑。中医诊断：风瘙痒，辨证为血虚化燥生风，治宜养血润燥、祛风止痒，方选消风散加减。处方：荆芥9g，防风9g，蝉蜕5g，白鲜皮15g，苦参15g，苍术9g，通草3g，当归15g，生地20g，制半夏15g，川芎12g，甘草5g，麻子仁12g，知母9g。共5剂，每日1剂，水煎，早晚分服。二诊：2017年10月28日，患者服药后自觉瘙痒好转，但未根除，舌象如前，左脉弦数，右脉沉弱；遂在上方基础上，去半夏、通草，生地加重为30g，并加麦冬20g，红参6g，阿胶3g。服法同前。三诊：2017年11月6日，患者全身瘙痒已消，续服二诊方7剂，疗效持续。[《浙江中医药大学学报》2019，43（9）：1001]

【方歌】

消风散内用荆防，蝉蜕胡麻苦参苍，
知膏蒡通归地草，风疹湿疹服之康。

> ✍ **知识拓展**
>
> **消风散与当归饮子**
>
> 　　消风散与当归饮子均有养血祛风的功效，均是临床治疗皮肤瘙痒的常用方。其中，当归饮子养血功效胜于祛风，故常用于治疗阴血亏虚兼有风邪的各种慢性皮肤病，其病反复发作，迁延难愈；消风散祛风功效较强，兼能清热、除湿、养血，常用于风湿热毒蕴结肌肤之风疹、湿疹，多为急性发作。

牵正散
（《杨氏家藏方》）

微课　　PPT

【组成】白附子、白僵蚕、全蝎（去毒）各等份（各3g）。

【用法】上为细末。每服一钱，热酒调下，不拘时候。

【功用】祛风化痰、通络止痉。

【主治】**风痰阻络之口眼歪斜**　症见口眼歪斜或面肌抽动，舌淡红，苔白。

【病机分析】本方所治之证，为外风与痰浊阻于头面经络所致。足太阳经起于目内眦；足阳明经挟口环唇，布于面。太阳外中于风，阳明内蓄痰浊，风邪引动痰浊，阻于头面经络，经络不通，筋肉失养，则弛缓不用；而未受邪之处，气血通畅，筋肉相对而急；缓者为急者牵引，故见口眼歪斜。

【配伍意义】本方证属风痰阻络，治宜祛风、化痰、通络。方中白附子味辛性温有毒，其性上行，善祛头面风痰而解痉止痛，为治头面风痰之要药，为君药。僵蚕、全蝎，二者皆可祛风止痉，其中僵蚕可化痰，全蝎长于通络，可增强君药祛风化痰功效，为臣药。服药时用热酒调下，可通血脉，助药势，引药直达患处，为佐使药。诸药合用，共奏祛风化痰、通络止痉之功。

【配伍特点】

1. 祛风化痰药与搜风活络药合用，药虽三味，合而用之，力专效著。

2. 热酒调下，酒助药力，药借酒威，相辅相成。风邪得祛，痰浊得化，经络通畅，则歪斜之口眼得以复正，是名"牵正"。

【临床运用】

1. **证治要点**　本方是治疗风痰阻络之口眼歪斜的常用方剂。以猝然口眼歪斜为证治要点。

2. **加减应用**　若初起风邪较重者，可加防风、羌活、白芷等以疏散风邪；若病久不愈者，可加桃仁、红花、天麻、地龙、蜈蚣等化瘀搜风通络。

3. **现代应用**　颜面神经麻痹、三叉神经痛、偏头痛等辨证属风痰痹阻经络者。

【附方】止痉散（《流行性乙型脑炎中医治疗法》）　组成：全蝎、蜈蚣各等份。用法：研细末，每服1~1.5g，温开水送服。功效：祛风止痉，通络止痛。主治：痉厥，四肢抽搐；亦可治疗顽固性头痛、偏头痛、关节痛等。

【病案链接】患者，女，36岁，干部，2001年11月6日就诊。因前1天夜间受凉后出现右侧面部麻木，晨起发现口角向左侧歪斜，右眼不能闭合而入院。查体：右侧额纹消失，右眼睑不能闭合，右侧鼻唇沟变浅、口角下垂、鼓腮漏气，舌淡红，苔薄白，脉浮弦。患者言语清晰，四肢肌力正常，病理反射阴性。诊断为周围性面瘫，证属经脉空虚，风痰阻络。治以祛风化痰，通络止痉，根据病情需要酌情配合散寒、清热、益气活血之剂。故给予牵正散加白芍、柴胡。每日1剂，并配合面部针灸理疗治疗，21天后面肌功能完全恢复，口眼歪斜症状消失。追访1年未见复发。[《中国社区医师·医学专业半月刊》2009，11（23）：184]

【方歌】

牵正散是杨家方，全蝎僵蚕白附裹，
服用少量热酒下，口眼㖞斜疗效彰。

小活络丹
（《太平惠民和剂局方》）

PPT

【组成】川乌（炮，去皮脐）、草乌（炮，去皮脐）、地龙（去土）、天南星（炮）各六两（各180g），乳香（研）、没药（研）各二两二钱（各66g）。

【用法】为细末，入研药和匀，酒面糊为丸，如梧桐子大，每服二十丸，空心，日午冷酒送下，荆芥茶下亦得。

【功用】祛风除湿，化痰通络，活血止痛。

【主治】

1. **风寒湿痹证**　症见肢体筋脉疼痛，麻木拘挛，关节屈伸不利，疼痛游走不定，舌淡紫，苔白，脉沉弦或涩。

2. **中风**　手足不仁，日久不愈，腰腿沉重，或腿臂间作痛。

【病机分析】本方证乃风寒湿邪与瘀血痰浊阻滞经络所致。风寒湿邪侵入经络，日久不愈，气血不通，血行瘀滞，津液停聚。风寒湿邪与瘀血痰浊阻滞经络，"不通则痛"，故见肢体筋脉疼痛；气血痹阻不通，肌肤筋脉失于濡养，故见麻木拘挛；关节屈伸不利，是因肢体筋脉疼痛引起的关节功能活动障碍；风邪"善行而数变"，故疼痛游走不定；舌淡紫，苔白，脉沉弦或涩，为风寒湿邪与瘀血痰浊阻滞之征。本方所治之中风，手足不仁，日久不愈，腰腿沉重，或腿臂间作痛者，其病机亦与之相同。

【配伍意义】本方所主为风寒湿痰瘀痹阻经络之证，治当祛风散寒除湿与化痰活血通络兼顾。方中制川乌、制草乌辛热峻烈，善祛风除湿，温经散寒，且止痛作用较强，为君药。天南星辛温燥烈，祛风散寒，燥湿化痰，善治风痰诸证，为臣药。乳香、没药活血行气、通络止痛；地龙长于通经活络；共为佐药。服药时以酒送下，可助药力，亦可引诸药直达病所，为使药。诸药合用，相辅相成，使经络之风寒湿邪得除，瘀血痰浊得去，则经络通畅、痹消痛止，故以"活络"名之。

【临床运用】

1. **证治要点**　本方为治疗风寒湿痰瘀痹阻经络的常用方。临床以肢体筋脉挛痛，关节屈伸不利，舌淡紫，苔白为证治要点。

2. **加减应用** 若肢体疼痛游走不定者，可加秦艽、防风以祛风止痛；若肢体疼痛而沉重者，可加防己、苍术以祛湿通经；若肢体关节冷痛较重者，可加肉桂，并重用川乌、草乌以散寒。

3. **现代应用** 风湿性关节炎、类风湿关节炎、骨质增生症等辨证属风寒湿痰瘀痹阻经络者。

【附方】**大活络丹**（《兰台轨范》）组成：白花蛇、乌梢蛇、威灵仙、两头尖（俱酒浸）、草乌、天麻（煨）、全蝎（去毒）、首乌（黑豆水浸）、龟甲（炙）、麻黄、贯众、炙甘草、羌活、官桂、藿香、乌药、黄连、熟地、大黄（蒸）、木香、沉香各二两（各60g），细辛、赤芍、没药（去油，另研）、丁香、乳香（去油，另研）、僵蚕、天南星（姜制）、青皮、骨碎补、白蔻、安息香（酒熬）、附子（制）、黄芩（蒸）、茯苓、香附（酒浸，焙）、玄参、白术各一两（各30g），防风二两半（75g），葛根、虎胫骨（豹骨代，炙）、当归各一两半（各45g），血竭（另研）七钱（21g），地龙（炙）、犀角（水牛角代）、麝香（另研）、松脂各五钱（各15g），牛黄（另研）、冰片（另研）各一钱半（各4.5g），人参三两（90g）。上共五十味为末，蜜丸如桂圆核大，金箔为衣。每服1丸，陈酒送下。功用：祛风扶正，活络止痛。主治：邪实正虚之中风瘫痪，痿痹，痈疽流注，跌扑损伤等。

【病案链接】黄某某，女，45岁，2008年1月17日初诊，诉右肩部疼痛2年，入夜痛甚，活动加剧，半月前因气候寒冷而加重。右臂外展、内旋、外旋均痛，穿戴梳头困难，诊见形肥面白，肩部疼痛，且上肢麻木，举臂则肩部牵引作痛，舌质淡，苔白腻，脉沉弦紧，抗"O"、血沉正常，西医诊断：肩关节周围炎，中医诊断：肩凝证。证属：风寒凝结痰湿阻滞，治以：温经散寒、除湿通络止痛，拟小活络丹汤加减，治疗方药：制川乌15g，制草乌15g，乳香10g，没药10g，地龙10g，制南星10g，土鳖虫10g，桂枝10g，白芍20g，葛根20g，甘草10g。2天1剂，水煎温服，4剂肩痛减轻，右臂已能抬举，仍觉隐隐作痛，作麻作胀，上方连服6剂，自觉症状消失，肩关节活动自如，遂以养血益气、祛风通络之剂巩固疗效。[《四川中医》2012，30（10）：122]

【方歌】

小活络丹天南星，二乌乳没与地龙，

寒湿瘀血成痹痛，搜风活血经络通。

📚 **知识拓展**

大活络丹与小活络丹比较

大活络丹与小活络丹祛风除邪通络的功效相似。小活络丹药力峻猛，祛邪力强，治疗邪盛而体壮者，较为适合；大活络丹邪正兼顾，药味众多，药力稍缓，适合邪实而体虚者。

第三节 平息内风剂

羚角钩藤汤
（《通俗伤寒论》）

微课　　PPT

【组成】羚角片（先煎）一钱半（4.5g），霜桑叶二钱（6g），京川贝（去心）四钱（12g），鲜生地五钱（15g），双钩藤（后入）三钱（9g），滁菊花三钱（9g），茯神木三钱（9g），生白芍三钱（9g），生甘草八分（3g），淡竹茹（鲜刮，与羚角先煎代水）五钱（15g）。

【用法】水煎服。

【功用】凉肝息风，增液舒筋。

【主治】**热盛动风证**　症见高热不退，烦闷躁扰，手足抽搐，发为痉厥，甚则神昏，舌绛而干，或舌焦起刺，脉弦而数。

【病机分析】本方证为温热病邪内传厥阴，或寒邪化热入里，肝经热盛，热极动风所致。肝经热盛，故高热不退；热扰心神，则烦闷躁扰，甚则神昏；热灼肝经，风动筋挛，故手足抽搐，发为痉厥。邪热炽盛，耗伤津液，故舌绛而干或舌焦起刺；脉弦而数，是肝经热盛之征。治宜清热凉肝息风为主，辅以养阴增液舒筋。

【配伍意义】方中羚羊角咸寒，入肝、心经，善于凉肝息风，善治热极生风所致痉挛抽搐；钩藤甘凉，入肝经，清热平肝，息风止痉；两药相合，清热凉肝、息风止痉之力更强，共为君药。桑叶、菊花辛凉疏泄，清热平肝，为臣药。邪热耗伤津液，配伍鲜生地清热凉血、养阴生津，白芍养阴泻热、柔肝舒筋，二药与甘草配伍，酸甘化阴，养阴增液，舒筋缓急，以加强息风止痉之力；风火灼津，易于成痰，配伍川贝母、淡竹茹清热化痰；热扰心神，以茯神木平肝宁心安神；共为佐药。生甘草兼清热解毒功效，且调和诸药，为使药。

【配伍特点】全方以凉肝息风为主，配伍增液、化痰、安神之品，法度严谨，主次分明。

【临床运用】

1. 证治要点　本方是主治肝经热盛动风的常用方剂。临床以高热烦躁，手足抽搐，舌绛而干，脉弦数为证治要点。

2. 加减应用　若气分热盛而见壮热汗多、渴欲冷饮者，可加石膏、知母等清热泻火；若营血分热盛而见斑疹、吐衄者，可加水牛角、牡丹皮、紫草等清热凉血；若邪热内陷心包，神昏谵语者，宜给予安宫牛黄丸或紫雪以开窍；若抽搐较重者，可加全蝎、蜈蚣以增强息风止痉功效；若便秘者，可加大黄、芒硝泻下通便。

3. 现代应用　流行性脑脊髓膜炎、流行性乙型脑炎以及妊娠高血压综合征等病所致的头痛、眩晕、抽搐等属肝经热盛者。

【病案链接】某男，24岁。因双夏期间劳累过度，且情志不畅，导致旧病复发。症见彻夜不眠，惊惕不安，抽搐频频，不能自主，口角流涎，沉默不语，偶有大小便失禁，进食被动。病已一周。舌质红，苔薄黄，脉弦滑。体温37.8℃，扁桃体Ⅲ度肿大，白细胞12.3×10^9/L。西医诊断为癔症性精神病。中医辨证属肝阳浮越，内风扰动，痰浊上泛。治宜平肝息风，清热化痰。方用羚角钩藤汤加减：羚羊角2g，钩藤、辰茯苓、僵蚕、天竺黄各12g，生地30g，石决明20g，生白芍15g，象贝、竹茹、地龙各10g，冬桑叶6g，蜈蚣2条。同时配合针刺。用药20余剂，痊愈出院。（《浙江中医杂志》1982，9：413）

【方歌】

羚角钩藤俞氏方，桑菊茯神鲜地黄，
贝草竹茹同芍药，肝风内动急煎尝。

镇肝熄风汤
（《医学中衷参西录》）

微课　　PPT

【组成】怀牛膝一两（30g），生赭石（轧细）一两（30g），生龙骨（捣碎）五钱（15g），生牡蛎（捣碎）五钱

（15g），生龟甲（捣碎）五钱（15g），生杭芍五钱（15g），玄参五钱（15g），天冬五钱（15g），川楝子（捣碎）二钱（6g），生麦芽二钱（6g），茵陈二钱（6g），甘草一钱半（4.5g）。

【用法】水煎服。

【功用】镇肝息风，滋阴潜阳。

【主治】类中风　症见头目眩晕，目胀耳鸣，脑中热痛，心中烦热，面色如醉，或时常噫气，或肢体渐觉不利，口眼渐形歪斜，甚或眩晕颠仆，昏不知人，移时始醒，醒后不能复原，脉弦长有力。

【病机分析】《素问·至真要大论》云："诸风掉眩，皆属于肝。"本方所治之类中风，是由肝肾阴虚，阴不制阳，肝阳化风所致。下虚上盛，风阳上扰，故头目眩晕，目胀耳鸣；血随气逆，并走于上，故脑中热痛，面色如醉；阴虚阳亢，心肝火炽，心神不安，故心中烦热；肝主疏泄，肝病每易犯胃乘脾，现风阳上扰，胃气亦随之上逆，故时常噫气；若肝阳上升太过，气血逆乱，遂致卒中，轻者中经络，则肢体渐觉不利，口眼歪斜；重者中脏腑，则眩晕颠仆，昏不知人，移时始醒，醒后不能复原；脉弦长有力，为肝阳上亢，肝风内动之征。

【配伍意义】本方证由肝肾阴虚，阴不制阳，肝阳化风所致，本虚标实而以标实为急，治宜镇肝息风为主，辅以滋养肝肾之阴。方中重用怀牛膝，入血分，引血下行，折其阳亢，平定气血之逆乱，又能滋养肝肾，标本兼顾，为君药。代赭石重镇降逆、平肝潜阳，与牛膝相配，引气血下行；生龙骨、生牡蛎重镇平肝潜阳，又敛阴安神；生龟甲、杭白芍滋阴养血，柔肝息风；共为臣药。玄参、天冬滋阴清热；肝为将军之官，喜条达而恶抑郁，重镇之品过用，易影响其条达之性，故配茵陈、川楝子、生麦芽清泄肝热、条达肝气，以顺肝性，有利于肝阳之平降；共为佐药。生甘草调和诸药，与生麦芽合用，又能养胃和中，以防重镇药物碍胃，为使药。诸药合用，共奏镇肝息风、滋阴潜阳功效。

【配伍特点】重镇药与滋养药合用，以镇肝息风为主，又能滋阴潜阳，标本兼治，而以治标为主。

【临床运用】

1. 证治要点　本方为治阴虚阳亢、肝风内动之类中风的常用方。临床以头目眩晕，脑中热痛，面色如醉，心中烦热，脉弦长有力为证治要点。

2. 加减应用　若肾阴亏虚较甚，尺脉重按虚者，可加熟地黄、山萸肉以补肝肾；若心中烦热较重者，加石膏、栀子以清热除烦；若痰多者，加胆南星、川贝母以清热化痰；若大便秘结者，可加大黄以泻下通便；若中风后遗有半身不遂、口眼歪斜等不能复元者，可加桃仁、红花、丹参、地龙等活血通络。

3. 现代应用　高血压、眩晕、脑溢血、血管神经性头痛等属于肝肾阴虚、肝风内动者。

【附方】建瓴汤（《医学衷中参西录》）　组成：生怀山药一两（30g），怀牛膝一两（30g），生赭石（轧细）八钱（24g），生龙骨（捣细）六钱（18g），生牡蛎（捣细）六钱（18g），生怀地黄六钱（18g），生杭芍四钱（12g），柏子仁四钱（12g）。用法：磨取铁锈浓水，煎上药服。功用：镇肝息风，滋阴安神。主治肝阳上亢，头目眩晕，耳鸣目胀，心悸健忘，烦躁不宁，舌强言语不利，口眼歪斜，半身麻木不遂，脉弦长而硬。

【病案链接】天津于氏所娶新妇，过门旬余，忽然头痛。医者疑其受风，投以发表之剂，其疼陡剧，号呼不止。延愚为之诊视，其脉弦硬而长，左部尤甚，知其肝胆之火上冲过甚也。遂投以镇肝熄风汤，加龙胆草三钱，以泻其肝胆之火。一剂病愈强半，又服两剂，头已不疼，而脉象仍然有力。遂去龙胆草，加生地黄六钱，又服数剂，脉象如常，遂将药停服。（《医学衷中参西录》）

【方歌】

镇肝熄风芍天冬，玄参龟甲赭茵从，
龙牡麦芽膝楝草，肝阳上亢有奇功。

天麻钩藤饮
《中医内科杂病证治新义》

微课　PPT

【组成】天麻 9g，钩藤（后下）12g，生决明（先煎）18g，山栀 9g，黄芩 9g，川牛膝 12g，杜仲 9g，益母草 9g，桑寄生 9g，夜交藤 9g，朱茯神 9g。

【用法】水煎服。

【功用】平肝息风，清热活血，补益肝肾。

【主治】肝阳偏亢，肝风上扰证　头痛，眩晕，失眠，舌红苔黄，脉弦。

【病机分析】本方所治之证由肝肾不足，肝阳偏亢，火热上扰所致。肝阳偏亢，风阳上扰，故头痛、眩晕；阴虚阳亢化热，热扰心神，故失眠多梦等。舌红、苔黄、脉弦为肝阳偏亢之征。本证属本虚标实，以标实为主，治宜以平肝息风为主，佐以清热活血、补益肝肾。

【配伍意义】方中天麻平肝息风，为治疗眩晕、头痛的要药；钩藤平肝风、清肝热，二药共为君药。石决明咸寒质重，平肝潜阳，清肝明目，加强君药平肝息风之力；川牛膝引血下行，直折阳亢，又可活血利水，共为臣药。杜仲、桑寄生补益肝肾以治本；栀子、黄芩清肝降火，以折其亢阳；益母草合牛膝活血利水；夜交藤、朱茯神宁心安神，共为佐药。诸药合用，共奏平肝息风，清热活血，补益肝肾之功。

【临床运用】

1. 证治要点　本方为治疗肝阳偏亢，肝风上扰的常用方。临床以头痛，眩晕，失眠，舌红苔黄，脉弦为证治要点。

2. 加减应用　若眩晕头痛较重者，可加珍珠母、龙骨、牡蛎等以增强平肝息风之力；若肝火盛，头痛较剧，口苦面赤，可加龙胆、夏枯草等，以加强清肝泻火之功；若兼胃肠燥热而大便干结者，可加大黄以泻下通便。

3. 现代应用　高血压、脑出血、脑血栓形成等辨证属于肝阳偏亢，肝风上扰者。

【病案链接】某男，43岁。主诉：经常头昏 1 年。体检：心尖搏动在左第五肋间锁骨中线上，A_2 亢进，下肢浮肿，脉浮滑，胸部透视提示左心室轻度扩大。心电图检查提示心肌损害。治疗前每日上午 8~9 时测量血压共 8 次，平均值为 154/105mmHg。予服天麻钩藤饮，1 周后血压降为 130/80mmHg。再服 3 周，其间平均血压 131/85mmHg，自觉症状消失。（《江西中医药》1959，10：18）

【方歌】

天麻钩藤石决明，杜仲牛膝桑寄生，
栀子黄芩益母草，茯神夜交安神宁。

📝 **知识拓展**

镇肝熄风汤和天麻钩藤饮

镇肝熄风汤和天麻钩藤饮均能平肝息风，治疗肝阳化风之证。其中，镇肝熄风汤镇肝息风之力较强，适用于肝肾阴亏，肝阳上亢，气血逆乱，肝风内动之证，临床可见眩晕昏仆、肢体不利、半身不遂等表现；天麻钩藤饮平肝息风之力较缓，且兼清热安神之功，适用于肝阳偏亢，肝风上扰所致的眩晕、头痛、失眠等症。

大定风珠

（《温病条辨》）

PPT

【组成】生白芍六钱（18g），阿胶三钱（9g），生龟甲四钱（12g），干地黄六钱（18g），麻仁二钱（6g），五味子二钱（6g），生牡蛎四钱（12g），麦冬（连心）六钱（18g），炙甘草四钱（12g），鸡子黄（生）二枚（2个），鳖甲（生）四钱（12g）。

【用法】水八杯，煮取三杯，去滓，再入鸡子黄，搅令相得，分三次服（现代用法：水煎，去渣，乘热入阿胶烊化，再加入鸡子黄搅匀，温服）。

【功用】滋阴息风。

【主治】**阴虚风动证**　症见神倦瘛疭，舌绛少苔，脉气虚弱，时时欲脱者。

【病机分析】本方主治证由温病后期，热邪深入，真阴大亏；或因误汗、误下，重伤阴液所致。阴液大亏，水不涵木，筋脉失养而拘挛，故手足瘛疭；真阴虚衰，无以养神，故见神倦；肝肾阴虚，邪少虚多，故舌绛少苔，脉气虚弱；肾阴大亏，阴不敛阳，阴阳行将离决，故有时时欲脱之势。治当滋阴养液，以填补真阴，平息虚风。

【配伍意义】方中鸡子黄、阿胶为血肉有情之品，滋阴养血以平息虚风，共为君药。重用生白芍、干地黄、麦冬滋水涵木，柔肝缓急，为臣药。阴液大亏，则虚阳上浮，故以龟甲、牡蛎、鳖甲滋阴潜阳；麻仁养阴润燥；五味子酸收，与滋阴药配伍，而能收敛欲脱之阴，与炙甘草配伍，可酸甘化阴；以上药物，可增强君、臣药滋阴息风之效，共为佐药。炙甘草调和诸药，为使药。全方共奏滋阴息风之功。

【配伍特点】以大队滋阴养液药为主，配以介类潜阳之品，寓息风于滋养之中，使真阴得复，浮阳得潜，则虚风自息。

【临床运用】

1. **证治要点**　本方为治疗温病后期，真阴大亏，虚风内动的常用方。以神倦瘛疭，舌绛苔少，脉虚弱为证治要点。

2. **加减应用**　若气虚心悸者，可加人参、茯神等补气安神；若兼气虚喘急者，可加人参等补气定喘；若气虚自汗者，可加人参、龙骨、浮小麦益气敛汗；若低热不退者，可加白薇、地骨皮等退虚热。

3. **现代应用**　乙脑后遗症、中风后遗症、甲状腺功能亢进症、眩晕等属于阴虚风动者。

【病案链接】某女，47岁。患者1971年起出现心悸自汗，性情急躁，食欲亢进。经多种药物治疗，未见明显好转。症见心悸不寐，怕热汗出，头晕目眩，腰酸膝软，手指抖动，颈项肿大。舌红少苔，脉细数。此乃肝肾阴虚，痰气凝结为患。故用大定风珠去麻仁滋填肝肾精髓，潜阳以息风，再配玄参、贝母化痰软坚散结。处方：龟甲、鳖甲、生牡蛎各30g，生熟地各20g，白芍18g，甘草、麦冬、阿胶、玄参、贝母、五味子各10g，鸡子黄2枚（冲服）。服16剂后，自觉症状减轻。续服30剂，诸症消失。随访至今未发。（《浙江中医杂志》1987，3：139）

【方歌】

大定风珠鸡子黄，胶芍三甲五味裹，

麦冬生地麻仁草，滋阴息风是妙方。

执医考点

第十五章 治风剂	1.概述　治风剂的适用范围、应用及注意事项 ★
	2.疏散外风剂　川芎茶调散、消风散 ★★★ 大秦艽汤（助无）、牵正散 ★★ 小活络丹 ★
	3.平息内风剂　羚角钩藤汤、镇肝熄风汤 ★★★ 天麻钩藤饮、大定风珠 ★★

目标检测

答案解析

单项选择题

1. 消风散组成的药物中含有（　　）
   A．薄荷　　　　　　B．白芷　　　　　　C．胡麻　　　　　　D．天麻　　　　　　E．桑叶

2. 镇肝熄风汤中配伍生麦芽的用意是（　　）
   A．消食和中　　　　B．疏肝理气　　　　C．健脾化滞　　　　D．和胃健脾　　　　E．疏肝健脾

3. 天麻钩藤饮的功用是（　　）
   A．祛风化痰，止痉止痛，补益肝肾　　　　　　　B．镇肝息风，滋阴潜阳，补益肝肾
   C．祛风化痰，通络止痉，活血止痛　　　　　　　D．平肝息风，清热活血，补益肝肾
   E．清热凉肝，息风止痉，增液舒筋

4. 川芎茶调散组成的药物中含有（　　）
   A．苍术　　　　　　B．桂枝　　　　　　C．蝉蜕　　　　　　D．防风　　　　　　E．当归

5. 小活络丹组成的药物中不含有（　　）
   A．天南星　　　　　B．乳香　　　　　　C．没药　　　　　　D．半夏　　　　　　E．地龙

6. 羚角钩藤汤与天麻钩藤饮组成的药物中均含有（　　）
   A．桑寄生　　　　　B．茯神　　　　　　C．霜桑叶　　　　　D．石决明　　　　　E．益母草

7. 大定风珠的功效是（　　）
   A．滋阴息风　　　　B．镇肝潜阳　　　　C．平肝潜阳　　　　D．清热平肝　　　　E．温阳利湿

8. 具有疏风养血，清热除湿功能的方剂是（　　）
   A．川芎茶调散　　　B．止嗽散　　　　　C．消风散　　　　　D．麻黄汤　　　　　E．桂枝汤

9. 羚角钩藤汤的功用是（　　）
   A．平肝息风，清热活血　　　　　　B．镇肝息风，滋阴潜阳　　　　　　C．凉肝息风，增液舒筋
   D．息风止痉，补益肝肾　　　　　　E．息风止痉，活血止痛

10. 羚角钩藤汤中配伍茯神的用意是（　　）
    A．利水渗湿　　　　B．宁心安神　　　　C．疏肝通络　　　　D．健脾益气　　　　E．镇心安神

11. 羚角钩藤汤中配伍霜桑叶和滁菊花的用意是（　　）
    A．清肝明目　　　　B．疏散风热　　　　C．清热平肝　　　　D．祛风解痉　　　　E．息风止痉

12. 症见口眼歪斜，面肌抽动，舌淡红，苔白者，宜用（ ）

    A. 补阳还五汤   B. 镇肝熄风汤   C. 牵正散   D. 羚角钩藤汤   E. 小活络丹

13. 主治肝阳偏亢，肝风上扰证的首选方剂是（ ）

    A. 消风散   B. 地黄饮子   C. 川芎茶调散   D. 羚角钩藤汤   E. 天麻钩藤饮

14. 功能祛风除湿，化痰痛络，活血止痛的方剂是（ ）

    A. 羚角钩藤汤   B. 天麻钩藤饮   C. 消风散   D. 小活络丹   E. 牵正散

15. 高热不退，烦闷躁扰，手足抽搐，舌络而干，脉弦数者。治宜选用（ ）

    A. 天麻钩藤饮   B. 牵正散   C. 羚角钩藤汤   D. 镇肝熄风汤   E. 川芎茶调散

16. 头目眩晕，脑部热痛，面色如醉，脉弦长有力者。治宜选用（ ）

    A. 天麻钩藤饮   B. 牵正散   C. 羚角钩藤汤   D. 镇肝熄风汤   E. 川芎茶调散

17. 川芎茶调散中偏于治阳明头痛药物是（ ）

    A. 荆芥   B. 细辛   C. 白芷   D. 川芎   E. 羌活

18. 患者皮肤疹出色红，瘙痒，抓破后渗出津水，舌苔白，脉浮数有力。治疗应选用（ ）

    A. 羚角钩藤汤   B. 牵正散   C. 天麻钩藤饮   D. 消风散   E. 镇肝熄风汤

19. 镇肝熄风汤的脉象是（ ）

    A. 弦长有力   B. 弦而弱   C. 洪大滑数   D. 沉实有力   E. 浮紧

20. 大定风珠所主证候的病因病机是（ ）

    A. 真阴大亏，虚风内动   B. 痰浊上逆，引动肝风   C. 阴血不足，风自内生

    D. 肝阳偏亢，化风上旋   E. 邪热亢盛，热极生风

书网融合……

知识回顾   习题

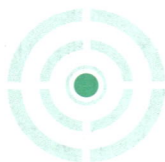

第十六章 | 治燥剂

学习目标

知识要求：

1. 掌握杏苏散、桑杏汤、清燥救肺汤、麦门冬汤、玉液汤、增液汤等方剂的组成、功用、主治病证、配伍特点、配伍意义及随证加减规律。

2. 熟悉治燥剂的概念、适应证、分类与使用方法。

3. 了解增液承气汤、百合固金汤的组成、功用、主治病证。

技能要求：

1. 会背诵杏苏散、桑杏汤、清燥救肺汤、麦门冬汤、玉液汤、增液汤的方歌。

2. 学会鉴别外燥与内燥，并选择适当的治燥剂进行治疗。

第一节 概 述

PPT

【含义】凡以苦辛润燥或甘凉滋润药物为主组成，具有轻宣外燥或滋阴润燥等作用，能治疗燥证的方剂，统称为治燥剂。属于"十剂"中"湿可去枯"的范畴。

【适应范围】治燥剂是为治疗燥证而设。燥证包括外燥和内燥。外燥为感受秋季燥邪而引起的病证，有温燥和凉燥之别。燥邪发病初起表现除发热恶寒外，常伴口干咽痛，鼻燥，干咳无痰，或咳嗽痰少，痰稠难咯等津液缺乏的表现。内燥是由人体脏腑的津液亏耗不足而引起的病证。由于人体脏腑所在部位和生理功能的不同，内燥的临床表现纷繁复杂。按部位大致可分为上燥、中燥、下燥三类。上燥多与肺有关，表现多见咳逆少痰；中燥多与胃相连，表现多见口干、呕吐或食不下；下燥多累及肾与大肠，表现多见咽干、便秘等。

【分类】治燥剂分为轻宣外燥剂和滋阴润燥剂两类。轻宣外燥剂主要适用于外感凉燥或温燥之证。深秋气凉，感受风寒燥邪，肺气失宣，表现恶寒头痛，咳嗽鼻塞，咽干口燥等症状者为凉燥。初秋气热，或久晴无雨，燥伤肺津，表现为头痛身热，干咳无痰，或气逆喘急，心烦口渴，舌干无苔等症状者为温燥。滋阴润燥剂适用于脏腑津液亏损的内燥证。

【使用注意】①素体多湿者，脾虚便溏者应慎用。②燥邪类火而有别于火，故不宜使用苦寒之品。③辛温香燥之品易伤津液，故亦非燥剂配伍所宜。

第二节　轻宣外燥剂

杏苏散
(《温病条辨》)

【组成】苏叶（9g），半夏（9g），茯苓（9g），甘草（3g），前胡（9g），苦桔梗（6g），枳壳（6g），生姜（3片），橘皮（6g），大枣去核（3枚），杏仁（9g）（原方未标注用量）。

【用法】水煎温服。

【功用】轻宣凉燥，宣肺化痰。

【主治】外感凉燥证　症见恶寒无汗，头微痛，咳嗽痰稀，鼻塞，咽干，苔白，脉弦。

【病机分析】深秋时节，气候干燥且渐冷，形成凉燥之邪。若起居不慎，凉燥伤人，从肌肤皮毛而入，卫阳被遏，腠理关闭，故见恶寒无汗，头微痛等表证；肺在体合皮毛，凉燥内入于肺，肺失宣降，津液失布，则出现咳嗽，咳吐痰稀，鼻塞等；燥伤津液，故见咽干；凉燥兼痰饮，则见脉弦苔白。综上所述，其病机为凉燥束表，内舍于肺，肺失宣降，痰饮内生。

【配伍意义】针对上述病机，治宜轻宣凉燥，宣肺化痰。方中苏叶味辛微温，发汗解表，开宣肺气，上通鼻窍，中化痰饮；杏仁苦辛温润，宣肺散邪，降气止咳，二药相配，共为君药。前胡、桔梗、枳壳三药合用，宣肺宽胸，祛痰止咳，作为臣药。半夏、橘皮、茯苓、甘草同用，取二陈汤义，可燥湿化痰，理气和中；生姜、大枣调和营卫以利解表，通行津液以润干燥，共为佐药。甘草与桔梗相伍，可增祛痰止咳，宣肺利咽之功。生姜、甘草、大枣合用又能调和药性，兼作使药。全方配伍，共建发散宣化之功，使表解痰消，肺畅气调，诸证自愈。

【配伍特点】轻宣凉燥解表药与温润化痰止咳药同用，表里兼顾而以解表为主，体现了《素问·至真要大论》"燥淫于内，治以苦温，佐以甘辛"的治疗原则。

【临床运用】

1. 证治要点　本方是治疗深秋凉燥的代表方。以恶寒无汗，咳嗽痰稀，咽干，苔白，脉弦为证治要点。

2. 加减应用　若无汗，脉弦甚或紧，加羌活，微透汗；汗后咳不止，去苏叶、羌活，加苏梗；兼泄泻腹满者，加苍术、厚朴；头痛兼眉棱骨痛者，加白芷。

3. 现代应用　上呼吸道感染、慢性支气管炎、肺气肿等辨证属于外感凉燥证者。

【病案链接】患者钟某，男，71岁，2008年12月17日初诊，患者原有慢性支气管炎，3天前受凉感冒而恶寒，头痛无汗，频发咳嗽，咳白色稀痰量多，咳甚更觉胸部作痛，流涕，自服阿莫西林胶囊、氨咖黄敏胶囊等西药，未见寸效。诊见：咽喉不红，扁桃体不肿大，肺部听诊呼吸音稍增粗。舌红苔白，脉浮弦。X线胸片示：双肺纹理增粗紊乱。血常规正常。证属外感风寒，肺气不宣，兼挟痰湿。治宜宣肺解表，化痰止咳。处方：苏叶15g，荆芥12g，杏仁10g，茯苓10g，半夏10g，前胡12g，枳壳12g，桔梗10g，紫菀10g，款冬花10g，生姜3片，陈皮10g，甘草3g，大枣6g。每日1剂，水煎分2次服。3剂后复诊，诉咳嗽等诸症大减，原方稍事调整，再进3剂而愈。(《江西中医药》2010，7：41）

【方歌】

> 杏苏散内夏陈前，枳桔苓草姜枣研。
>
> 轻宣温润治凉燥，咳止痰化病自痊。

> 📗 **知识拓展**
>
> ## 关于杏苏散的主治
>
> 　　吴瑭在《温病条辨》中说"今世金用杏苏散通治四时咳嗽"及"杏苏散乃时人统治四时伤风咳嗽之方"可见杏苏散曾经是清代流行的治疗伤风咳嗽的方剂。吴氏提出用来治疗"燥伤本脏，头微痛，恶寒，咳嗽痰稀，鼻塞，嗌塞，脉弦，无汗"之后，就成了治疗凉燥的主方。杏苏散温润发散，宣肺化痰，也可以用来治疗外感风寒，肺气不宣兼有痰湿的病证。但如果因此就认为杏苏散能通治四时外感咳嗽，那就错了。因为杏苏散其性辛温，只适用于风寒咳嗽，而不适用于风热（温）咳嗽。

桑杏汤
（《温病条辨》）

PPT

【组成】桑叶一钱（3g），杏仁一钱五分（4.5g），沙参二钱（6g），象贝一钱（3g），香豉一钱（3g），栀皮一钱（3g），梨皮一钱（3g）。

【用法】水二杯，煮取一杯，顿服，重者作再服。药轻不可重用，重用必过病所。

【功用】辛凉清宣，温润化痰。

【主治】外感温燥证　症见微恶风寒，身热不甚，干咳无痰，或痰少而黏，口渴咽干鼻燥，舌红，苔薄白而干，脉浮数而右脉大者。

【病机分析】初秋之时，暑热未尽，燥已流行，共为温燥。老幼体弱，起居违节，感而为病。邪犯肺卫，其病轻浅，症见头痛，微恶风寒，身热不甚。燥易伤肺，肺失清肃，则见干咳无痰或痰少而黏。燥易伤津，故见口渴咽干鼻燥。邪在卫分，故舌红，苔薄白；右脉候肺，温燥之病与风热相似，故脉浮数而右脉大。故其病机为温燥外袭肺卫，肺失清肃，津液耗伤。

【配伍意义】针对上述病机，治当辛凉清宣以解表，温润化痰以止咳。方中桑叶辛凉芳香，长于清疏肺经及在表之风热，且性兼甘润，最宜温燥表证；杏仁苦辛而润，宣肃肺气，润燥化痰以止咳，二药相合，桑叶重在宣表，杏仁重在平肺，共为君药。淡豆豉助桑叶轻宣发表，象贝助杏仁化痰止咳，二药共为臣药。沙参养阴生津，润肺止咳；梨皮益阴降火，生津润肺；栀子皮清宣肺热面走表，三药共为佐药。诸药相伍，共建清宣凉润之功。

【配伍特点】本方用辛凉解表药配伍止咳化痰药为主，佐以养阴生津和清热药，体现了解表、祛痰、养阴、清热诸法并用和"治上焦如羽，非轻不举"的特点。

【临床运用】

1. **证治要点**　本方是治疗温燥初起，邪犯肺卫的代表方。临床以身微身，干咳无痰或痰少而黏，脉浮数为证治要点。

2. **加减应用**　若咽干而痛者，加牛蒡子、桔梗以清利咽喉；若鼻出血者，加白茅根、墨旱莲以凉血止血；若皮肤干燥，口渴甚者，加芦根、天花粉以清热生津。

3. **现代应用**　上呼吸道感染、急慢性支气管炎、百日咳等辨证属于温燥伤肺者。

【病案链接】某男，45岁，京剧演员。声哑已7个月，咽干，咳呛痰黏，大便偏干，脉细数，舌质偏红，舌苔薄白。咽壁黏膜干燥，有少量淋巴滤泡，声带轻肿。属肺燥津伤。用桑杏汤加减：桑叶、山栀、豆豉、梨皮、沙参各9g，贝母6g，杏仁12g，甘草4.5g，桔梗、凤凰衣、玉蝴蝶各3g。35剂后发声

好转，45剂痊愈。(《浙江中医杂志》1983，12：539)

【方歌】

桑杏汤中象贝宜，沙参栀豉与梨皮，

干咳鼻燥右脉大，辛凉甘润燥能医。

📖 **知识拓展**

表16-1　桑菊饮与桑杏汤的比较

比较 \ 方名		桑菊饮	桑杏汤
组成	同	桑叶、杏仁	
	异	菊花、薄荷、桔梗、芦根、甘草、连翘	沙参、梨皮、栀子皮、象贝、淡豆豉
功效	同	辛凉解表，止咳	
	异	宣肺止咳，为辛凉解表轻剂	润肺止咳，为清宣凉润之方
主治	同	外感温邪	
	异	风温初起犯肺之风热表证	外感温燥证

清燥救肺汤
(《医门法律》)

微课　　PPT

【组成】霜桑叶（去梗）三钱（9g），石膏（煅）二钱五分（7.5g），甘草一钱（3g），人参七分（2g），胡麻仁（炒，研）一钱（3g），真阿胶八分（2.5g），麦门冬（去心）一钱二分（3.5g），杏仁（炮，去皮尖）七分（2g），枇杷叶（刷去毛，涂蜜炙黄）一片（3g）。

【用法】水一碗，煎六分，频频二三次滚热服。

【功用】清燥救肺。

【主治】温燥伤肺重证　身热头痛，干咳无痰，气逆而喘，咽喉干燥，鼻燥，胸满胁痛，心烦口渴，舌干无苔，脉虚大而数。

【病机分析】本方主治为温燥伤肺，气阴两伤之证。肺在体合皮毛，主表，温燥伤肺则身热头痛。无恶寒，说明温燥之邪不在卫分，而已入气分。温燥袭肺，热耗肺气，燥伤肺阴，致气阴两伤，故见干咳无痰，气逆而喘。肺气上逆，咳喘过甚，胸中气滞，故见胸满胁痛。燥热伤津，津失濡润，故见咽喉干燥、鼻干、心烦口渴、舌干无苔。脉象虚大而数，说明既有津液耗损，又有真气耗伤。

【配伍意义】本方针对温燥伤肺，气阴两伤，肺失清肃的病机，治当清燥热，养阴液，降肺气，兼顾补中气。方中霜桑叶承秋之全气，秉清肃之性，质轻辛凉，能清除燥热，作君药而重用。石膏辛甘大寒，善清气分热邪而不伤津，麦冬甘寒，养阴生津，与石膏相配，可助桑叶清除温燥，兼顾滋阴润燥，共为臣药。杏仁、枇杷叶味苦，善肃降肺气以止咳平喘；阿胶、胡麻仁同用，益阴润燥，增强麦冬生津润燥之功；人参、甘草，补中益气，诸药共为佐药。甘草调和诸药，兼作使药。诸药合用，炽热得清，气阴得复，逆气得降，治节恢复，故诸症自愈。

【配伍特点】本方的配伍特点，吴瑭在《温病条辨》卷一中归纳为"辛凉甘润法"。方中用桑叶配石膏，辛凉清泄温燥为主，用麦冬配伍人参、甘草甘寒甘润为辅。结构严谨，主次有序，清热而不重浊，润燥而不滋腻。

【临床运用】

1. 证治要点　本方是治疗温燥伤肺重证的代表方。以身热头痛，干咳无痰，气逆而喘，舌干少苔，脉虚大而数为辨证要点。

2. 加减应用　痰多者加贝母、瓜蒌以润燥化痰；血虚者加生地黄以养血滋阴。

3. 现代应用　肺炎、支气管哮喘、支气管炎、支气管扩张、肺癌、皮肤瘙痒症等辨证属温燥犯肺，气阴两伤者。

【病案链接】某女，32岁，已婚。2017年9月，因咳嗽到某医院就诊，诊断为肺炎而住院治疗，经用抗生素（药物不详）治疗1周而咳嗽仍不止。经友人介绍而求诊，症见：干咳少痰，痰黏难咯，夜间咳嗽加重，喘咳牵引胸腹疼痛，口渴、咽干、鼻燥，舌干少苔，面色萎黄，脉大无力而微数。辨为温燥伤肺，气阴两伤证。治以清肺燥，润肺阴，肃肺止咳为法，以清燥救肺汤加减：霜桑叶12g，生石膏15g，麦冬15g，胡麻仁15g，阿胶6g，枇杷叶9g，杏仁12g，党参15g，炙甘草15g，生地15g。2剂，将阿胶烊化，兑入药液中，2天/剂，1周后电话告知，已药尽而愈。（冯育会医案）

【方歌】

清燥救肺参草杷，石膏胶杏麦胡麻，

经霜收下冬桑叶，辛凉温润效甚夸。

第三节　滋阴润燥剂

麦门冬汤
（《金匮要略》）

微课　　PPT

【组成】麦门冬七升（42g），半夏一升（6g），人参三两（9g），甘草二两（6g），粳米三合（6g），大枣十二枚（4枚）。

【用法】上六味，以水一斗二升，煮取六升，温服一升，日三夜一服。

【功用】滋养肺胃，降逆下气。

【主治】

1. 肺阴不足证　症见咳逆上气，咯痰不爽，或咳吐涎沫，口干咽燥，手足心热，舌红少苔，脉虚数。

2. 胃阴不足证　症见气逆呕吐，口渴咽干，舌红少苔，脉虚数。

【病机分析】本方主治肺阴不足证，为肺胃阴津耗损，虚火上炎所致。津液耗伤，阴虚火旺，虚火上炎，影响肺之清肃，故见咳逆上气；虚火灼津为痰，加上肺失清肃而不布津，津聚为痰，故见咳吐涎沫，咯痰不爽，日久不止。口燥咽干、手足心热、舌红少苔、脉象虚数均为阴虚燥热之征。

主治胃阴不足证者，乃胃阴受损，胃气上逆。胃主受纳腐熟水谷，其气以通降为顺，今胃阴受损，其气不降反升，故见气逆呕吐；胃阴不足，津不上承，故见口渴咽干。舌红少苔，脉象虚数，实为阴津亏虚，濡润失职之象。

【配伍意义】本方主治均属肺胃阴虚，气逆不降，故治当润肺益胃，降逆下气。方中选用麦门冬，甘寒清润，入肺胃二经，有养阴生津，滋液润燥，兼清虚热之功，重用为君药。人参补中益气，为臣药。甘草、大枣、粳米性平甘润，和中滋液，培土生金，增强养阴润燥之功；于甘润之中配伍少量辛燥之半夏，亦为反佐，其义有三：一为降逆化痰；二为开胃行津；三为防止滋腻，共为佐药。甘草调和诸药，兼作使药。诸药相伍，使肺胃阴复，上逆气降，中土健运，则诸症自愈。

【配伍特点】

1. 润中有燥，本方虽为润燥之剂，但并非纯润用养阴药，而是在重用甘寒清润药麦冬的前提下，配伍少量温燥之半夏，麦冬与半夏用量比例7：1，使润中有燥，滋而不腻，动静结合，相反相成。

2. 体现培土生金法，本方原用于治疗肺痿，全方药仅六味，但益气和中之品即占四味，充分体现了虚则补其母，培土生金之法。

【临床运用】

1. 证治要点　本方原为主治虚劳肺痿之方，以咳唾涎沫，口干咽燥，舌红少苔，脉虚数之症为证治要点。

2. 加减应用　阴伤较重者，加沙参、玉竹等；咳逆上气较重者，加百部、款冬花等；呕吐较重者，加竹茹、生姜等。

3. 现代应用　慢性支气管炎，支气管扩张，肺结核，矽肺，慢性咽喉炎，慢性胃炎，胃、十二指肠溃疡，糖尿病及干燥综合征等证属肺胃阴虚，虚火上炎者。

【病案链接】某女，14岁。患脑膜炎，经西医治愈后，经常口吐涎沫不止，吃东西时尤著，且伴有性情烦躁、易怒，舌淡红，苔薄白，脉平不数。以理中丸、苓桂术甘汤治之，效果不明显，故用麦门冬汤治之。方药：麦冬12g，党参9g，半夏9g，炙甘草6g，大枣4枚，粳米9g，水煎，分2次服。服3剂后，初见疗效，口吐涎沫有所减少。继用上方，并逐渐加重半夏、麦门冬之药量，半夏加至24g，麦门冬加至60g，每日1剂，连服20余剂，涎止病愈。(《古方新用》)

【方歌】

麦门冬汤用人参，枣草粳米半夏存，

肺痿咳逆因虚火，滋养肺胃此方珍。

玉液汤
(《医学衷中参西录》)

微课　PPT

【组成】生山药一两（30g），生黄芪五钱（15g），知母六钱（18g），生鸡内金（捣细）二钱（6g），葛根一钱半（4.5g），五味子三钱（9g），天花粉三钱（9g）。

【用法】水煎服。

【功用】益气滋阴，固肾止渴。

【主治】消渴　症见口常干渴，饮水不解，小便数多，困倦气短，脉虚无力。

【病机分析】消渴是以多饮、多食、多尿及身体消瘦，即"三多一少"为特征的病证，并以口渴多饮为上消，消谷善饥为中消，口渴、小便如膏者为下消。本方主治之消渴，是由于元气不升，脾肾两亏，阴虚燥热所致。脾主升清，将水谷精微转输于肺，肺主宣发肃降，布达水谷精微及津液，以滋润周身。若脾虚不能升清，肺热不能布达津液，加上肾虚不能固精，则成消渴，见多饮、多食、多尿及身体消瘦，久之则脾肾益虚，故见困倦气短、脉虚细无力。

【配伍意义】本方证病机为元气不升，阴虚燥热，脾肾两亏，法当益气滋阴，固肾止渴。方中黄芪，裨益脾肺之气，可使脾气升而达肺，肺气充而布津；山药滋脾益肾，与黄芪相伍，可益气滋阴，补脾固肾，重用为君药；知母配伍天花粉，清热滋阴，润燥止渴为臣药；葛根生津止渴，鸡内金健脾助运，五味子既能生津，又能固肾缩尿，三药共为佐药。诸药相合，共建益气滋阴，固肾止渴之功。

【配伍特点】本方滋阴清热生津与补气升阳布津同行，使全方阴中有阳，升中有降，故能协调阴阳，使津液升降有序，确为治疗消渴证之效方。

【临床运用】

1. 证治要点　本方是治疗气阴两虚之消渴的效方，以口渴多尿、困倦气短、脉虚细无力为证治要点。

2. 加减应用　若气虚较甚，见体倦，气少懒言者，加人参或西洋参等；若热邪较甚，口渴较重，且饮不解渴，心烦者，加竹叶、石膏等；若肾虚较甚，见腰膝酸软，小便频数者，加熟地、山萸肉等。

3. 现代应用　尿崩症、糖尿病、慢性胃炎和流行性出血热多尿期等辨证属气阴两虚者。

【病案链接】邑人某，年二十余，贸易津门，得消渴证。求津门获医者，调治三月余，更医十余人不效。归家就医于愚。诊其脉甚微细，旋饮水旋即小便，须臾数次。投以玉液汤，加野台参四钱，数剂渴见止，而小便仍数，又加萸肉五钱，连服十剂而愈。(《医学衷中参西录》)

【方歌】

玉液山药芪葛根，花粉知味鸡内金，

消渴口干尿频数，补脾固肾益气阴。

增液汤
(《温病条辨》)

PPT

【组成】元参一两（30g），麦冬（连心）八钱（24g），细生地八钱（24g）。

【用法】以水八杯，煮取三杯，口干则与饮令尽，不便，再作服。

【功用】增液润燥。

【主治】阳明温病，津亏便秘证　症见大便秘结，口渴，舌干红，脉细数或沉而无力。

【病机分析】阳明温病是指温热病邪在手阳明大肠与足阳明胃。阳明温病以大便秘结为主症，大便秘结有热结与津枯之分。增液汤主治之便秘，属于胃肠津液耗伤，肠道糟粕转输失去津液滋润而停滞，为"无水舟停"之便秘。

【配伍意义】阳明温病，津亏便秘，治当滋阴润燥，增水行舟。方中玄参苦咸而凉，养阴增液，软坚润下，泻火散结，重用为君药。麦冬甘寒质润，擅长滋益胃肠阴液；生地甘苦而寒，养阴润燥，清热凉血，二药共用，可增强玄参滋阴润燥之力，共为臣药。君臣合用，重剂而投，大补阴液，润肠通便。

【配伍特点】重用纯养阴药，增液润燥以泻下通便，妙在寓泻于补，以补药之体，作泻药之用，既可攻实，又可防虚。

【临床运用】

1. 证治要点　本方以肠燥便秘，口渴，舌干红，脉细数或沉而无力为证治要点。

2. 加减应用　若津亏热甚，服增液汤大便不下者，加生大黄、芒硝清热泻下；阴虚燥热，虚火上炎，发为牙痛者，加川牛膝、牡丹皮等以降火凉血；若胃阴不足，舌质光泽，口干唇燥者，加沙参、石斛等养阴生津。

3. 现代应用　习惯性便秘、慢性牙周炎、慢性咽炎、复发性口腔溃疡、糖尿病等辨证属阴津不足者。

【病案链接】某女，45岁。因患功能性子宫出血而致习惯性便秘年余，大便常需借助果导片方可两日一行。自觉烦热，口干苦而渴。两目干涩，头晕耳鸣，食少。诊为便秘，阴虚血燥型，拟增液汤加味。处方：玄参15g，熟地15g，麦冬15g，女贞子15g，墨旱莲15g，阿胶10g，生大黄5g，3剂水煎服。服药后，大便每日一行，自觉烦热稍减，连进3剂，纳食转佳，继进3剂，便秘缓解。(《临床治验》)

【方歌】

增液玄地与麦冬，热病津枯便不通。

补药之体作泻剂，但非重用不为功。

百合固金汤
(《慎斋遗书》)

PPT

【组成】熟地、生地、归身三钱（各9g），白芍、甘草各一钱（各3g），桔梗、玄参各八分（各6g），贝母、麦冬、百合各一钱半（各4.5g）。

【用法】水煎服（本方原著无用法）。

【功用】滋肾保肺，止咳化痰。

【主治】**肺肾阴亏，虚火上炎证** 症见咳嗽气喘，痰中带血，咽喉燥痛，眩晕耳鸣，骨蒸盗汗，舌红少苔，脉细数。

【病机分析】在生理情况下，肺肾阴液相互滋养，肺阴充足下滋于肾水，肾阴充足上养肺金，此为"金水相生"。若肺阴不足，不能下充肾水，或肾阴不足，不上养肺金，均可导致肺肾阴虚。肺阴不足，清肃失职，则咳嗽气喘；阴不制阳，虚火内生，炼液成痰，故咳痰量少而黏稠；若虚火灼伤肺络，血液外溢，则可出现痰中带血；津液不能滋润咽喉，则咽喉疼痛；肾水不足，相火偏亢，虚热内扰，则骨蒸潮热、盗汗。肾阴不足，精不生髓，清窍失充，则头晕耳鸣；舌红少苔，脉细数均为阴虚之象。由此可知，其病机为肺肾阴虚，虚火上炎。

【配伍意义】针对肺肾阴虚，虚火上炎的病机，治当以滋养肺肾之阴为主，清热化痰、凉血止血为辅。方中选用百合，甘而微寒，既能养阴润肺止咳，又能清降虚火；生地、熟地合用，滋肾壮水，三药为伍，润肺滋肾，金水并补，共为君药。麦冬甘寒，助百合滋阴清热，润肺止咳；玄参咸寒，助二地滋阴益肾，清热凉血，共为臣药。当归、白芍养血敛阴，当归兼止咳逆上气；贝母清润肺金，化痰止咳；桔梗宣肺利气而祛痰，故归、芍、贝、桔共为佐药。桔梗合甘草能利咽止痛；生甘草清热泻火，润肺止咳，调和诸药，二药兼作使药。诸药相合，肺肾得滋，阴血得充，虚火得降，黏痰得化，咳血得止，诸症得愈。

【配伍特点】

1. 金水同补，润肺与滋肾同用，尤以润肺止咳为主。

2. 标本兼顾，滋养之中兼以清热凉血，宣肺化痰，但以治本为主。

【临床运用】

1. **证治要点** 本方以咳嗽，咽喉燥痛，舌红少苔，脉细数为使用要点。

2. **加减应用** 痰多而色黄者加黄芩、胆南星、瓜蒌皮以清肺化痰；咳喘甚者，加杏仁、五味子、款冬花以止咳平喘；咳血重者，去桔梗，加白及、白茅根、仙鹤草以增止血之功。

3. **现代应用** 肺结核、慢性支气管炎、支气管哮喘、支气管扩张、慢性咽炎、自发性气胸等辨证属肺肾阴虚，虚火上炎者。

【病案链接】某女，34岁。患结核病多年，形体羸瘦。近因寒温失调而发咳嗽，咯血，频频而吐，大便秘结，舌质红，苔薄黄，脉沉细数。经常用庆大霉素，青、链霉素以及卡巴克洛等治疗，病情未能控制。中医有作肺火不宁，痰热扰络治之者；有作木火刑金，络伤血溢治之者。俱无效果。改从肺肾阴虚，虚火上炎，以清金保肺，养阴滋阴为法，予以百合固金汤加味：百合、熟地、生地、玄参、麦冬、炒白芍各12g，川贝母12g，当归6g，桔梗8g，甘草2g，生大黄5g，3剂后咳血渐止，咳嗽未平，余症均有好转，续进2剂，咯血全止。(《浙江中医杂志》)

【方歌】

百合固金二地黄，玄参贝母桔草藏，

麦冬白芍当归配，喘咳痰血肺阴伤。

执医考点

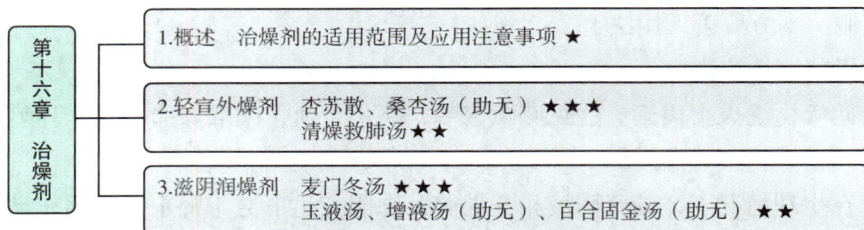

第十六章 治燥剂	1.概述　治燥剂的适用范围及应用注意事项 ★
	2.轻宣外燥剂　杏苏散、桑杏汤（助无）★★★ 清燥救肺汤★★
	3.滋阴润燥剂　麦门冬汤★★★ 玉液汤、增液汤（助无）、百合固金汤（助无）★★

目标检测

答案解析

单项选择题

1. 具有轻宣凉燥，理肺化痰的方剂是（　　）
   A．桑杏汤　　　　B．杏苏散　　　　C．小青龙汤　　　D．清燥救肺汤　　　E．以上均不是

2. 下列哪项不是杏苏散的组成（　　）
   A．半夏、茯苓　　　　　　B．橘皮、前胡　　　　　　　C．荆芥、防风
   D．枳壳、生姜　　　　　　E．桔梗、大枣、甘草

3. 患者头痛，恶寒无汗，咳嗽痰稀，鼻塞咽干，苔白脉弦。治宜（　　）
   A．麻黄汤　　　　B．小青龙汤　　　C．止嗽散　　　D．参苏饮　　　E．杏苏散

4. 桑杏汤的功效是（　　）
   A．轻宣凉燥　　B．轻宣温燥　　C．清燥润肺　　D．养阴清肺　　E．疏风宣肺

5. 下列哪项不是桑杏汤的主治证候（　　）
   A．身不甚热　　B．干咳无痰　　C．气逆而喘　　D．咽干口渴　　E．脉浮数

6. 清燥救肺汤主治的病机是（　　）
   A．外感温燥，肺失宣降　　　　B．外感风邪化热壅肺　　　　C．久咳伤肺，气耗阴伤
   D．温燥袭肺，气阴两伤　　　　E．以上均不是

7. 清燥救肺汤的君药是（　　）
   A．石膏　　　　　B．桑叶　　　　C．杏仁　　　　D．人参　　　　E．以上均不是

8. 下列哪项不是麦门冬汤与旋覆代赭汤中所共有的药物（　　）

    A. 半夏　　　　　　B. 生姜　　　　　　C. 人参　　　　　　D. 大枣　　　　　E. 甘草

9. 患者咳唾涎沫，短气喘促，咽喉干燥，舌干红少苔，脉虚数。治宜（　　）

    A. 杏苏散　　　　　B. 参苏饮　　　　　C. 清燥救肺汤　　　D. 麦门冬汤　　　E. 麻杏石甘汤

10. 外燥证虽有凉燥、温燥之异，但治法均宜（　　）

    A. 温宣　　　　　　B. 清宣　　　　　　C. 轻宣　　　　　　D. 滋润　　　　　E. 以上均不是

11. 功能益气滋阴，固肾止渴的方剂是（　　）

    A. 麦门冬汤　　　　B. 生脉散　　　　　C. 清燥救肺汤　　　D. 玉液汤　　　　E. 以上均不是

12. 增水行舟法的代表方是（　　）

    A. 麻子仁丸　　　　B. 济川煎　　　　　C. 增液汤　　　　　D. 大补阴丸　　　E. 以上均不是

13. 清燥救肺汤与桑杏汤中所共有的药物是（　　）

    A. 桑叶　　　　　　B. 贝母　　　　　　C. 甘草　　　　　　D. 麦冬　　　　　E. 人参

14. 清燥救肺汤中所用的养阴药是（　　）

    A. 胡麻仁、阿胶、麦冬　　　　　B. 胡麻仁、阿胶、麦冬、生地黄　C. 白芍、当归、阿胶、麦冬

    D. 胡麻仁、当归、生地黄　　　　E. 生地黄、玄参、麦冬、白芍

15. 患者头痛身微热，口渴咽干，干咳无痰，舌红苔薄白而干，脉浮数。治宜（　　）

    A. 桑菊饮　　　　　B. 清燥救肺汤　　　C. 桑杏汤　　　　　D. 麻杏石甘汤　　E. 止嗽散

16. 患者口常干渴、饮水不解，小便频多，困倦气短，脉虚细无力。治宜（　　）

    A. 炙甘草汤　　　　B. 麦门冬汤　　　　C. 清燥救肺汤　　　D. 玉女煎　　　　E. 玉液汤

17. 主治肺痿的方剂是（　　）

    A. 益肺散　　　　　B. 麦门冬汤　　　　C. 养阴清肺汤　　　D. 玉液汤　　　　E. 琼玉膏

18. 治疗肺肾阴虚，虚火上炎引起的咳血，宜选（　　）

    A. 清燥救肺汤　　　B. 麦门冬汤　　　　C. 百合固金汤　　　D. 益肺散　　　　E. 玉女煎

书网融合……

知识回顾　　　　习题

第十七章 祛湿剂

学习目标

知识要求：

1. 掌握平胃散、藿香正气散、茵陈蒿汤、八正散、三仁汤、五苓汤、苓桂术甘汤、真武汤、实脾散、完带汤、独活寄生汤的组成、功用、主治病证、配伍特点及随证加减规律。

2. 熟悉祛湿剂的概念、适用范围、分类及应用注意事项。熟悉连朴饮、甘露消毒丹、当归拈痛汤、猪苓汤、防己黄芪汤、萆薢分清饮的组成、功用、主治病证。

3. 了解二妙散、五皮散、甘草干姜茯苓白术汤、羌活胜湿汤组成、功用、主治病证。

技能要求：

会背诵平胃散、藿香正气散、茵陈蒿汤、八正散、三仁汤、实脾散、真武汤、完带汤、独活寄生汤、羌活胜湿汤的方歌。

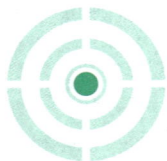

PPT

第一节　概　述

【含义】凡是以祛湿药为主组成，具有化湿利水、通淋泄浊等作用，用以治疗水湿为病的方剂，统称为祛湿剂。归属于八法中的"消法"。

【适应范围】祛湿剂是为治湿病而设。湿有外湿与内湿之分，外湿每因久处低湿，或淋雨涉水，或汗出沾衣，正不胜邪所致，病变多在肌表、经络、关节等部位，症见恶寒发热、头重身困、面浮目黄、肢体浮肿、身重疼痛等；内湿每因嗜食生冷，恣啖酒酪，脾阳失运所致，病变部位多在脏腑，症见胸痞腹满、呕恶泻痢、黄疸、足跗浮肿等。

【分类】祛湿剂因病因病位不同，分为燥湿和胃剂、清热祛湿剂、利水渗湿剂、温化寒湿剂、祛湿化浊剂、祛风胜湿剂六类。燥湿和胃剂以苦温燥湿药与芳香化湿药为主组成，适用于湿邪中阻所致脾胃失和证，代表方如平胃散、藿香正气散等。清热祛湿剂以清热利湿药为主组成，适用于湿热外感，或湿热内盛，或湿热下注所致病证，代表方如茵陈蒿汤、八正散、三仁汤、甘露消毒丹等。利水渗湿剂以利水渗湿药为主组成，适用于水湿壅盛或水湿停于下焦所致病证，代表方如五苓散、猪苓汤、防己黄芪汤等。温化寒湿剂以温阳药与利湿药为主组成，适用于阳虚不能化水，或湿从寒化，或湿与寒结所致病证，代表方如苓桂术甘汤、真武汤、实脾散等。祛湿化浊剂以温阳行气药为主组成，适用于湿浊下注所致病证，代表方如萆薢分清饮、完带汤等。祛风胜湿剂以祛风胜湿药为主组成，适用于风湿袭表或痹阻经络所致病证，代表方如羌活胜湿汤、独活寄生汤等。

【使用注意】①密切联系脏腑。健脾则能化湿，温肾则能行水，宣肃肺气则水道通调，另畅三焦之机，化膀胱之气，均可使水湿速去。②因祛湿剂多辛温而燥或苦寒渗利，易耗阴伤津，故素体阴虚津亏，病后体虚，及妊娠水肿者应慎用。

第二节　燥湿和胃剂

平胃散
《简要济众方》

微课　　PPT

【组成】苍术（去黑皮，捣为粗末，炒黄色）四两（12g），厚朴（去粗皮，涂生姜汁，炙令香熟）三两（9g），陈橘皮（洗令净，焙干）二两（6g），甘草（炙黄）一两（3g）。

【用法】上为散。每服二钱（6g），水一中盏，加生姜二片，大枣二枚，同煎至六分，去滓，食前温服（现代用法：共研细末，每服4~6g，姜枣煎汤送下；亦可作汤剂，加生姜2片、大枣2枚，水煎服）。

【功用】燥湿运脾，行气和胃。

【主治】湿滞脾胃证　脘腹胀满，不思饮食，口淡无味，恶心呕吐，嗳气吞酸，肢体沉重，怠惰嗜卧，常多自利，舌苔白腻而厚，脉缓。

【病机分析】本证病机在湿困脾胃，阻滞气机，运化失常。湿困脾胃，其性黏滞，阻滞气机，气机不行，故脘腹胀满；脾为湿困，运化失司，则不思饮食，或见口淡无味，下迫大肠，故常自利；脾失健运，胃失和降，甚则胃气上逆，故见恶心呕吐，嗳气吞酸；脾主四肢、肌肉，湿郁于脾，故多肢体沉重，怠惰嗜卧。苔白腻而厚，脉缓，皆为湿困脾胃之象。

【配伍意义】本方证由湿困脾胃所致，治当燥湿运脾，行气和胃。方中苍术为君，味苦性温，最善燥湿，兼以健脾，使湿去而脾运有权，脾健则湿邪能化。厚朴长于行气消满，且味苦性燥，能行气祛湿，与苍术相伍，燥湿健脾，湿化气行，二药合用，加强燥湿运脾之力，故为臣药。再佐以陈皮助苍术理气，合厚朴醒脾。甘草甘平入脾，脾得补而健运，合诸药泻中有补，又调和诸药，为佐使药。煎煮时加生姜、大枣，补脾和胃之效益佳。诸药合用，燥湿为主，辅以行气，俾湿可去，气机调畅，脾得健运，胃气平和，升降有序，则诸症自除。

【配伍特点】燥湿行气之品并用，主以燥湿；诸药皆入脾经，重在治脾，兼以和胃。

【临床应用】

1. **证治要点**　本方为燥湿和胃的基础方。临床以脘腹胀满，苔白厚腻为证治要点。

2. **加减应用**　若证属湿热，宜加黄芩、黄连以清热燥湿；属寒湿则加干姜、草豆蔻以温化寒湿；湿盛泄泻者，宜加茯苓、泽泻以利湿止泻；若兼食滞而见胀满便秘，宜加莱菔子、神曲以消食除满。

3. **现代应用**　传染性肝炎、脂肪肝、慢性胃炎、胃及十二指肠溃疡、慢性肠炎、小儿厌食症、婴幼儿腹泻、急性湿疹等辨证属湿滞脾胃者。

【附方】

1. **不换金正气散**（《易简方》，原名不换金散）　藿香、厚朴、苍术、陈皮、半夏、甘草各等份（各

10g），每服四钱（12g），水一盏，加生姜三片，煎至六分，去滓热服。功用：解表化湿，和胃止呕。主治：湿浊内停兼表寒证。症见呕吐腹胀，恶寒发热，或霍乱吐泻，或不服水土，舌苔白腻等。

2. **柴平汤（《景岳全书》）** 柴胡、人参、半夏、黄芩、甘草、陈皮、厚朴、苍术（本方原著无用量）水二盅，加姜、枣煎服。功用：和解少阳，祛湿和胃。主治：湿疟。症见一身尽痛，手足沉重，寒多热少，脉濡。

【病案链接】戊寅十一月，高碟使公子患似痢非痢，红多白少，恶寒微热，脉滑而数。询知自夏秋以来，由川北随任之粤，久积暑湿感冒而发。用平胃加羌、防、苏、藿，一剂而寒热退，再剂加槟榔、木香而瘳。或问痢忌燥药，今用苍术而愈，何也？曰：常人痢疾，因暑令火热之气而得，燥药乃天时之所忌，是以不可擅用；今以积湿之病，发于隆冬外感，乃得力要药也。（《续名医类案》）

【方歌】

> 平胃散是苍术朴，陈皮甘草四般药，
>
> 除湿散满祛瘴岚，调胃诸方从此扩。
>
> 若和小柴名柴平，煎加姜枣能除疟，
>
> 又不换金正气散，即是此方加夏藿。

藿香正气散
（《太平惠民和剂局方》）

微课　PPT

【组成】大腹皮、白芷、紫苏、茯苓（去皮）各一两（各3g），半夏曲、白术、陈皮（去白）、厚朴（去粗皮，姜汁炙）、苦桔梗各二两（各6g），藿香（去土）三两（9g），甘草（炙）二两半（6g）。

【用法】上为细末，每服二钱（6g），水一盏，姜三片，枣一枚，同煎至七分，热服。如欲出汗，衣被盖，再煎并服（现代用法：散剂，每服6g，生姜3片、大枣1枚，煎汤送服；亦可作汤剂，加生姜3片、大枣1枚，水煎服）。

【功用】解表化湿，理气和中。

【主治】**外感风寒，内伤湿滞证** 霍乱吐泻，恶寒发热，头痛，脘腹疼痛，舌苔白腻，脉浮或濡缓。以及山岚瘴疟等。

【病机分析】本方所治外感风寒，内伤湿滞证，病位在脾胃与大、小肠，另有湿邪为本病重要致病因素，故本病夏月常见。外感风寒，卫阳被遏，故恶寒发热，头痛；内有湿滞，困于脾胃，气机被阻，运化失司，升清降浊皆不能，故见脘腹疼痛，恶心呕吐，肠鸣泄泻；舌苔白腻，脉浮或濡缓均为本病之征。

【配伍意义】方中藿香辛温芳香，既能外散风寒，又可内化湿滞，辟秽和中，为治霍乱吐泻之要药，重用为君。半夏曲、陈皮理气燥湿，和胃降逆以止呕；白术、茯苓健脾助运，除湿和中以止泻，为臣药。紫苏、白芷皆为辛香之品，外散风寒，芳香化湿；大腹皮、厚朴行气化湿；桔梗宣肺利膈，以治痞闷，与大腹皮相配利水除湿；生姜、大枣，调脾胃、和营卫，俱为佐药。甘草调和药性，为使药。诸药合用，表里双解，既能发散风寒，又可燥湿和中。感受山岚瘴气及水土不服，症见寒甚热微，或但寒不热、呕吐腹泻、苔白厚腻者，亦可以本方散寒祛湿，辟秽化浊，扶正祛邪。

【配伍特点】解表疏里同用，以治里为主；扶正祛邪兼顾，以祛邪为重。

【临床应用】

1. **证治要点** 本方为治疗夏月外感风寒，内伤湿滞证的常用方剂。临床以恶寒发热、头痛、呕吐泄泻、脘腹胀满、舌苔白腻为证治要点。

2. **加减应用**　若表邪偏重，无汗，可加香薷，以增祛风解表之力；若湿重，换白术为苍术，增强化湿作用；若有气滞、脘腹胀痛，则加木香、延胡索等行气止痛；若兼食滞，可去甘、枣，加神曲、莱菔子、鸡内金消食导滞。

3. **现代应用**　急性胃肠炎、胃肠型感冒等。

【病案链接】陈三农治制府王姓，感冒瘴气，寒热，胸膈胀闷，头疼眩晕，恶心。用藿香正气散加槟榔、羌活、防风，一剂而寒热退，头不疼。减去羌、苏、防风，加草豆蔻、枳壳，恶心、胀闷、发热俱愈。(《续名医类案》)

【方歌】

藿香正气大腹苏，甘桔陈苓术朴俱，

夏曲白芷加姜枣，感伤岚瘴并能祛。

第三节　清热祛湿剂

茵陈蒿汤
(《伤寒论》)

微课　　PPT

【组成】茵陈六两（18g），栀子十四枚（12g），大黄（去皮）二两（6g）。

【用法】上三味，以水一斗二升，先煮茵陈，减六升，纳二味，煮取三升，去滓，分三服（现代用法：水煎服）。

【功用】清热利湿退黄。

【主治】湿热黄疸证　一身面目俱黄，黄色鲜明，发热，口渴欲饮，恶心呕吐，无汗或但头汗出，腹微满，大便秘结或不爽，小便不利，舌苔黄腻，脉滑数或沉数。

【病机分析】本方病机为阳明热盛瘀积在里，湿热壅阻中焦，肝胆疏泄失常，湿热瘀积郁蒸于肌肤，则发此证。黄疸多于湿邪有关，阳黄责之于湿热，阴黄责之于寒湿。本方所治即为湿热黄疸。阳明热盛，应有发热汗出，然湿热瘀滞，热势宣透不能，熏蒸胆汁，发为阳黄，胆汁溢于肌肤，则一身面目俱黄；瘀热蕴结于里，津液不能上承则口渴；气机阻滞，脾气不运，则腹微满、恶心呕吐；腑气不通，故大便秘结或不爽；湿热壅滞，湿不得下注，热不得外越，则无汗或但头汗出。法当清热利湿，化瘀通滞，导邪外出。

【配伍意义】方中重用茵陈蒿为君，长于疏利肝胆脾胃湿热，为治黄疸要药。臣以栀子，清利三焦湿热从小便出。大黄通腑泻热导滞，使湿热从大便而出，是为佐药。苦寒三药合用，寒能清热，苦能除湿，使湿热清除，黄疸消退。

【配伍特点】苦寒之品退热利湿，分消退黄，药简效宏。

【临床应用】

1. **证治要点**　本方为治湿热黄疸代表方。临床以身黄如橘子色，小便不利，口中渴，舌苔黄腻，脉沉数为证治要点。服本方后，"小便当利，尿如皂荚汁状，色正赤，一宿腹减，其从小便去也"。

2. **加减应用**　若往来寒热，胸胁苦满，口苦呕吐者，加黄芩、柴胡、半夏、生姜，以和解少阳，和胃降逆；胁痛较重者，加郁金、川楝子等，以疏肝行气止痛；如兼有恶寒、身痛、无汗等，加麻黄、杏仁、连翘以解表散邪；若黄疸较重，热势较甚者，加板蓝根、黄芩等，以除热退黄。

3. 现代应用　急性黄疸型肝炎、乙型肝炎、胆结石、胆囊炎、肠伤寒、败血症等偏于湿热内蕴者。

【附方】

1. 栀子柏皮汤（《伤寒论》）　栀子（擘）十五枚（10g），炙甘草一两（3g），黄柏二两（6g），上三味，以水四升，煮取一升半，去滓，分温再服。功用：清热利湿。主治：黄疸，热重于湿证。症见身热，发黄，心烦懊恼，口渴，苔黄。

2. 茵陈四逆汤（《卫生宝鉴》）　干姜一两半（6g），炙甘草二两（6g），炮附子一枚（9g），茵陈六两（18g），水煎服。功用：温里助阳，利湿退黄。主治：阴黄。症见黄色晦暗，皮肤冷，背恶寒，手足不温，身体沉重，神倦食少，脉紧细或沉细无力。

【病案链接】一妇，面目、周身黄如染金，腹胀气促。始由果斋用仲景栀子柏皮汤治之，不应。余诊脉濡而沉，此属湿蕴日久，水窜腠理，未能外达，郁湿化热而发黄，投以茵陈蒿汤加黄柏以泄湿热，外用金麟黑脊活鲫鱼七尾，剪鱼尾贴脐之四围，当脐勿贴，干则易之。未及四时，水由脐出，其黄渐退，如是旬日，厥疾以瘳。（《肯堂医论》）

【方歌】

> 茵陈蒿汤治疸黄，阴阳寒热细推详，
> 阳黄大黄栀子入，阴黄附子与干姜。
> 亦有不用茵陈者，加草柏皮栀子汤。

八正散
（《太平惠民和剂局方》）

微课　PPT

【组成】车前子、瞿麦、萹蓄、滑石、山栀子仁、炙甘草、木通、大黄（面裹，煨，去面，切，焙）各一斤（各9g）。

【用法】上为散，每服二钱，水一盏，入灯心，煎至七分，去滓，温服，食后临卧。小儿量力少少与之（现代用法：散剂，每服6~10g，灯心煎汤送服；亦可作汤剂，加灯心，水煎服）。

【功用】清热泻火，利水通淋。

【主治】热淋　尿频尿急，溺时涩痛，淋沥不畅，小便浑赤，甚则癃闭不通，小腹急满，口燥咽干，舌苔黄腻，脉滑数。

【病机分析】本方所治诸症，皆因湿热下注于膀胱所致。湿热阻于膀胱，膀胱气化不利，则尿频尿急，溺时涩痛，淋沥不畅，甚则癃闭不通，小腹急满；湿热蕴蒸，则小便浑赤；湿热内蕴上蒸，津液被灼，则口燥咽干；舌苔黄腻，脉滑数均为湿热象。治当清热利水通淋。

【配伍意义】方中滑石性寒沉降，清热利湿，利水通淋；木通苦寒清热利水，上清心火，下利湿热，使湿热之邪从小便而去，共为君药。萹蓄、瞿麦、车前子均为清热利水通淋要药，合滑石、木通则利尿通淋之效尤彰，同为臣药。山栀子仁清热泻火，清利三焦湿热；大黄荡涤邪热，通利肠腑，亦治"小便淋沥"（《本草纲目》），可令湿热由二便分消，俱为佐药。甘草调和诸药，清热缓急，有佐使之功。加灯心则更增利水通淋之力。诸药相伍，虽以下焦为主，实则三焦皆可清利，共成清热泻火、利水通淋之剂。

【配伍特点】集寒凉降泄之品，纳通腑于清利之中。

【临床应用】

1. 证治要点　本方为治热淋常用方。以尿频尿急，溺时涩痛，淋沥不畅，舌苔黄腻，脉滑数为辨证要点。

2. **加减应用**　血淋者可加大蓟、小蓟、白茅根、石韦以凉血止血；石淋涩痛，可加金钱草、海金沙、琥珀、冬葵子以化石通淋；膏淋可加萆薢、石菖蒲以分清化浊。

3. **现代应用**　膀胱炎、尿道炎、急性前列腺炎、前列腺增生、泌尿道结石、急性肾炎等属湿热下注者。

【病案链接】王左，由发热而致溲结不爽，甚至带出血块。此热结膀胱，高年之所忌也。细木通、滑石块、牛膝梢、赤猪苓、丹皮、车前子、甘草梢、泽泻、瞿麦、淡竹叶，水煎去滓，先研上沉香三分、西血珀四分，再以药汤调服。(《张聿青医案》)

【方歌】

八正木通与车前，萹蓄大黄滑石研，

草梢瞿麦兼栀子，煎加灯草痛淋蠲。

三仁汤
(《温病条辨》)

微课　　PPT

【组成】杏仁五钱（15g），飞滑石六钱（18g），白通草二钱（6g），白蔻仁二钱（6g），竹叶二钱（6g），厚朴二钱（6g），生薏苡仁六钱（18g），半夏五钱（15g）。

【用法】甘澜水八碗，煮取三碗，每服一碗，日三服（现代用法：水煎服）。

【功用】宣畅气机，清利湿热。

【主治】**湿温初起及暑温夹湿证**　头重如裹，恶寒，身重疼痛，肢体倦怠，午后身热，胸闷不饥，面色淡黄，口干不渴，便溏不爽，苔白腻，脉弦细而濡等。

【病机分析】本方证为湿温初起，湿重于热，多因长夏时节感受湿热所致。湿邪阻遏卫阳，故恶寒、头痛如裹；湿性重浊，故有身重疼痛，肢体倦怠；湿为阴邪，阻遏热伏，三焦受阻，所以午后身热；湿邪阻滞，津液不能上承，故口干不欲饮；湿阻中焦，运化失司，则胸闷不饥，便溏不爽；舌苔白腻，脉弦细而濡，均为湿热之征。

【配伍意义】方中以滑石为君，性寒沉降，清热利湿而解暑。以杏仁、白蔻仁、薏苡仁"三仁"为臣，杏仁宣利上焦肺气，白蔻仁芳香化湿，利气宽胸，畅中焦之脾气以助祛湿，薏苡仁甘寒淡，清利湿热健脾；佐以通草、竹叶甘寒淡渗，助君药利湿清热之效；半夏、厚朴行气除满，化湿和胃，以助君臣理气除湿之功。本方药性平和，无温燥太过之弊，上下分消，气行湿化。

【配伍特点】芳香淡渗苦温一体，宣上畅中渗下分消；除湿为主，清热为辅。

【临床应用】

1. **证治要点**　本方主治湿温初起，暑温夹湿，湿重于热证。临床上以胸闷，午后身热，体倦身重，脘腹不适，苔白腻，脉濡为证治要点。

2. **加减应用**　湿温初起，有恶寒者，可加藿香、香薷、佩兰以解表化湿；湿重于热，症见呕恶，脘痞较重，苔垢腻，可加苍术、石菖蒲、草果以芳香燥湿。

3. **现代应用**　浅表性胃炎、胃窦炎、胆囊炎、急慢性结肠炎等有湿热证候者。

【附方】

1. **藿朴夏苓汤（《感证辑要》引《医原》）**　杏仁二钱至三钱（6~9g），蔻仁八分（2.5g），半夏二钱至三钱（6~9g），厚朴八分至一钱（2.5~3g），藿梗一钱半至二钱（4.5~6g），苓仁四钱至六钱（12~18g），通草三钱至五钱（9~15g），茯苓三钱至四钱（9~12g），猪苓一钱半至两钱（4.5~6g），泽泻一钱半至两钱（4.5~6g），先用通草煎汤代水，煎上药服。功用：化湿解表。主治：湿温初起。症见身热恶寒，肢体倦怠，胸闷口腻，舌苔薄白，脉濡缓。

2. **黄芩滑石汤**（《温病条辨》）　黄芩三钱（9g），滑石三钱（9g），茯苓皮三钱（9g），大腹皮二钱（6g），白蔻仁一钱（3g），通草一钱（3g），猪苓三钱（9g），水六杯，煮取二杯，去渣再煮一杯，分温三服。功用：清热利湿。主治：湿热蕴结中焦之湿温病。症见发热身痛，汗出热解，继而复热，渴不多饮，或竟不渴，舌苔淡黄而滑，脉缓。

【病案链接】前日左关独浮而弦，系少阳头痛，因暑而发，用清胆络法。兹左关已平其半，但缓甚，舌苔白厚而滑，胸中痞闷，暑中之热已解，而湿尚存也。议先宣上焦气分之湿。生薏仁、飞滑石、藿香梗、杏仁泥、半夏、广郁金、旋覆花、广皮、白通草、茯苓皮、白蔻仁。（《清代名医医案精华》）

【方歌】

三仁杏蔻薏苡仁，朴夏白通滑竹伦，

水用甘澜扬百遍，湿温初起法堪遵。

甘露消毒丹
（《医效秘传》）

PPT

【组成】飞滑石十五两（450g），淡黄芩十两（300g），绵茵陈十一两（330g），石菖蒲六两（180g），川贝母、木通各五两（各150g），藿香、连翘、白蔻仁、薄荷、射干各四两（各120g）。

【用法】生晒研末，每服三钱，开水调下，或神曲糊丸，如弹子大，开水化服亦可（现代用法：散剂，每服6~9g；或为丸剂，每服9~12g；亦可用量酌减作汤剂，水煎服）。

【功用】利湿化浊，清热解毒。

【主治】湿温时疫之湿热并重证　发热或午后身热，胸闷腹胀，肢酸倦怠，颐肿口渴，或身目发黄，小便短赤，或泄泻淋浊，舌苔白腻或黄腻或干黄，脉濡数或滑数。

【病机分析】本方以湿温疫毒流连气分，湿热并重为病机。湿热交蒸，蕴于气分，则身热肢酸倦怠；湿为阴邪，所以午后热甚；湿邪阻滞气机，故胸闷腹胀；热毒上壅，颐咽肿痛、口渴；湿热郁阻于内，肝胆疏泄失调，胆汁外溢，而身目发黄；湿热下注，则小便短赤，甚则淋浊泄泻；苔白腻或黄腻或干黄，脉濡数或滑数，均为湿热蕴毒充斥气分所致。治以祛湿、清热、解毒。

【配伍意义】方中重用滑石、茵陈、黄芩，滑石清利湿热，荡涤六腑；茵陈清热利湿退黄；黄芩清热解毒燥湿，三者相伍，合湿热并重之病机，共为君药。臣以辛温之性的藿香、石菖蒲、白蔻仁，开泄气机，芳香醒脾，助君化湿之力，藿香与茵陈合用，清热而能化浊。木通清利湿热，助滑石、茵陈导湿热而下；连翘、薄荷、射干、贝母清咽利喉，宣肺透热解毒，俱为佐药。诸药配伍，清热渗利，三焦之湿热毒邪尽可去。

【配伍特点】苦寒、芳化、渗利同用，上解、中化、下利并行。

【临床应用】

1. **证治要点**　本方治疗湿热并重证，夏令暑湿季节尤为常用。以身热肢酸，口渴尿赤，或咽痛身黄，舌苔白腻或微黄为证治要点。

2. **加减应用**　若高热口渴，身目发黄，肢体酸痛，二便不畅属于湿热并重者，可加栀子、大黄、白茅根以清热泻火，解毒退黄；若低热不退，胸闷，纳呆，肢倦，口苦，口黏，小便短赤，脉滑数者，可加秦艽、金钱草、柴胡、青蒿以疏泄肝胆，祛除热邪。

3. **现代应用**　肠伤寒、斑疹伤寒、胆囊炎、急性胃肠炎、细菌性痢疾等属湿热并重者。

【方歌】

> 甘露消毒蔻藿香，茵陈滑石木通菖，
> 芩翘贝母射干薄，暑疫湿温为末尝。

连朴饮
(《霍乱论》)

【组成】制厚朴二钱（6g），川连（姜汁炒）、石菖蒲、制半夏各一钱（各3g），香豉（炒）、焦山栀各三钱（各9g），芦根二两（60g）。

【用法】水煎服。

【功用】清热化湿，理气和中。

【主治】**湿热霍乱**　症见上吐下泻，胸脘痞闷，口渴而不欲饮，心烦躁扰，小便短赤，苔黄腻，脉数等。

【病机分析】本方所治霍乱因湿热所致。湿热郁阻中焦，脾胃升降失和，上吐下泻；气机受湿热所阻，故胸脘痞闷；湿热阻滞，津液不能上承，则口渴而不欲饮；热扰心神，心神不宁，则心烦躁扰；湿热下注，小便短赤；苔黄腻、脉数等均为湿热内蕴之象。

【配伍意义】方中芦根用量独重，取其清热止呕除烦，兼具利小便而导湿热之功，为君药。黄连苦寒，清热燥湿，姜制又增和胃止呕之功；厚朴辛苦性温，宣畅气机，化湿行滞，为臣药，黄连厚朴合用，则湿去热清，气行胃和；半夏辛燥性温，降逆和胃止呕；栀子苦寒，清心泻热，导湿热从小溲而出；石菖蒲芳香化湿醒脾；淡豆豉宣郁止烦，合栀子以清宣郁热而除心烦，俱为佐药。诸药合用，共奏清热化湿，理气和中之效。

【配伍特点】辛开苦降，温清并用；药物精专，配伍得当。

【临床应用】

1. **证治要点**　本方为治疗湿热霍乱证之主方。临床以呕泄烦闷，小便短赤，舌苔黄腻，脉滑数为证治要点。

2. **加减应用**　若腹泻较重，加炒车前子、薏苡仁以利湿止泻；若胸腹胀满，加草果、白蔻仁以理气消胀。

3. **现代应用**　急性胃肠炎、肠伤寒、副伤寒等属湿热并重者，可用本方加减治疗。

【病案链接】段尧卿之太夫人，患霍乱转筋，年逾七十。孟英投自制连朴饮，三啜而瘳。(《回春录新诠》)

【方歌】

> 连朴饮用香豆豉，菖蒲半夏焦山栀，
> 芦根厚朴黄连入，湿热霍乱此方施。

当归拈痛汤
(《医学启源》)

【组成】羌活半两（15g），防风三钱（9g），升麻一钱（3g），葛根二钱（6g），白术一钱（3g），苍术三钱（9g），当归身三钱（9g），人参二钱（6g），甘草五钱（15g），苦参（酒浸）二钱（6g），黄芩（炒）一钱（3g），知母（酒洗）三钱（9g），茵陈（酒炒）五钱（15g），猪苓三钱（9g），泽泻三钱（9g）。

【用法】上剉，如麻豆大。每服一两（30g），水二盏半，先以水拌湿，候少时，煎至一盏，去滓温服。待少时，美膳压之（现代用法：水煎服）。

【功用】利湿清热，疏风止痛。

【主治】**湿热相搏，外受风邪证**　遍身肢节烦痛，或肩背沉重，或脚气肿痛，脚膝生疮，舌苔白腻或微黄，脉弦数。

【病机分析】本方主治风湿热邪所致之证。风邪与湿热相搏，流走经脉，气血不通，故遍身肢节烦痛，痛处有灼热感；湿热流注肩背，则肩背沉重；湿热下注于下肢，则脚气肿痛，脚膝生疮；舌苔白腻或微黄，脉弦数，均为湿热内蕴之象。法当祛风胜湿清热除邪，和血行滞通痹以止痛。

【配伍意义】方中羌活辛散祛风，苦燥胜湿，通痹止痛，尤擅治上肢肩背之痛；茵陈苦泄下降，清热利湿，共成祛风散邪，除湿清热，通痹止痛重用以为君药。臣以猪苓、泽泻甘淡以助茵陈渗湿热于下；黄芩、苦参寒凉以助茵陈清热毒于内。防风、升麻、葛根辛散以助羌活祛风湿于外；苍术辛温，擅除内外之湿；白术健脾燥湿；知母助诸药清热之力，防苦燥渗利伤阴之偏；当归养血活血，人参、甘草二药合当归亦能补益气血，使辛散温燥而无耗气伤阴之虞，俱为佐药。甘草清热解毒，调和诸药，兼作使药。

【配伍特点】

1. 表里同治，邪正兼顾。散风清热利湿，以祛其邪。

2. 益气健脾养血，以扶其正。

【临床应用】

1. 证治要点　本方为治疗风湿热痹或湿热脚气之常用方。临床以肢节沉重肿痛，苔白腻微黄，脉数为辨证要点。

2. 加减应用　若身痛甚，加姜黄、海桐皮以活血通络止痛；脚膝肿甚，加防己、木瓜以祛湿消肿；关节痛甚，加乳香、没药以活血行气止痛；局部灼热重者，加金银花、连翘、石膏以清热解毒。

3. 现代应用　风湿性关节炎、类风湿关节炎、痛风、下肢皮肤病、脚气等属风湿而兼有湿热者。

【病案链接】东垣治一朝贵，身体充肥，脚气始发，头面浑身肢节微肿，皆赤色，足胫赤肿，痛不可忍，手近皮肤，其痛转甚，起而复卧，卧而复起，日夕苦楚。春间，李为治之，其人以北土高寒，故多饮酒，积久伤脾，不能运化，饮食下流之所致。投以当归拈痛汤一两二钱，其痛减半。再服，肿悉除，只有右手指末微赤肿。以三棱针刺指爪甲端，多出黑血，赤肿全去。（《名医类案》）

【方歌】

当归拈痛羌防升，猪泽茵陈芩葛朋，

二术苦参知母草，疮疡湿热服皆应。

二妙散

（《丹溪心法》）

PPT

【组成】黄柏（炒）、苍术（米泔水浸，炒）（各15g）（原著本方无用量）。

【用法】上二味为末，沸汤，入姜汁调服（现代用法：二药等份，研细末和匀，每次3~6g；或制成丸剂，每次6g；亦可作汤剂，水煎服）。

【功用】清热燥湿。

【主治】湿热下注证 筋骨疼痛，或两足痿软，或足膝红肿疼痛，或湿热带下，或下部湿疮，湿疹，小便短黄，舌苔黄腻。

【病机分析】本方所治诸症皆因湿热下注而起。湿热下注，流于经脉，则筋骨疼痛，足膝红肿疼痛；湿热不攘，筋脉迟缓，故两足痿软无力而成痿证；湿热下注于带脉及前阴，则有带下浑浊；湿热浸淫皮肤，故下部湿疮、湿疹；小便短黄，舌苔黄腻均为湿热之象。治以清热燥湿。

【配伍意义】方中黄柏为君，性寒味苦，清热燥湿，为治下焦湿热要药。苍术苦温香燥，既健脾燥湿治病之本，又芳化苦燥治病之标，是为臣药。二药共奏寒温协调，清热燥湿之功，标本兼顾，诸症自愈。佐以生姜汁，制黄柏苦寒之性，兼护胃气。

【配伍特点】苦寒温燥相制，长于下焦，药简效专。

【临床应用】

1. 证治要点 本方为治疗湿热下注之痿、痹、脚气、带下、湿疮等病证之基础方。以足膝肿痛，小便短赤，舌苔黄腻为辨证要点。

2. 加减应用 湿重于热时增加苍术用量；热重于湿时，黄柏量大于苍术；湿热并重，两者等量。

3. 现代应用 关节炎、腰膝关节骨质增生、阴道炎、慢性盆腔炎等辨证属湿热证者。

【附方】

1. 三妙丸（《医学正传》） 黄柏（切片，酒拌，略炒）四两（12g），苍术（米泔浸一二宿，细切，焙干）六两（18g），川牛膝（去芦）二两（6g），上为细末，面糊为丸，如梧桐子大，每服五七十丸（10~15g），空腹，姜、盐汤下。忌鱼腥、荞麦、热面、煎炒等物。功用：清热燥湿。主治：湿热下注之痿痹，症见两脚麻木或肿痛，或如火烙之热，痿软无力。

2. 四妙丸（《成方便读》） 黄柏、苍术、牛膝、薏苡仁各八两（各240g），水泛为丸。每服6~9g，温开水送下。功用：清热利湿，舒筋壮骨。主治：湿热痿证。症见两足麻木，痿软，肿痛。

【方歌】

二妙散中苍柏煎，若云三妙膝须添，

痿痹足疾堪多服，湿热全除病自痊；

再加薏仁名四妙，渗湿健脾功更全。

第四节 利水渗湿剂

五苓散

（《伤寒论》）

微课　PPT

【组成】猪苓（去皮）十八铢（9g），泽泻一两六铢（15g），白术十八铢（9g），茯苓十八铢（9g），桂枝（去皮）半两（6g）。

【用法】上五味，捣为散，以白饮和，服方寸匕，日三服，多饮暖水，汗出愈，如法将息（现代用法：散剂，每服6~10g，多饮热水，取微汗；亦可作汤剂，水煎服，温服取微汗）。

【功用】利水渗湿，温阳化气。

【主治】

1. 蓄水证 小便不利，头痛微热，烦渴欲饮，甚则水入即吐，舌苔白，脉浮。

2. **痰饮** 脐下动悸，吐涎沫而头眩，或短气而咳者。

3. **水湿内停证** 水肿，泄泻，小便不利，以及霍乱吐泻等。

【病机分析】本方原治太阳经伤寒所致"蓄水证"。即太阳经表邪未解，传入膀胱，形成太阳经腑同病。外有表邪，则头痛、发热、脉浮；膀胱气化失常，则小便不利；津液输布失常，则烦渴欲饮；又因已有水饮内停，水无去路而上逆，是以水入即吐，又称"水逆证"。水湿停而日久不去，则成痰饮；水湿上泛于肺，则吐涎沫、短气而咳；水湿蒙蔽清阳，清阳不升则头眩，浊阴不降则脐下动悸。水湿内停，溢于肌肤，故而水肿；停于中焦，脾胃失和，故上吐下泻。本方所治诸症各异，但都属膀胱气化不利，治宜利水渗湿，温阳化气。

【配伍意义】方中重用泽泻为君，为"利水第一良品"（《本草纲目》），臣以猪苓、茯苓以增泽泻利水渗湿之功。白术燥湿健脾，标本兼顾；桂枝温阳化气行水，表里同治，共为佐药。诸药合用，通阳利水，诸症皆可一并治之。

【配伍特点】表里同治，邪正兼顾，使气化水行，蓄水停饮可除。

【临床应用】

1. **证治要点** 本方为利水化气之代表方。以小便不利，舌苔白，脉浮或缓为证治要点。

2. **加减应用** 若兼腹胀者，加陈皮、枳实理气消胀；兼热者，去桂枝用黄芩以清热；若水气壅胜者，可与五皮散合用，利水消肿之力更强。

3. **现代应用** 肾小球肾炎、肝硬化所引起的水肿及肠炎、尿潴留、尿路感染等属水湿内停者，均可用本方加减治疗。

【病案链接】程仁甫治孚谭汪尚新之父。年五十余，六月间，忽小便不通，更数医，已五日矣。予诊其六脉沉而细，曰夏月伏阴在内，因用冷水、凉药过多，气不化而愈不通矣。用五苓散倍加肉桂（桂属龙火，使助其化也），外用葱白煎水热洗，一剂顿通。（《名医类案》）

【方歌】

五苓散治太阳腑，白术泽泻猪茯苓，
膀胱化气添官桂，利便消肿烦渴清。

猪苓汤
（《伤寒论》）

PPT

【组成】猪苓（去皮）、茯苓、泽泻、阿胶、滑石（碎）各一两（各10g）。

【用法】以水四升，先煮四味，取二升，去滓，纳阿胶，烊化，温服七合，日三服（现代用法：水煎服，阿胶烊化）。

【功用】利水清热养阴。

【主治】水热互结证 小便不利，发热口渴欲饮，或心烦不寐，或兼有咳嗽，呕恶，下利等，舌红苔白或微黄，脉细数者。

【病机分析】本方所治为伤寒入里化热，水热相搏，互结伤阴之证。水热互结，气化不利，加之邪热伤阴，口渴欲饮，小便不利。水湿内停，上逆于肺，故咳嗽；中阻于胃，胃气上逆，则呕恶；下渗大肠则下利。邪热伤阴，阴虚火旺，热扰心神，故心烦不寐。舌红苔白或微黄，脉细数均为里热阴虚之象。治以利水清热，兼以养阴止血。

【配伍意义】方中猪苓为君，入肾、膀胱经，利水作用强，凡水湿滞留均可用。泽泻性寒，茯苓健脾，二者为臣，既有增强猪苓利水渗湿之功，又有泻热健脾之力。滑石清热利水，水去热清，水热互结皆去；阿胶滋阴止血，既养肾阴，又防耗阴液，与滑石共为佐药。诸药配伍，湿去热清，阴津复，诸症可痊。

【配伍特点】利水渗湿与清热养阴并进，利水而不伤阴，滋阴而不敛邪。

【临床应用】

1. 证治要点　本方为治疗水热互结而兼阴虚证候之常用方。以小便不利，口渴，身热，舌红，脉细数为辨证要点。

2. 加减应用　热淋宜加栀子、车前子以清热；血淋宜加白茅根、大蓟、小蓟以凉血止血。

3. 现代应用　急慢性肾炎、肾结石、肾盂肾炎等属小便不利，证属水热内结伤阴者。

【病案链接】患者，男，64岁，糖尿病病史17年，糖尿病肾病病史2年，症见：双下肢水肿，口渴多饮，周身乏力，腰膝酸软，心烦少寐，尿少，夜尿频。刻诊：双目窠水肿，双下肢指压痕（+），舌质红，苔白，脉细无力。尿常规：尿隐血（++），尿蛋白（++）。辨证为水热互结，阴津亏虚。予猪苓汤加味：猪苓10g，茯苓15g，泽泻10g，滑石15g，生甘草10g，阿胶10g，黄芪60g，蝉蜕15g，瓜蒌10g，丹皮15g，车前子10g，地龙10g，炒枣仁20g，川芎10g。7剂浮肿消失，口渴多饮、腰膝酸软、心烦少寐明显减轻，乏力减轻，小便通利。上方加熟地15g，山药30g，山茱萸15g，25剂后尿常规正常。[《中国医药指南》2016，14（8）：213]

【方歌】

> 猪苓汤用猪茯苓，泽泻滑石阿胶并，
>
> 小便不利兼烦渴，利水养阴热亦平。

防己黄芪汤
（《金匮要略》）

PPT

【组成】防己一两（12g），甘草（炒）半两（6g），白术七钱半（9g），黄芪（去芦）一两一分（15g）。

【用法】上剉麻豆大，每抄五钱匕（15g），加生姜四片，大枣一枚，水盏半，煎八分，去滓，温服，良久再服。服后当如虫行皮中，从腰下如冰，后坐被上，又以一被绕腰以下，温令微汗，瘥（现代用法：加生姜4片，大枣1枚，水煎服）。

【功用】益气祛风，健脾利水。

【主治】风水或风湿　症见汗出恶风，身重或肿，小便不利，舌淡苔白，脉浮。

【病机分析】本方原治"风湿"或"风水"（《伤寒论》），本证因平素肺脾之气不足，表虚不固，外受风邪，水湿郁积于肌肤经络所致。风湿客于经络，故身重；客于皮毛，是以脉浮。气虚腠理不固，则汗出恶风。水湿内停，则小便不利。舌淡苔白，亦为肺脾不足之症。治以祛风胜湿、益气固表、健脾利水。

【配伍意义】方中黄芪一则益气固表，二则利水消肿；防己大辛苦寒，祛风胜湿，二者合用，利水祛邪，益气扶正，共为君药。臣以白术健脾补气祛湿，一助黄芪益气固表、健脾补肺，一助防己祛湿行水。煎时加生姜、大枣，调和营卫，均为佐药。甘草益气补脾、调和诸药，是为使药。

【配伍特点】补泻兼施，利水而不伤正，扶正而不留邪。

【临床应用】

1. 证治要点　本方为治疗风湿、风水属表虚证之常用方。以汗出恶风，小便不利，苔白，脉浮为证治要点。

2. **加减应用**　兼腹痛者，为肝脾不和，加白芍柔肝；喘者，加少许麻黄宣肺平喘；气上冲者，加桂枝平冲降逆。

3. **现代应用**　常加减用于治疗急、慢性肾小球肾炎，心源性水肿，风湿性关节炎等属气虚湿盛者。

【病案链接】某男，40岁，1973年6月25日就诊。主诉下肢沉重，胫部浮肿，累则足跟痛，汗出恶风，脉浮虚而数，舌质淡白。尿蛋白（++++），尿红细胞（+），诊为慢性肾炎。防己黄芪汤主之。汉防己18g，生黄芪24g，白术9g，炙甘草9g，大枣4枚。坚持服药10个月，检查尿蛋白（+），又坚持继服2个月，尿蛋白基本消失，一切症状消退。(《岳美中医案选集》)

【方歌】

防己黄芪术甘草，生姜大枣共煎尝，

此治风水与诸湿，身重汗出服之良。

第五节　温化寒湿剂

苓桂术甘汤
(《金匮要略》)

PPT

【组成】茯苓四两（12g），桂枝三两（9g），白术三两（9g），炙甘草二两（6g）。

【用法】上四味，以水六升，煮取三升，分温三服（现代用法：水煎服）。

【功用】温阳化饮，健脾利水。

【主治】**中阳不足之痰饮**　胸胁支满，目眩心悸，短气而咳，舌苔白滑，脉弦滑或沉紧。

【病机分析】本方证因中阳不足，水饮内停。脾阳不足，水湿内停，而生痰饮。又因痰饮随气升降，无处不到：停于胸胁，则胸胁支满；阻于中焦，清阳不升，则头晕目眩；上凌心肺，则心悸、短气而咳；苔白滑，脉弦滑或沉紧，皆为痰饮内停之象。治以温阳化饮，健脾利水。

【配伍意义】本方所治诸症皆因痰饮所致，而痰饮全因中阳不足而生，故治当"病痰饮者，当以温药和之"（《金匮要略》）。方中重用茯苓为君，健脾利水，甘淡化饮。桂枝辛甘而温，温阳化气，为臣药。苓、桂相伍，通阳利水功殊，为阳虚水停常用配伍。佐以白术健脾燥湿，增茯苓健脾祛湿之力，有治病求本之意；炙甘草甘温和中，配白术培土制水，配桂枝辛甘化阳，又能调和诸药。四药合用，温阳健脾，利水化饮，从小便出，诸症自愈。

【配伍特点】通阳化气与健脾利水并行，温而不燥，利而不峻，为治疗痰饮之和剂。

【临床应用】

1. **证治要点**　本方为治疗中阳不足痰饮病之代表方。以胸胁支满，目眩心悸，舌苔白滑为证治要点。

2. **加减应用**　若眩晕甚，加泽泻利水渗湿以消饮邪；咳嗽呕吐稀涎者，加半夏、陈皮以燥湿化痰。

3. **现代应用**　常加减用于治疗眩晕、慢性支气管炎、哮喘、风湿性心脏病、单纯性肥胖等辨证属脾气阳虚、水湿内停者。

【病案链接】黄，味过甘腻，中气缓，不主运，延绵百天，聚气结饮。东垣云：病久发不焦，毛不落，不食不饥，乃痰饮为患。饮属阴类，故不渴饮，仲景五饮互异，其要言不烦，当以温药和之，通阳方法，固无容疑惑，大意外饮治脾、内饮治肾，是规矩准绳矣，议用苓桂术甘汤。(《临证指南医案》)

【方歌】

苓桂术甘化饮剂，温阳化饮又健脾，

饮邪上逆胸胁满，水饮下行悸眩去。

真武汤

（《伤寒论》）

微课　　PPT

【组成】茯苓三两（9g），芍药三两（9g），白术二两（6g），生姜（切）三两（9g），附子（炮，去皮，破八片）一枚（9g）。

【用法】上五味，以水八升，煮取三升，去滓，温服七合，日三服（现代用法：水煎服）。

【功用】温阳利水。

【主治】

1. 脾肾阳虚，水气内停证　小便不利，四肢沉重疼痛，腹痛下利，或肢体浮肿，苔白不渴，脉沉。

2. 太阳病发汗太过，阳虚水泛证　汗出不解，其人仍发热，心下悸，头眩，身瞤动，振振欲擗地。

【病机分析】本方病机为脾肾阳虚，水湿内停。肾阳不足，则难以化水为气，脾气阳虚，则不能运化，水湿泛溢。湿停于内，则小便不利；溢于肌肤，则四肢沉重疼痛，或肢体浮肿；流于肠间，则腹痛下利。表证发汗太过，耗伤阳气，阴不敛阳，阳气浮越则仍发热；阳虚水泛，清阳不升，故头眩；水气凌心，故心悸；阳气虚弱，筋肉失于温煦，故身瞤动，振振欲擗地。苔白不渴，脉沉均为阳虚水泛证之象。

【配伍意义】本方治以温阳利水为法。方中附子为君，大辛大热，温肾暖脾，化气运水，为"补先天命门真火第一要剂"（《本草求真》）。臣以茯苓、白术补气健脾祛湿，温脾阳而助运化。佐以生姜辛温散寒，和胃止呕；又佐以白芍，味酸苦性寒，一可利小便行水气；二可柔肝缓急以止腹痛；三可敛阴舒筋止筋肉瞤动；四可防附子燥烈伤阴。诸药配伍，温脾肾利水湿，标本同治，诸症得愈。

【配伍特点】温阳利水相伍，标本兼顾；脾肾兼顾，重在温肾。

【临床应用】

1. 证治要点　本方为温阳利水之基础方。以小便不利，肢体沉重或浮肿，舌质淡胖，苔白，脉沉为证治要点。

2. 加减应用　若咳者，可加干姜、细辛、五味子温肺化饮；下利较重者，可去白芍，加干姜温中止泻；呕者，可加吴茱萸、半夏温胃止呕。

3. 现代应用　慢性肾炎、肾病综合征、慢性肾衰竭、支气管哮喘、高血压等属脾肾阳虚，水气内停者。

【附方】附子汤（《伤寒论》）　附子（炮，去皮，破八片）二枚（15g），茯苓三两（9g），人参二两（6g），白术四两（12g），芍药三两（9g）。上五味，以水八升，煮取三升，去滓，温服一升，日三服。功用：温经助阳，祛寒化湿。主治：寒湿内侵，身体骨节疼痛，恶寒肢冷，苔白滑，脉沉微。

【病案链接】吴孚先治赵太学，患水气咳嗽而喘，误作伤风，概投风药，面目尽肿，喘逆愈甚。曰：风起则水涌，药之误也。以真武汤温中镇水，诸症悉平。（《续名医类案》）

【方歌】

真武汤壮肾中阳，茯苓术芍附生姜，

少阴腹痛有水气，悸眩瞤惕保安康。

实脾散

《重订严氏济生方》

【组成】厚朴（去皮，姜制，炒）、白术、木瓜（去瓤）、木香（不见火）、草果仁、大腹子、附子（炮，去皮脐）、白茯苓（去皮）、干姜（炮）各一两（各30g），炙甘草半两（15g）。

【用法】上㕮咀，每服四钱，水一盏半，生姜五片，大枣一枚，煎至七分，去滓，温服，不拘时服（现代用法：加生姜5片，大枣1枚，水煎服）。

【功用】温阳健脾，行气利水。

【主治】脾肾阳虚，水肿之阴水证　症见身半以下肿甚，手足不温，口中不渴，胸腹胀满，大便溏薄，舌苔白腻，脉沉弦而迟。

【病机分析】本方所治"阴水"，是为脾肾阳虚，水气内停所致。水气内停，泛溢肌肤，故肢体肿胀；水为至阴，性下趋，故身半以下肿甚；脾肾阳虚，温煦不能，则手足不温；水阻气机，则胸腹胀满；脾阳不振，运化不能，故大便溏薄；舌苔白腻，脉弦沉而迟均为脾肾阳虚，水湿内停之征。治宜温肾健脾，行气利水之法。

【配伍意义】方中附子、干姜共为君药，温暖肾脾，扶阳抑阴。白术健脾燥湿，茯苓利水渗湿，同为臣药，助君温阳利水。佐以木瓜酸温除湿和中；厚朴宽肠降逆；木香行气导滞；大腹子行气消肿；草果辛热燥湿。使以甘草、生姜、大枣益气和中，甘草兼有调和诸药。诸药共用，温肾健脾，行气利水，标本兼顾，诸症可愈，为治疗阴水证的常用方。

【配伍特点】辛热与淡渗合法，纳行气于温利之中，脾肾兼顾，主以实脾。

【临床应用】

1. 证治要点　本方为治疗脾肾阳虚水肿之常用方。以身半以下肿甚，胸腹胀满，舌淡苔腻，脉沉迟为证治要点。

2. 加减应用　若兼气短乏力、懒言怠惰，加黄芪、党参以补气；尿少肿甚者，加泽泻、猪苓以增强利小便之功；脘腹胀甚，加陈皮、砂仁以行气消胀。

3. 现代应用　慢性肾小球肾炎、心源性水肿、肝硬化腹水等属阴水者。

【病案链接】某男，遍身水肿，腹胀，面色苍白，二便通利，口不渴，饮食少思，邀余诊之。探其脉一息三至，舌苔白滑。此乃阴寒水肿也，拟以实脾饮。厚朴、白术、木瓜、腹皮、附子、木香、草果、茯苓、干姜、生姜。服5剂后，肿已渐消，后仍以原方加蝼蛄2只，研末泡兑，再服5剂而瘥。余治阴寒水肿，投以此方，屡试皆验。(《湖南省老中医医案选·朱卓夫医案》)

【方歌】

实脾苓术与木瓜，甘草木香大腹加，
草果附姜兼厚朴，虚寒阴水效堪夸。

第六节　祛湿化浊剂

完带汤

《傅青主女科》

【组成】白术（土炒）一两（30g），山药（炒）一两（30g），人参二钱（6g），白芍（酒炒）五钱（15g），车前子

（酒炒）三钱（9g），苍术（制）三钱（9g），甘草一钱（3g），陈皮五分（2g），黑芥穗五分（2g），柴胡六分（2g）。

【用法】水煎服。

【功用】补脾疏肝，化湿止带。

【主治】**脾虚肝郁，湿浊下注之带下证**　带下色白或淡黄，清稀无臭，面色㿠白，倦怠便溏，舌淡苔白，脉缓或濡弱。

【病机分析】本方所治带下是因脾虚肝郁，湿浊下注所致，"带下俱是湿证"（《傅青主女科》）。肝郁乘脾，脾虚生湿，湿浊下注，带脉不固，故带下色白或淡黄，绵绵不绝，清稀无臭；脾主肌肉，脾弱则倦怠无力；脾失健运，故大便溏薄；面色㿠白，舌淡苔白，脉缓或濡弱，皆为脾虚湿盛之状。诸症皆因脾虚肝郁带脉不固所起，以补脾疏肝止带为法。

【配伍意义】方中白术健脾益气、燥湿化浊；山药"益肾气、健脾胃"（《本草纲目》），健脾气利水，补肾气固带，两者共为君药，健脾补肾，化湿祛浊，固涩带脉，则带下可止。臣以人参大补元气，苍术燥湿运脾，车前子利湿清热，白芍柔肝理脾，共助君药补脾祛湿之力，兼有疏肝之功。陈皮燥湿，长于行气，使君药补而不滞；柴胡疏肝解郁，兼能升举阳气；黑芥穗和血顺气，三药共行疏肝理气之力，共为佐药。甘草调和诸药，益气补中，为佐使药。诸药合用，"大补脾胃之气，稍佐以疏肝之品"（《傅青主女科》），脾气健运，肝气条达，清阳得升，湿浊得化，带下自止。

【配伍特点】补散并用，升清除湿，肝脾同治，重在治脾。

【临床应用】

1. 证治要点　本方为治疗脾虚带下之常用方。以带下绵绵不止，色白清稀无臭，舌淡苔白，脉濡缓为证治要点。

2. 加减应用　若兼湿热，带下兼黄色，加黄柏、龙胆草以清热燥湿；兼有寒湿，小腹冷痛者，加肉桂以散寒止痛；病久涉滑脱者，宜加龙骨、牡蛎以固涩止带。

3. 现代应用　子宫内膜炎、宫颈炎、阴道炎等属肝脾不和，湿浊下注者。

【病案链接】某女，35岁，1990年5月6日就诊。患者于2个月前，因淋雨后发热身痛，经治热退痛减，但觉昏沉嗜睡，头身困重，食少，口淡不渴，大便溏软，小便清长，带下清稀，舌淡，苔薄白，脉濡缓。证属脾胃虚弱，湿困脾阳，治宜补中健脾，化湿通阳，方用完带汤减白芍、芥穗，加茯苓、桂枝、防风、石菖蒲，水煎服。服3剂后诸症减轻，精神转佳，续服3剂，症状消除而告愈。（《中医杂志》1993，9：550）

【方歌】

完带汤中用白术，山药人参白芍辅，
苍术车前黑芥穗，陈皮甘草与柴胡。

萆薢分清饮
（《杨氏家藏方》）

PPT

【组成】益智仁、川萆薢、石菖蒲、乌药各等份（各9g）。

【用法】上为细末，每服三钱，水一盏半，入盐一捻，同煎至七分，食前温服（现代用法：水煎服，加入食盐少许）。

【功用】温肾利湿，分清化浊。

【主治】**膏淋、白浊**　小便频数，混浊不清，白如米泔，稠如膏糊，舌淡苔白，脉沉。

【病机分析】本方所治为下焦虚寒，湿浊不化所致膏淋、白浊。肾为先天之本，主封藏，司开合。肾阳亏虚，封藏失职，脂液下泄，则小便混浊不清，白如米泔，稠如膏糊；肾与膀胱表里，肾气不足，膀胱失约，则小便频数。临床还可见形体消瘦，腰膝酸软，舌淡苔白，脉沉或细无力等证，均为肾阳亏虚所致。治以温肾利湿，分清化浊。

【配伍意义】方中萆薢为君，味苦性平，长于利湿祛浊，为治膏淋、白浊常用药。益智仁温肾补阳，涩精缩尿，助君恢复肾气，增君分清化浊之力；石菖蒲芳香化浊；乌药温肾行气止痛，三者皆为辛温之品，温肾暖脾，共为臣药。煎时加少许盐，取其味咸入肾，引药入肾之意，是为使药。诸药相伍，共奏温阳利湿，分清化浊之功。

【配伍特点】温化为主，祛湿为辅。使肾气得温，湿浊得化。

【临床应用】

1. 证治要点　本方为治疗下焦虚寒淋浊之常用方。以小便混浊频数，舌淡苔白，脉沉为证治要点。

2. 加减应用　若兼寒虚腹痛，加肉桂、小茴香以温里祛寒；久病气虚，中气不足，宜加人参、黄芪以益气健脾；腰膝酸痛，可加狗脊、鹿角胶等以益肾壮腰。

3. 现代应用　前列腺炎、慢性肾盂肾炎、慢性肾炎、慢性盆腔炎、滴虫性阴道炎等属肾虚寒湿证者。

【附方】萆薢分清饮（《医学心悟》）　川萆薢二钱（6g），黄柏（炒褐色）、石菖蒲各五分（各2g），茯苓、白术各一钱（各3g），莲子心七分（2g），丹参、车前子各一钱五分（各4.5g），水煎服。功用：清热利湿，分清化浊。主治：湿热白浊。症见小便混浊，尿有余沥，舌苔黄腻。

【病案链接】某，四五，淋浊，溺短、涩痛，下焦阳气不流行，先通阳气。萆薢三钱，乌药一钱，益智五分，赤苓三钱，远志四分，琥珀末五分。（《临证指南医案》）

【方歌】

　　　　　萆薢分清石菖蒲，萆薢乌药益智俱，

　　　　　或益茯苓盐煎服，通心固肾浊精驱。

第七节　祛风胜湿剂

羌活胜湿汤
（《内外伤辨惑论》）

微课　　PPT

【组成】羌活、独活各一钱（各6g），藁本、防风、炙甘草各五分（各3g），蔓荆子三分（2g），川芎二分（1.5g）。

【用法】上咬咀，都作一服，水二盏，煎至一盏，食后去滓温服（现代用法：水煎服）。

【功用】祛风胜湿止痛。

【主治】风湿犯表之痹证　肩背痛，脊痛项强，不可回顾，头痛，或身重不能转侧，苔白，脉浮。

【病机分析】本方所治痹证因汗出受风，或久居湿地，风湿侵袭所致。风邪易袭阳位，故头痛，肩背痛；风湿郁于肌表，侵袭经络，则脊痛项强，或身重不能转侧；苔白、脉浮，均为风湿郁于肌表之象。本方以祛风胜湿、宣痹止痛为法。

【配伍意义】方中羌活、独活辛温发散，周行全身，羌活善治上部风湿，独活善治下部风湿，二者合用，一身风寒湿邪得散，周身痹痛得止，共为君药。防风祛风胜湿止痛；川芎活血行气，祛风止痛；防风、川芎共为臣药。藁本祛风胜湿，善散太阳经之风寒湿邪；蔓荆子散头面之邪，可清利头目，俱为佐药。甘草调和诸药，为使药。诸药合用，可使风湿之证随汗而解，头痛等诸症自愈。

【配伍特点】辛温行散，量小轻扬。

【临床应用】

1. 证治要点　本方为治疗风湿在表之痹证常用方。以头身重痛，或腰脊疼痛，苔白脉浮为证治要点。

2. 加减应用　若身重，腰痛，寒湿较重时，可加附子、防己等以散寒祛湿。

3. 现代应用　感冒、风湿性关节炎、类风湿性关节炎以及神经性头痛等属风湿表证者。

【病案链接】张三锡治一人，体厚，自觉遍身沉重，难以转侧，两膝时痛肿，不红不硬，六脉濡弱，天阴更甚。作湿郁治，加减羌活胜湿汤，不十剂愈。(《续名医类案》)

【方歌】

> 羌活胜湿羌独芎，甘蔓藁本与防风，
> 湿气在表头腰重，发汗升阳有奇功。

独活寄生汤
(《备急千金要方》)

微课　　PPT

【组成】独活三两（9g），桑寄生、杜仲、牛膝、细辛、秦艽、茯苓、肉桂心、防风、川芎、人参、甘草、当归、芍药、干地黄各二两（各6g）。

【用法】上㕮咀，以水一斗，煮取三升，分三服，温身勿冷也（现代用法：水煎服）。

【功用】祛风湿，止痹痛，益肝肾，补气血。

【主治】痹证日久，肝肾两虚，气血不足证　症见腰膝疼痛，肢节屈伸不利，或麻木不仁，畏寒喜温，心悸气短，舌淡苔白，脉细弱。

【病机分析】本证为风寒所致痹证日久不愈，肝肾气血耗损。肝肾亏虚，筋骨失养，肢节屈伸不利或麻木不仁。风寒湿邪客于经络，故腰膝疼痛，畏寒喜温。痹证日久，气血不足，见心悸气短，舌淡苔白，脉细弱。

【配伍意义】本方以祛风湿，止痹痛，益肝肾，补气血为法。方中重用独活，性温味苦，长于祛下焦风寒湿邪，蠲痹止痛，是为君药。细辛通络止痛，散阴经风寒湿邪；防风、秦艽祛风胜湿舒筋；肉桂心温里散寒通脉，四药为臣，助君祛风胜湿、宣痹止痛。桑寄生、杜仲、牛膝补肝肾、强筋骨；当归、川芎、芍药、干地黄养血活血，取"治风先治血，血行风自灭"之意；人参、茯苓、甘草补气健脾，以上均为佐药。甘草亦有调和诸药之用，是为使药。诸药合用，气血肝肾俱补，风寒湿邪均除，标本兼顾，诸症皆缓。

【配伍特点】以祛邪为主，辅以补养之品，邪正兼顾。

【临床应用】

1. 证治要点　本方临床上以腰膝冷痛，肢节屈伸不利，心悸气短，舌淡苔白，脉细弱为证治要点。

2. 加减应用　痹证疼痛较重者，酌情加制川乌、制草乌、白花蛇、地龙以增搜风通络、活血止痛之功；寒邪盛则加附子、干姜以温阳祛寒；湿邪偏重则去地黄，酌加防己、薏苡仁以祛湿消肿。

3. 现代应用　风湿性关节炎、类风湿关节炎、坐骨神经痛等辨证属风寒湿邪痹着日久，正气不足者。

【附方】三痹汤（《妇人大全良方》）　组成：川续断、杜仲、防风、桂心、细辛、人参、茯苓、当归、白芍、黄芪、牛膝、甘草各五分（各5g），秦艽、生地黄、川芎、独活各三分（各3g），加姜，水煎服。功用：益气养血，祛风胜湿。主治：肝肾亏虚，气血不足之痹证。症见手足拘挛，或肢节屈伸不利，麻木不仁。

【病案链接】胡县丞，遍身走痛，两月后左脚面结肿，未几腿部又患一块，脉轻诊则浮，重诊迟缓。此血气不足，腠理不密，寒邪袭虚而然，以加减小续命汤四剂，及独活寄生汤数剂，疼痛顿去，更以托里药，倍加参、芪、术，百帖而愈。（《续名医类案》）

【方歌】

> 独活寄生艽防辛，芎归地芍桂苓均，
> 杜仲牛膝人参草，冷风顽痹屈能伸。

执医考点

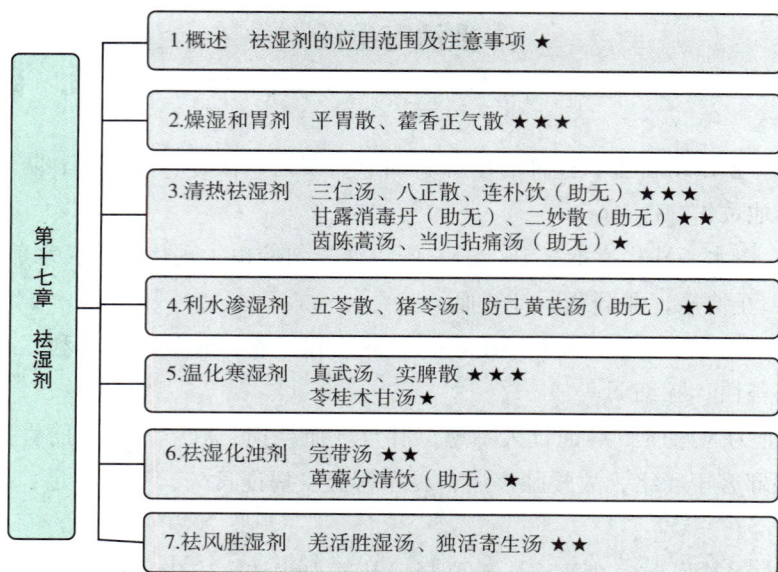

目标检测

答案解析

单项选择题

1. 下列不是真武汤中配伍芍药的用意的是（　　）

   A. 柔肝缓急　　　B. 活血利水　　　C. 养血柔肝　　　D. 敛阴舒筋　　　E. 止腹痛

2. 实脾散的功用是（　　）

   A. 利水渗湿，清热养阴　　　B. 益气祛风，健脾利水　　　C. 利水渗湿，温阳化气

   D. 利湿消肿，理气健脾　　　E. 温阳健脾，行气利水

3. 患者头痛身重，肩背、腰脊疼痛，难以转侧，苔白，脉浮，治宜用（　　）

   A. 桂枝汤　　　　　　　B. 羌活胜湿汤　　　　　　C. 防己黄芪汤

D. 独活寄生汤　　　　　　　　E. 以上都不是

4. 独活寄生汤的功用为（　　）

A. 祛风湿　　　　　　　　B. 益肝肾　　　　　　　　C. 止痹痛

D. 补气血　　　　　　　　E. 以上都是

5. 下列各项中，不属于独活寄生汤组成的是（　　）

A. 杜仲、牛膝、肉桂　　　　B. 白术、羌活、苍术　　　　C. 细辛、防风、秦艽

D. 川芎、当归、干地黄　　　　E. 人参、芍药、甘草

6. 羌活胜湿汤的组成药物中不包括（　　）

A. 川芎　　　　B. 防风　　　　C. 白芷　　　　D. 藁本　　　　E. 蔓荆子

7. 连朴饮主治（　　）

A. 湿温时疫　　　　　　　　B. 湿热霍乱　　　　　　　　C. 伤寒霍乱

D. 湿热下注证　　　　　　　　E. 痰饮

8. 连朴饮的组成药物中含有（　　）

A. 炒苍术、炒黄柏　　　　B. 石菖蒲、飞滑石　　　　C. 白通草、飞滑石

D. 石菖蒲、制半夏　　　　E. 石菖蒲、益智仁

9. 二妙散的组成药物为（　　）

A. 苍术、白术　　　　　　　　B. 苍术、厚朴　　　　　　　　C. 苍术、黄柏

D. 苍术、羌活　　　　　　　　E. 苍术、川芎

10. 当归拈痛汤的功用是（　　）

A. 清热养阴，和血止痛　　　　B. 健脾利水，祛风止痛　　　　C. 散寒除湿，和血止痛

D. 利湿清热，疏风止痛　　　　E. 温阳健脾，和血止痛

11. 由滑石、黄芩、茵陈、石菖蒲、川贝母、木通、藿香、连翘、白蔻仁、薄荷、射干组成的方剂是（　　）

A. 平胃散　　　　　　　　B. 三仁汤　　　　　　　　C. 茵陈蒿汤

D. 藿香正气散　　　　　　　　E. 甘露消毒丹

12. 藿香正气散的药物组成不包括（　　）

A. 白芷、紫苏　　　　　　　　B. 陈皮、厚朴　　　　　　　　C. 茯苓、半夏曲

D. 大腹皮、苦桔梗　　　　E. 川芎、苍术

13. 防己黄芪汤中黄芪的主要作用是（　　）

A. 益气利水　　　　B. 固表止汗　　　　C. 祛风行水　　　　D. 实卫御风　　　　E. 健脾升阳

14. 由风寒犯表，湿浊中阻，脾胃失和所致的病证，治疗宜选用的方剂是（　　）

A. 五苓散　　　　B. 连朴饮　　　　C. 三仁汤　　　　D. 藿香正气散　　　　E. 实脾散

15. 平胃散的组成药物中含有（　　）

A. 苍术、黄柏　　　　　　　　B. 苍术、厚朴　　　　　　　　C. 苍术、白术

D. 苍术、羌活　　　　　　　　E. 苍术、川芎

16. 平胃散的功用是（　　）

A. 燥湿运脾，和中益气　　　　B. 燥湿运脾，行气和胃　　　　C. 行气化湿，和胃止呕

D. 化湿和胃，理气健脾　　　　E. 疏肝和胃，益气健脾

17. 猪苓汤主治证候的病机要点是（　　）

A. 中阳不足，饮停心下　　　　B. 气化不利，水蓄下焦　　　　C. 表虚受风，水道失畅

D．水热互结，热伤阴津   E．脾虚湿盛，泛溢肌肤

18．猪苓汤与五苓散二方的组成药物中均含有（　　）

A．白术、茯苓   B．泽泻、猪苓   C．滑石、甘草

D．茯苓、桂枝   E．滑石、阿胶

19．茵陈蒿汤的组成药物是（　　）

A．栀子、茵陈、黄柏   B．茵陈、炮姜、附子   C．茵陈、滑石、黄芩

D．茵陈、麦芽、川楝子   E．栀子、茵陈、大黄

20．下列各项中，不属于八正散组成的是（　　）

A．大黄、炙甘草   B．瞿麦、萹蓄   C．木通、栀子仁

D．茯苓、猪苓   E．滑石、车前子

书网融合……

知识回顾   习题

第十八章 祛痰剂

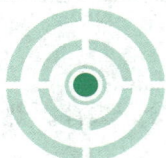

学习目标

知识要求：

1. 掌握二陈汤、温胆汤、清气化痰丸、贝母瓜蒌散、苓甘五味姜辛汤、半夏白术天麻汤等方剂的组成、功用、主治病证、配伍特点及随证加减规律。

2. 熟悉小陷胸汤、三子养亲汤等方剂的组成、功效、主治病证，熟悉祛痰剂的概念、适应证、分类与注意事项。

3. 了解导痰汤、涤痰汤的组成、功用、主治病证。

技能要求：

1. 会背诵二陈汤、温胆汤、清气化痰丸、贝母瓜蒌散、苓甘五味姜辛汤、半夏白术天麻汤的方歌。

2. 学会鉴别痰饮病，并选择适当的祛痰方剂进行治疗。

第一节 概 述

PPT

【含义】凡以祛痰药为主组成，具有消除痰饮作用，治疗各种痰病的方剂，统称祛痰剂。属"八法"中的"消法"。

《金匮要略·痰饮咳嗽病脉证并治》首次提出痰饮病名。并将其分为"痰饮""悬饮""溢饮""支饮"四类，且提出"病痰饮者，当以温药和之"之大法。痰饮的致病范围很广，临床表现多样，正如《医方集解》云："在肺则咳，在胃则呕，在头则眩，在心则悸，在背则冷，在胁则胀，其变不可胜穷也。"常见的病证有咳嗽、气喘、头痛、眩晕、胸痹、呕吐、中风、痰厥、癫狂、惊痫，以及痰核、瘰疬病等。

【分类】痰饮致病种类较多，按其性质，可分湿痰、热痰、燥痰、寒痰、风痰等。故本章祛痰剂相应分为燥湿化痰、清热化痰、润燥化痰、温化寒痰和治风化痰等五类。

痰饮的形成，多与肺脾肾三脏功能失调有关。正如《景岳全书》云："五脏之病，虽能生痰，然无不由乎脾肾。盖脾主湿，湿动则为痰，肾主水，水泛亦为痰，故痰之化，无不在脾，而痰之本，无不在肾。"因此，治疗痰病，不仅要消除已生之痰，而且要着眼于杜绝生痰之本，治痰剂中每多配伍健脾祛湿药，有时酌配益肾之品，以图标本同治。

《证治准绳》云："善治痰者，不治痰而治气，气顺则一身之津液亦随气而顺矣。"祛痰剂中又常配伍理气药，因痰随气而升降，气滞则痰聚，气顺则痰消。至于痰流经络、肌腠而为瘰疬、痰核者，又常结合软坚散结之法，随其虚实寒热而调之。

【使用注意】应用祛痰剂时，首先应辨别痰病的性质，分清寒热燥湿的不同；同时应注意病情，辨清标本缓急。有咳血倾向者，不宜使用燥热之剂，以免引起大量出血；表邪未解或痰多者，慎用滋润之品，以防壅滞留邪，病久不愈。也应注意痰之兼夹，如兼寒、湿、燥、热、风不同，配用相应之药治之，根据不同症型，可结合燥湿、清热、温里、润燥、息风、散结、开窍等法联合运用。

第二节　燥湿化痰剂

二陈汤
（《太平惠民和剂局方》）

微课　　PPT

【组成】半夏（汤洗七次）、橘红各五两（15g），白茯苓三两（9g），炙甘草一两半（4.5g）。

【用法】上药㕮咀，每服四钱（12g），用水一盏，生姜七片，乌梅一个，同煎六分，去滓，热服，不拘时候（现代用法：加生姜7片，乌梅1个，水煎温服）。

【功用】燥湿化痰，理气和中。

【主治】湿痰证　咳嗽痰多，色白易咯，恶心呕吐，胸膈痞闷，肢体困重，或头眩心悸，舌苔白滑或腻，脉滑。

【病机分析】本方证多由脾失健运，湿无以化，湿聚成痰，郁积而成。痰湿致病，犯肺致宣降失常，则咳嗽痰多；停于胃致胃失和降，则恶心呕吐；阻于胸膈，致气机不畅，则感痞闷不舒；留注肌肉，则肢体困重；阻遏清阳，则头目眩晕；痰浊凌心，则为心悸。治宜燥湿化痰，理气和中。

【配伍意义】方中半夏辛温性燥，善能燥湿化痰，且又和胃降逆、散结消痞满，为君药。橘红为臣，既可理气行滞，又能燥湿化痰。君臣相配，等量合用，不仅相辅相成，增强燥湿化痰之力，而且体现治痰先理气，气顺则痰消之意；半夏、橘红皆以陈久者良，而无过燥之弊，故方名"二陈"。此为本方燥湿化痰的基本结构。佐以茯苓健脾渗湿，渗湿以助化痰之力，健脾以杜生痰之源。橘红、茯苓是针对痰因气滞和生痰之源而设，二药为祛痰剂中理气化痰、健脾渗湿的常用组合。煎熬时加生姜，既能制半夏之毒，又能协助半夏化痰降逆、和胃止呕；少许乌梅，收敛肺气，与半夏、橘红相伍，散中兼收，防其燥散伤正之虞，均为佐药。甘草健脾和中，调和诸药为佐使。全方散收相合，标本兼顾，燥湿理气祛已生之痰，健脾渗湿杜生痰之源，共奏燥湿化痰，理气和中之功。

【配伍特点】本方以燥湿祛痰为主，行气健脾为辅，标本兼顾，寓收于散，为治湿痰之主方。

【临床运用】

1. 辨证要点　本方为燥湿化痰的基础方。临床应用以咳嗽，痰多色白易咯，舌苔白腻或白润，脉滑为辨证要点。

2. 加减应用　本方加减化裁，可用于多种痰证。治湿痰，可加苍术、厚朴等以增燥湿化痰之力；治热痰，可加胆星、瓜蒌等以清热化痰；治寒痰，可加干姜、细辛等以温化寒痰；治风痰眩晕，可加天麻、僵蚕、竹沥等以化痰息风；治食痰，可加莱菔子、麦芽、神曲以消食化痰；治郁痰，可加香附、青皮、郁金以解郁化痰；治痰流注经络所致瘰疬、痰核，可加海藻、昆布、牡蛎以软坚化痰。

3. **现代应用**　慢性支气管炎、慢性胃炎、肺气肿、神经性呕吐等属湿痰者。

4. **使用注意**　因本方性燥，故燥痰者慎用；吐血、消渴、阴虚、血虚者忌用本方。

【附方】

1. **导痰汤**（《传信适用方》引皇甫坦方）　组成：半夏（汤洗七次）四两（120g），天南星（细切，姜汁浸）一两（30g），枳实（去瓤）一两（30g），橘红一两（30g），赤茯苓一两（30g）。用法：上为粗末。每服三大钱（9g），水二盏，生姜十片，煎至二盏，去滓，食后温服（现代用法：加生姜4片，水煎服，用量按原方比例酌减）。功用：燥湿祛痰，行气开郁。主治：痰厥证。头目眩晕，或痰饮壅盛，胸膈痞塞，胁肋胀满，头痛呕逆，喘急痰嗽，涕唾稠黏，舌苔厚腻，脉滑。

2. **涤痰汤**（《奇效良方》）　组成：南星（姜制），半夏（汤洗七次）各二钱半（各7.5g），枳实（麸炒）二钱（6g），茯苓（去皮）二钱（6g），橘红一钱半（4.5g），石菖蒲、人参各一钱（各3g），竹茹七分（2g），甘草半钱（1.5g）。用法：上作一服。水二盅，生姜五片，煎至一盅，食后服（现代用法：加生姜3片，水煎服）。功用：涤痰开窍。主治：中风痰迷心窍证。舌强不能言，喉中痰鸣，辘辘有声；舌苔白腻，脉沉滑或沉缓。

以上二方皆由二陈汤化裁而成，均有燥湿化痰之功。导痰汤是二陈汤去乌梅、甘草，加天南星、枳实而成。方中天南星可增半夏燥湿化痰之力，枳实助橘红理气化痰之功，故燥湿化痰行气之力较二陈汤为著，主治痰浊内阻、气机不畅之痰厥等证。涤痰汤是在导痰汤基础上加石菖蒲、竹茹、人参、甘草，较之导痰汤又多开窍扶正之功，常用治中风痰迷心窍、舌强不能言。

【病案链接】患者4个月来昼夜时时欲寐，食后更甚，呼之理会，醒后复寐，胸闷纳呆，食则易呕；头沉目眩，身重乏力，舌苔白腻，脉濡而缓。曾经多方医治无效。辨证为脾虚湿盛，治宜健脾燥湿，以二陈汤加白术、石菖蒲，服药2剂而愈。此案属痰浊湿盛之多寐，方以二陈加白术、石菖蒲，一者增健脾化湿之功，而治其本；一者芳香化浊而醒其神，故2剂而瘥。（《新医药学杂志》1977，11：34）

【方歌】

二陈汤用半夏陈，苓草梅姜一并存，
理气祛痰兼燥湿，湿痰为患此方珍。

温胆汤
（《三因极一病证方论》）

微课　　PPT

【组成】半夏（汤洗七次）、竹茹、枳实（麸炒，去瓤）各二两（各60g），陈皮三两（90g），炙甘草一两（30g），茯苓（炙）一两半（45g）。

【用法】上锉为散。每服四大钱（12g），水一盏半，加生姜五片，大枣一枚，煎七分，去滓，食前服（现代用法：加生姜5片，大枣1枚，水煎服，用量按原方比例酌减）。

【功用】理气化痰，和胃利胆。

【主治】**胆郁痰扰证**　症见胆怯易惊，头眩心悸，心烦不眠，夜多异梦；或呕恶呃逆，眩晕，癫痫。苔白腻，脉弦滑。

【病机分析】本方证多因胆胃不和，痰热内扰所致。胆为清净之府，性喜宁静而恶烦扰。若胆为邪扰，失其宁静，则胆怯易惊、心烦不眠、夜多异梦、惊悸不安；胆胃不和，胃失和降，则呕吐痰涎或呃逆、心悸；痰蒙清窍，则可发为眩晕，甚至癫痫。治宜理气化痰，和胃利胆。

【配伍意义】方中半夏辛温，燥湿化痰，和胃止呕，为君药。竹茹，甘而微寒，能清热化痰，除烦止呕，半夏与竹茹相伍，一温一凉，具化痰和胃，止呕除烦之功。陈皮辛苦温，理气行滞，燥湿化痰；枳实辛苦微寒，降气导滞，消痰除痞。陈皮与枳实相合，亦为一温一凉，强理气化痰之力。上三味，共为臣药。佐以茯苓，健脾渗湿，以杜生痰之源；煎加生姜、大枣调和脾胃，大枣与甘草、茯苓为伍，健脾补土以治湿，与姜相配，调和脾胃，使中州健运，且生姜兼制半夏毒性。以甘草为使，调和诸药。诸药合用，理气化痰以和胃，胃气和降则胆郁得舒，痰浊得去则胆无邪扰，如是则复其宁谧，诸症自愈。

【配伍特点】综合全方，半夏、陈皮、生姜偏温，竹茹、枳实偏凉，温凉兼进，全方不寒不燥，理气化痰以和胃。

【临床运用】

1. 辨证要点　本方为治疗胆郁痰扰所致不眠、惊悸、呕吐以及眩晕、癫痫证的常用方。临床应用以心烦不寐，眩悸，呕恶，苔白腻，脉弦滑为辨证要点。

2. 加减应用　若心热烦甚者，加黄连、山栀、豆豉以清热除烦；失眠者，加琥珀粉、远志以宁心安神；惊悸者，加珍珠母、生牡蛎、生龙齿以重镇定惊；呕吐呃逆者，酌加苏叶或梗、枇杷叶、旋覆花以降逆止呕；眩晕，可加天麻、钩藤以平肝息风；癫痫抽搐，可加胆星、钩藤、全蝎以息风止痉。

3. 现代应用　神经官能症、急慢性胃炎、消化性溃疡、慢性支气管炎、梅尼埃病、围绝经期综合征、癫痫等属胆郁痰扰者。

【病案链接】某男，9 岁。1988 年 5 月 5 日诊。患儿不思饮食近半年，口不干，大便结，喜食糖果冷饮，活动如常，小便可。舌质淡红，苔白厚腻，脉濡滑。治以理气调中，健脾燥湿，消导开胃。予温胆汤加味：陈皮 10g，半夏、茯苓、枳实各 12g，竹茹 9g，甘草 3g，焦三仙、鸡内金各 15g。服 3 剂后，食欲大振。但苔仍白厚，继以原方加白豆蔻、砂仁各 5g，干姜 3g。再服 2 剂，病愈。(《四川中医》1992，2：27)

【方歌】

温胆夏茹枳陈助，佐以茯草姜枣煮，
理气化痰清胆胃，胆郁痰扰诸症除。

第三节　清热化痰剂

清气化痰丸
(《医方考》)

PPT

【组成】陈皮（去白）、杏仁（去皮尖）、枳实（麸炒）、黄芩（酒炒）、瓜蒌仁（去油）、茯苓各一两（各 30g），胆南星、制半夏各一两半（各 45g）。

【用法】姜汁为丸。每服 6g，温开水送下（现代用法：为末，姜汁为丸，每服 6g，温开水送下；亦可作汤剂，加生姜水煎服，用量按原方比例酌减）。

【功用】清热化痰，理气止咳。

【主治】痰热咳嗽　症见咳嗽气喘，咯痰黄稠，胸膈痞闷，甚则气急呕恶，烦躁不宁，舌质红，苔黄腻，脉滑数。

【病机分析】本方证因脾失健运，津液凝滞，痰阻气滞，气郁化火，痰热互结所致。痰热为患，壅肺则肺失清肃，故见咳嗽气喘、咯痰黄稠；阻碍气机，则胸膈痞闷，甚则气逆于上，发为气急呕恶；痰热扰乱心神，可见烦躁不宁。治宜清热化痰，理气止咳。

【配伍意义】方中胆南星苦凉、瓜蒌仁甘寒，均长于清热化痰，瓜蒌仁尚能导痰热从大便而下，二者共为君药。制半夏虽属辛温之品，但与苦寒之黄芩相配，一化痰散结、一清热降火，既相辅相成，又相制相成，共为臣药。治痰者当须降其火，治火者必须顺其气，故佐以杏仁降利肺气以宣上，陈皮理气化痰以畅中，枳实破气化痰以宽胸，并佐茯苓健脾渗湿以杜生痰之源。使以姜汁为丸，用为开痰之先导。诸药合用，共奏清热化痰，理气止咳的功效。

【配伍特点】清热与化痰并重，且于清化之中佐以理气之品，使热清火降，气顺痰消，火无所附，诸症悉除。

【临床运用】

1. **证治要点** 本方为治疗痰热咳嗽的常用方。临床应用以咯痰黄稠，舌红苔黄腻，脉滑数为辨证要点。

2. **加减应用** 若肺热盛，身热口渴，可加石膏、知母清热泻火；热结便秘者，可加大黄、芒硝等泻热通便；若痰多气急者，可加鱼腥草、桑白皮；恶心呕吐明显者，加竹茹；烦躁不眠者，可去黄芩，加清热除烦之黄连、山栀，并酌加琥珀粉、远志等宁心安神之品。

3. **现代应用** 肺炎、急性支气管炎、慢性支气管炎急性发作等属痰热内结者。

【病案链接】某男，65岁。患者嗜酒多年，近2周来胃脘作热，犹若炭火内存，初冬季节仍然解衣露腹，外搽冰片粉，时时大剂饮冷，仍见效不著。诊见患者形体肥胖，面色晦暗，触之胃脘区域并无灼热，脉弦实，舌质较红，苔黄腻。治以清气化痰汤：陈皮、制半夏、杏仁、瓜蒌壳、枳实各10g，黄芩6g，茯苓30g，胆南星3g。日1剂，进药9剂，胃脘未再作热。（《山西中医》1990，2：19）

【方歌】

清气化痰胆星蒌，夏芩杏陈枳实投，
茯苓姜汁糊丸服，气顺火清痰热疗。

小陷胸汤
（《伤寒论》）

PPT

【组成】黄连一两（6g），半夏半升（12g），（洗），瓜蒌实大者一枚（20g）。

【用法】上三味，以水六升，先煮瓜蒌；取三升，去滓，纳诸药，煮取二升，去滓，分温三服（现代用法：先煮瓜蒌，后纳他药，水煎温服）。

【功用】清热化痰，宽胸散结。

【主治】痰热互结证 症见胸脘痞闷，按之则痛，或心胸闷痛，或咳痰黄稠，舌红苔黄腻，脉滑数。

【病机分析】本方原治伤寒表证误下，邪热内陷，与痰浊结于心下的小结胸病。痰热互结心下或胸膈，气郁不通，故胃脘或心胸痞闷，按之则痛；热痰蕴肺，故咯痰黄稠；苔黄腻，脉滑数，为痰热内蕴之象。治宜清热涤痰，宽胸散结。

【配伍意义】方中全瓜蒌甘寒，清热涤痰，宽胸散结，瓜蒌先煮，意在"以缓治上"；而通胸膈之痹。臣以黄连苦寒泻热除痞，助瓜蒌清热降火，开心下之结；半夏辛温化痰散结，与瓜蒌相伍，润燥相得，清热涤痰。三药相合，使痰去热除，结开痛止，为治胸脘痞痛之良剂。临证不仅用于伤寒之小结胸病，而且内科杂症属痰热互结者，均有效。

【配伍特点】

1. 以瓜蒌之润制半夏之燥，二者相合，一苦一辛，辛开苦降，润燥相得，祛痰之力倍增。

2. 黄连苦降，半夏辛散，苦降与辛开配伍，以除痰热之结。

【临床运用】

1. 证治要点　本方为治疗痰热结胸的常用方。临床应用以胸脘痞闷，按之则痛，舌红苔黄腻，脉滑数为辨证要点。

2. 加减应用　若心胸闷痛者，加柴胡、郁金、赤芍等以行气活血止痛；痰黄质稠难咯者，可减半夏用量，加胆南星、杏仁、贝母等以清润化痰；痰热壅肺，胸闷气急者，加葶苈子、杏仁宣泄肺热。

3. 现代应用　急性胃炎、肋间神经痛、冠心病、肺源性心脏病、急性支气管炎、胸膜炎、胸膜粘连等证属痰热互结心下或胸膈者。

【病案链接】某男，32岁。1983年5月11日诊。患者畏寒发热周余，近2日右侧胸胁闷胀疼痛，呼吸急促，气短乏力，夜寐盗汗，脘痞纳呆，便干尿黄，苔黄腻，脉沉滑。X线胸片报告：右侧胸腔中等量积液。西医诊断为渗出性胸膜炎（结核性）。此乃痰热水饮，阻于胁下，络道不通，气机不畅使然。治以涤痰逐饮，理气清热。处方：黄连6g，半夏10g，瓜蒌实20g，葶苈子30g，杏仁10g，车前子（包煎）15g，大枣10枚。2剂，服药后，胸闷气短大减，但寒热未退。上方去葶苈子、大枣，加柴胡10g，黄芩10g。又进3剂，自觉症状悉除。X线片示胸水已消，后以抗结核西药治之。(《河南中医》1984，6：30）

【方歌】

小陷胸汤连夏蒌，宽胸散结涤痰优，

痰热内结痞满痛，苔黄脉滑此方求。

知识拓展

小陷胸汤与大陷胸汤

小陷胸汤与大陷胸汤虽皆主治热实结胸证，但病因、病位、病情、病势不尽相同，故方名有大、小之分。大陷胸汤证为水热互结心下，病情较重，病势较急，可见心下痛、按之石硬，甚则从心下至少腹硬满而痛不可近、脉象沉紧，故用大黄、芒硝与甘遂配伍，泻热逐水破结；小陷胸汤方证为痰热互结心下，病位局限，病情相对较轻，病势较缓，仅见胸脘痞闷、按之始痛、脉象浮滑，故用瓜蒌与黄连、半夏相伍，清热涤痰散结。

第四节　润燥化痰剂

贝母瓜蒌散
(《医学心悟》)

PPT

【组成】贝母一钱五分（4.5g），瓜蒌一钱（3g），天花粉、茯苓、橘红、桔梗各八分（各2.5g）。

【用法】水煎服。

【功用】润肺清热，理气化痰。

【主治】燥痰咳嗽　症见咳嗽呛急，咯痰不爽，涩而难出，咽喉干燥，苔白而干。

【病机分析】本方证多由燥热伤肺，肺受火刑，水津不布，反为其火灼津成痰所致。燥痰不化，清肃无权，以致肺气上逆，咳嗽呛急；"燥胜则干"（《素问·阴阳应象大论》），燥伤津液，故咯痰不爽、涩而难出、咽喉干燥哽痛；苔白而干为燥痰之佐证。治宜润肺清热，理气化痰。

【配伍意义】方中贝母苦甘微寒，润肺清热，化痰止咳；瓜蒌甘寒微苦，清肺润燥，开结涤痰，与贝母相须为用，是为润肺清热化痰的常用组合，共为君药。臣以天花粉，既清降肺热，又生津润燥，可助君药之力。配伍橘红理气化痰、茯苓健脾渗湿，以杜生痰之源，但橘红温燥、茯苓渗利，故用量颇轻，少佐贝母、瓜蒌、天花粉于寒性药中，则可去性存用，并能加强脾运，输津以润肺燥。桔梗宣肺化痰，且引诸药入肺经，为佐使药。

【配伍特点】全方清润宣化并用，肺脾同调，而以润肺化痰为主，且润肺而不留痰，化痰又不伤津，如此则肺得清润而燥痰自化，宣降有权而咳逆自平。

【临床运用】

1. 证治要点　本方为治疗燥痰证的常用方。临床应用以咳嗽、咯痰难出，咽喉干燥，苔白而干为辨证要点。

2. 加减应用　如兼风邪犯肺，咽痒而咳，微恶风者，可加桑叶、杏仁、前胡、牛蒡子等宣肺利咽；热重阴伤者，加沙参、麦冬以养阴生津；声音嘶哑、痰中带血者，可去橘红，加南沙参、阿胶、白及等养阴清肺，化痰止血。

3. 现代应用　肺结核、肺炎等属燥痰证者。

4. 使用注意　对于肺肾阴虚，虚火上炎之干咳、咳血等症，不宜使用本方。

【方歌】

> 贝母瓜蒌臣花粉，橘红茯苓加桔梗，
> 肺燥有痰咳难出，润肺化痰此方珍。

📖 **知识拓展**

燥痰与阴虚燥咳

　　燥痰与阴虚燥咳不同。阴虚者久病，症见干咳少痰或无痰，咽干口燥，甚则阴虚生内热，而有潮热盗汗，五心烦热等。治宜滋阴润燥之法，如麦门冬汤、百合固金汤等。燥痰只是咳痰难出，无明显的阴虚内热之象，故治宜清润化痰之法，不可过用滋腻之品，以防助湿生痰，碍气生满。

第五节　温化寒痰剂

苓甘五味姜辛汤
（《金匮要略》）

PPT

【组成】茯苓四两（12g），甘草三两（9g），干姜三两（9g），细辛三两（5g），五味子半升（5g）。

【用法】上五味，以水八升，煮取三升，去滓，温服半升，日三服（现代用法：水煎温服）。

【功用】温肺化饮。

【主治】**寒饮咳嗽**　症见咳痰量多，清稀色白，或喜唾涎沫，胸满不舒，舌苔白滑，脉弦滑。

【病机分析】本证多因脾阳不足，水湿失其温化，寒湿内生，聚湿成饮，寒饮犯肺所致。寒饮停肺，宣降违和，故咳嗽痰多、清稀色白；饮阻气机，故胸满不舒；饮邪犯胃，则喜唾涎沫。舌淡苔白滑，脉弦滑皆为寒饮内停之象。治当温阳化饮。

【配伍意义】方以干姜为君，既温肺散寒以化饮，又温运脾阳以化湿。臣以细辛，取其辛散之性，温肺散寒，助干姜温肺散寒化饮之力；复以茯苓健脾渗湿，化饮利水，一以导水饮之邪从小便而去，一以杜绝生饮之源，合干姜温化渗利，健脾助运。为防干姜、细辛耗伤肺气，又佐以五味子敛肺止咳，五味子与干姜、细辛相伍，一温一散一敛，使散不伤正，敛不留邪，且能调节肺司开合之职，为仲景温肺化饮的常用组合。使以甘草和中调药。综观全方，具有温散并行、开合相济、肺脾同治、标本兼顾的配伍特点，堪称温化寒饮之良剂。

本方原治支饮服小青龙汤后，咳虽减，但其人冲气上逆，即出现气从小腹上冲胸咽之状，继投桂苓五味甘草汤，服已，冲气虽平，而反更咳，胸满者，属小青龙汤之变法。因证无表寒，冲气已平，故不用麻黄、桂枝解表散寒；寒饮尚存，故仍用干姜、细辛温肺散寒化饮；因饮邪较重，故配茯苓健脾渗湿，以杜生痰之源。

【配伍特点】温散并行，开阖相济，使寒饮得去，肺气安和。

【临床运用】

1. **证治要点**　本方为治寒饮咳嗽的常用方。临床应用以咳嗽痰多色白清稀，舌苔白滑，脉弦滑为辨证要点。

2. **加减应用**　若痰多欲呕者，加半夏以温化寒痰，降逆止呕；咳甚喘急者，加杏仁、厚朴以降气止咳；脾虚食少者，可加人参、白术、陈皮等以益气健脾；外兼表寒，或由表邪引动内饮者，加苏叶、荆芥等温化痰饮兼散表邪。

3. **现代应用**　慢性支气管炎、肺气肿等属寒饮内停者。

4. **使用注意**　凡肺燥有热、阴虚咳嗽、痰中带血者，不宜用本方。

【病案链接】刘某，男，33岁。1987年3月10日诊。患咳嗽、气紧、胸闷半年余，经透视诊断为支气管炎。屡服中西药，疗效不佳。症见：咳嗽痰多，清稀色白，胸闷不适，气紧，不能平卧，口渴喜热饮，四肢不温，背心冷，得温则咳嗽缓解，舌苔白滑，脉弦滑。此乃寒痰蓄肺，肺气失宣。治以散寒肃肺，涤痰蠲饮。药用茯苓15g，干姜、苏子各10g，五味子、细辛各6g，甘草3g。服上方3剂后，症状减其大半。继服3剂，症状全部消失，惟感食欲不振、气短、乏力。以益气健脾，实卫固表治之：党参、茯苓各15g，黄芪24g，防风、白术各10g，甘草3g。连3剂，痊愈。［四川中医，1990，（7）：10-11.］

【方歌】

苓甘五味姜辛汤，温肺化饮常用方，
半夏杏仁均可加，寒痰水饮咳嗽康。

三子养亲汤
（《皆效方》录自《杂病广要》）

PPT

【组成】紫苏子（9g），白芥子（9g），莱菔子（9g）。

【用法】上药各洗净，微炒，击碎。看何证多，则以所主者为君，余次之。每剂不过三钱（9g），用生绢小袋盛之，煮作汤饮，代茶水啜用，不宜煎熬太过（现代用法：三药微炒，捣碎，布包微煮，煎汤分服）。

【功用】温肺化痰，降气消食。

【主治】痰壅气逆食滞证　症见咳嗽喘逆，痰多胸痞，食少难消，舌苔白腻，脉滑。

【病机分析】年老中虚，纳运无权，每致停食生痰，痰盛壅肺，肺失宣降，故见咳嗽喘逆、痰多胸痞、食少难消等症。治宜温肺化痰，降气消食。

【配伍意义】方中白芥子温肺化痰，长于行气畅膈，搜逐寒痰之伏匿，利气散结；苏子降气化痰，止咳平喘；莱菔子消食导滞，下气祛痰。三药相伍，各有所长，白芥子长于豁痰，苏子长于降气，莱菔子长于消食，临证当视痰壅、气逆、食滞三者之孰重孰轻而定何药为君，余为臣佐。

对于方中三药的炮制，原书要求"微炒、击碎"，可防止辛散耗气，减少辛味对咽喉、肺胃的不良刺激，尤能使莱菔子由生用性升变为性降以下气；捣碎则利于有效成分煎出。在用法上，每剂不过三钱（9g），布包微煎，代茶频服，可使药力缓行。

【配伍特点】化痰药与消食药配伍。

【临床运用】

1. 证治要点　本方为治疗痰壅气逆食滞证的常用方。临床运用以咳嗽痰多色白，食少脘痞，舌苔白腻，脉滑为辨证要点。无论男女老少，皆可用之，尤以老年人为宜。

2. 加减应用　常与二陈汤合用，有助于提高疗效；若兼有表寒，可再合用三拗汤。如病情得以缓解，可改用六君子汤以善其后。若气滞气逆为主，重用苏子，酌加厚朴、杏仁、沉香等行气降逆。

3. 现代应用　顽固性咳嗽、慢性支气管炎、支气管哮喘、冠心病等痰壅气逆食滞者。

4. 使用注意　体虚脾弱之人，不宜久服；气虚者不宜单独使用。

【病案链接】某男，40岁。患咳嗽气急胸痛已半年余，咳嗽呼吸牵引左侧胸胁作痛近2周。半月来，躺卧时只能向右侧，稍动则感胸闷气急。就诊时面色暗黄，身体消瘦，咳喘不止，胸胁刺痛，肋间胀满，时吐稀沫，舌苔白腻，脉弦滑。治宜顺气降逆，化痰逐水。以三子养亲汤合葶苈大枣泻肺汤加减。处方：苏子9g，莱菔子9g，白芥子9g，葶苈子9g，瓜蒌皮10g，川椒目8g，炒枳壳8g，白茯苓10g，服7剂。胸痛、咳嗽、气急等症状减轻，尿量显著增多，每天晨起咳吐大量痰沫，吐后胸胁部则感舒适。继以此方去椒目，加大枣7枚以扶正祛邪。10剂毕，诸证悉退。（《江西中医药》1982，4：40）

【方歌】

三子养亲祛痰方，芥苏莱菔共煎汤，

大便素实加熟蜜，冬寒更可加生姜。

第六节　治风化痰剂

半夏白术天麻汤
（《医学心悟》）

微课　　PPT

【组成】半夏一钱五分（4.5g），天麻、茯苓、橘红各一钱（各3g），白术三钱（9g），甘草五分（1.5g）。

【用法】生姜一片，大枣二枚，水煎服（现代用法：加生姜1片，大枣2枚，水煎服）。

【功用】燥湿化痰，平肝息风。

【主治】风痰上扰证　症见眩晕，头痛，胸膈痞闷，恶心呕吐，舌苔白腻，脉弦滑。

【病机分析】本方证因脾湿生痰，湿痰壅遏，引动肝风，风痰上扰清空所致。风痰上扰，蒙蔽清阳，故眩晕、头痛；痰阻气滞，升降失司，故胸膈痞闷、恶心呕吐；内有痰浊，则舌苔白腻；脉来弦滑，主风主痰。治当化痰息风，健脾祛湿。

【配伍意义】方中半夏燥湿化痰，降逆止呕；天麻平肝息风而止头眩，两者合用，为治风痰眩晕头痛之要药，上两味为君药。白术、茯苓为臣，健脾祛湿，能治生痰之源。佐以橘红理气化痰，脾气顺则痰消。使以甘草和中调药；煎加姜、枣调和脾胃，生姜兼制半夏之毒。综观全方，风痰并治，标本兼顾，但以化痰息风治标为主，健脾祛湿治本为辅。

本方亦系二陈汤加味而成，在原燥湿化痰的基础上，加入平肝息风之天麻，纳息风于祛痰之中，加健脾燥湿之白术，倍增健脾治本之力，共奏化痰息风之功。

【配伍特点】以化痰息风治标为主，健脾祛湿治本为辅，风痰并治，标本兼顾。

【临床运用】

1. **证治要点** 本方为治风痰眩晕、头痛的常用方。临床应用以眩晕，呕恶，舌苔白腻，脉弦滑为辨证要点。

2. **加减应用** 眩晕较甚者，可加僵蚕、胆南星等以加强化痰息风之力；头痛甚者，加蔓荆子、白蒺藜等以祛风止痛；呕吐甚者，可加代赭石、旋覆花等以镇逆止呕；兼气虚者，可加党参、生黄芪等以益气；湿痰偏盛，舌苔白滑者，可加泽泻、桂枝等以渗湿化饮。

3. **现代应用** 耳源性眩晕、高血压、神经性眩晕等属风痰上扰证者。

4. **使用注意** 肝肾阴虚，气血不足所致之眩晕，不宜使用。

【病案链接】某女，70岁。冬月冒寒，头昏头痛，视物旋转10天。西医诊为"梅尼埃病"，服药无效。刻下：眩晕未减，泛恶，干呕、吐涎沫，心悸气短，胸痞，纳差，口中黏腻，舌尖发麻，屡欲更衣，大便量少而细软，形体丰腴，舌苔白腻，六脉濡弱。诊为风痰上犯，中气素虚。处方：法半夏、天麻、陈皮各10g，白术12g，茯苓、党参、山楂各15g，吴茱萸5g，生姜6g，炙甘草3g。服药3剂，诸症大减，已不泛恶，继服3剂而愈。予益气健脾剂巩固疗效。(《安徽中医学院学报》1985，1：17)

【方歌】

半夏白术天麻汤，苓草橘红枣生姜，
眩晕头痛风痰盛，痰化风息复正常。

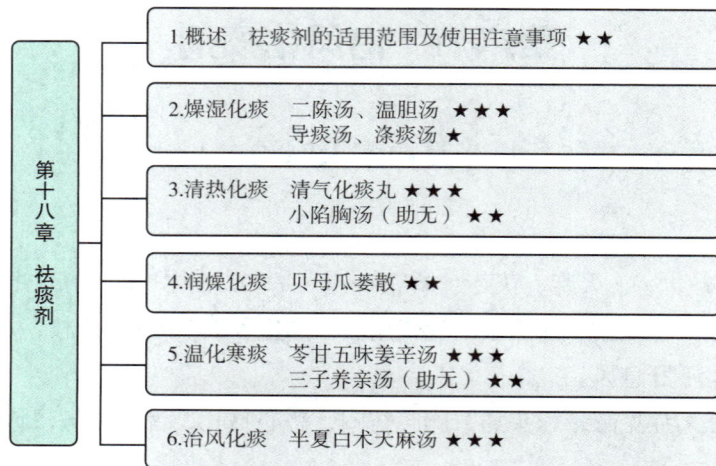

执医考点

第十八章 祛痰剂	1.概述 祛痰剂的适用范围及使用注意事项 ★★
	2.燥湿化痰 二陈汤、温胆汤 ★★★ 导痰汤、涤痰汤 ★
	3.清热化痰 清气化痰丸 ★★★ 小陷胸汤（助无）★★
	4.润燥化痰 贝母瓜蒌散 ★★
	5.温化寒痰 苓甘五味姜辛汤 ★★★ 三子养亲汤（助无）★★
	6.治风化痰 半夏白术天麻汤 ★★★

目标检测

答案解析

单项选择题

1. 燥湿化痰的基础方是（　　）

    A. 小陷胸汤　　　　　B. 二陈汤　　　　　C. 贝母瓜蒌散　　　D. 清气化痰丸　　　E. 温胆汤

2. 温胆汤的功效是（　　）

    A. 清热化痰，理气止咳　　　　　　B. 燥湿化痰，理气和中　　　　　　C. 燥湿化痰，平肝息风

    D. 清热化痰，宽胸散结　　　　　　E. 理气化痰，清胆和胃

3. 茯苓丸的主治证（　　）

    A. 痰伏中脘，流注经络证　　　　　B. 中风痰迷心窍证　　　　　　　　C. 胆郁痰扰证

    D. 痰壅气逆食滞证　　　　　　　　E. 心胆虚怯，痰浊内扰证

4. 清气化痰丸的君药是（　　）

    A. 黄芩、杏仁　　　B. 半夏、胆南星　　C. 陈皮、半夏　　　D. 胆南星、瓜蒌仁　E. 黄芩、枳实

5. 小陷胸汤中的君药是（　　）

    A. 半夏　　　　　　　　　　B. 瓜蒌实　　　　　　　　　　C. 黄连

    D. 半夏、黄连　　　　　　　E. 瓜蒌实、半夏

6. "小结胸病，正在心下，按之则痛，脉浮滑者"宜选用（　　）

    A. 茯苓丸　　　　　B. 半夏泻心汤　　　C. 小陷胸汤　　　　D. 清气化痰丸　　　E. 温胆汤

7. 小陷胸汤的功效是（　　）

    A. 清热化痰，宽胸散结　　　　　　B. 润肺清热，理气化痰　　　　　　C. 温肺化饮

    D. 清热化痰，理气止咳　　　　　　E. 理气化痰，清胆和胃

8. 滚痰丸的君药是（　　）

    A. 大黄　　　　　　B. 黄芩　　　　　　C. 沉香　　　　　　D. 磁石　　　　　　E. 礞石

9. 苓甘五味姜辛汤的君药是（　　）

    A. 茯苓　　　　　　B. 甘草　　　　　　C. 干姜　　　　　　D. 细辛　　　　　　E. 五味子

10. 半夏白术天麻汤的君药是（　　）

    A. 半夏、陈皮　　　B. 半夏、茯苓　　　C. 半夏、天麻　　　D. 白术、天麻　　　E. 半夏、白术

书网融合……

知识回顾　　　习题

第十九章 消食剂

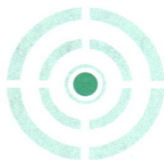

学习目标

知识要求：

1. 掌握消食剂的概念、适应范围、分类及使用注意，保和丸、健脾丸等方剂的组成、功用、主治病证、配伍特点及随证加减规律。

2. 熟悉枳实导滞丸、枳实消痞丸等方剂的组成、功效、主治病证、配伍特点。

3. 了解消食剂的使用注意。

技能要求：

1. 会背诵保和丸、枳实导滞丸及健脾丸的方歌。

2. 学会鉴别饮食积滞的病因病机，并选择适当的消食方剂进行治疗。

第一节 概 述

PPT

【含义】凡以消食药为主组成，具有消食健脾或化积导滞作用，治疗食积停滞的方剂，统称消食剂。属于"八法"中的"消法"。

【适应范围】消法应用范围比较广泛。程钟龄曾说："消者，去其壅也，脏腑、经络、肌肉之间，本无此物，而忽有之，必为消散，乃得其平。"（《医学心悟》）因此，凡由气、血、痰、湿、食、虫等壅滞而成的积滞痞块，均可用之。本章主要论述食积内停的治法与方剂，其他可分别参阅理气剂、理血剂、祛湿剂、化痰剂、驱虫剂等章节。

【分类】食积之病多因饮食不节、暴饮暴食，或脾虚饮食难消所致。因此，本章方剂分为消食化滞和健脾消食两类。

【使用注意】食积内停，易使气机阻滞，气机阻滞又可导致积滞不化，故消食剂中又常配伍理气药，使气行而积消。其他尚有兼寒或化热之异，处方用药亦应有温清之别。此外，消食剂虽较泻下剂缓和，但毕竟属于攻伐之剂，故不宜久服，纯虚无实者禁用。

🍎 **思政课堂**

张锡纯对鸡内金的应用

　　沈阳城西龚庆龄，30岁，胃脘有硬物堵塞感数年，饮食减少，感食物"不能下行"，求治于张锡纯。诊之，其脉象沉而微弦，断为胃中有积，胃气难以下行，所以阻塞了气机的下降，处方：鸡内金一两、生酒曲五钱。几剂以后，硬物全消，症状全无。

　　张锡纯认为鸡内金还是一味妇科良药，经常使用鸡内金治疗闭经。如记载关马氏女，秋日过食生冷瓜果，腹泻一月余，从此闭经。延医诊治未见寸效，到了十六岁的时候，病越来越重了。其父请张锡纯诊治。彼时，此女身体瘦弱，微喘，干咳无痰，午后潮热，夜间更甚，饮食减少，大便泄泻，脉数、细微无力。张锡纯先嘱其服用生山药粥，四天泄泻痊愈；然后处以资生通脉汤（白术、玄参、生白芍、山药、生鸡内金、桃仁、龙眼肉、山萸黄、枸杞子、红花、甘草），十天后，其女各种虚弱的症状消失；张锡纯又加入了土鳖虫等两味药，四剂后，其女月经来临。

　　张锡纯认为，鸡内金"不但能消脾胃之积，无论脏腑何处有积，鸡内金皆能消之，男子痃癖，女子癥瘕，久久服之，皆能治愈。又凡虚劳之证，其经络多瘀滞，加鸡内金于滋补药中，以化其经络之疾滞，而病始可愈。用以治室女月信一次未见者，尤为要药。盖以能助归、芍以通经，又能助健补脾胃之药，多进饮食以生血也"。

　　张锡纯对于鸡内金的灵活运用，充分体现了其对医理的透彻理解与感悟，正如孙思邈在《大医精诚》中所述："医者要有精湛的医术"，医道是"至精至微之事"，习医之人必须"博极医源，精勤不倦"。所以学医的人一定要广泛深入地探究医理，专心勤奋不懈怠，不可道听途说，一知半解。

第二节　消食化滞剂

保和丸

（《丹溪心法》）

微课　　PPT

【**组成**】山楂六两（180g），神曲二两（60g），半夏、茯苓各三两（各90g），陈皮、连翘、莱菔子各一两（各30g）。

【**用法**】上为末，炊饼为丸，如梧桐子大，每服七八十丸（9g），食远白汤下。

【**功用**】消食和胃。

【**主治**】**食滞胃脘证**　症见脘腹痞满胀痛，嗳腐吞酸，恶食呕逆，或大便泄泻，舌苔厚腻，脉滑。

【**病机分析**】本方证因饮食不节，暴饮暴食所致。饮食过度，食积内停，气机不畅，则脘腹痞满胀痛；脾胃升降失职，浊阴不降，则嗳腐吞酸、恶食呕逆；清气不升，则大便泄泻等。舌苔厚腻，脉滑则为食积征象。治宜消食化滞，理气和胃。

【**配伍意义**】方中重用酸甘性温之山楂为君，消一切饮食积滞，长于消肉食油腻之积。神曲甘辛性温，消食健胃，长于化酒食陈腐之积；莱菔子辛甘而平，下气消食除胀，长于消谷面之积。二药同用为臣，能消各种食物积滞。食积易于阻气、生湿、化热，故以半夏、陈皮辛温，理气化湿，和胃止呕；茯苓甘淡（平），健脾利湿，和中止泻；连翘味苦微寒，既可散结以助消积，又可清解食积所生之热，均为佐药。诸药配伍，使食积得化，胃气得和，热清湿去，则诸症自除。

【配伍特点】以消食药为主，着重于治疗食积内停之本，配合行气、化湿、清热之品，以兼顾气滞、湿阻、化热之标。全方能消食和胃，使胃气和顺，全身恬神安适，得以保和，故名"保和丸"。

【临床运用】

1. 证治要点　本方为治疗一切食积之常用方。临床应用以脘腹胀满，嗳腐厌食，苔厚腻，脉滑为辨证要点。

2. 加减应用　本方药力较缓，若食积较重者，可加厚朴、枳实、槟榔等增强消食导滞之力；苔黄脉数者，可加黄连、黄芩等清热之品；大便秘结者，可加大黄泻下通便；兼脾虚者，可加白术、党参、甘草等健脾益气。

3. 现代应用　急、慢性胃炎，急、慢性肠炎，消化不良，婴幼儿腹泻等属食积内停者。

4. 使用注意　本方属攻伐之剂，不宜久服。

【病案链接】某婴，患病2天。第一天下午开始呕吐，吐出物多为不消化乳食，气味酸馊，服午时茶1天，罔效。翌日仍时有呕吐，口气臭秽，不思乳食，腹部胀满，大便不实，舌苔黄腻，指纹浮紫，显露风关。药用保和丸加减：山楂6g，神曲4g，半夏4g，莱菔子4g，茯苓9g，陈皮6g，连翘4g，麦芽4g，厚朴4g，竹茹4g，芦根3g。日服3剂，呕吐止，纳食增，精神渐复。（《陕西中医学院学报》1994，4：21）

【方歌】

保和神曲与山楂，苓夏陈翘莱菔加，

炒饼为丸白汤下，消食和胃效堪夸。

枳实导滞丸
（《内外伤辨惑论》）

PPT

【组成】大黄一两（30g），枳实（麸炒，去瓤）、神曲（炒）各五钱（各15g），茯苓（去皮）、黄芩（去腐）、黄连（拣净）、白术各三钱（各9g），泽泻二钱（6g）。

【用法】上为细末，汤浸蒸饼为丸，如梧桐子大，每服五十至七十丸，温开水送下，食远，量虚实加减服之。

【功用】消导化积，清热利湿。

【主治】湿热食积证　症见脘腹胀痛，下痢泄泻，或大便秘结，小便短赤，舌苔黄腻，脉沉有力。

【病机分析】本方证因湿热食滞，内阻胃肠所致。湿热饮食积滞内停，气机壅塞，故见脘腹胀满疼痛；食积不消，湿热不化，则大便泄泻或下痢；若热壅气阻，腑气不通，又可见大便秘结。治宜消积导滞，清热利湿。

【配伍意义】方中以苦寒之大黄为君，攻积泻热，使积热从大便而下。以苦辛微寒之枳实为臣，行气消积，除脘腹之胀满。佐以苦寒之黄连、黄芩清热燥湿，又可厚肠止痢；茯苓、泽泻甘淡，渗利水湿而止泻；白术甘苦性温，健脾燥湿，使攻积而不伤正；神曲甘辛性温，消食化滞，使食消则脾胃和。诸药相伍，积去食消，湿去热清，诸症自解。

【配伍特点】方中消下与清利并用，但以消下为主。加白术一味，以兼顾正气，祛邪又不伤正。此方用于湿热食滞之泄泻、下痢，亦属"通因通用"之法。

【临床运用】

1. 证治要点　本方为治疗湿热食积，内阻胃肠证的常用方。临床应用以脘腹胀满，大便失常，苔黄腻，脉沉有力为辨证要点。

2. **加减应用**　腹胀满较甚，里急后重者，可加木香、槟榔等以助理气导滞之功；腹痛明显者，可加芍药、甘草以缓急止痛；纳差者，宜加山楂、鸡内金等加强消食之力。

3. **现代应用**　胃肠功能紊乱、慢性痢疾、肠炎、消化不良等属湿热积滞者。

4. **使用注意**　泄泻无积滞者及孕妇均不宜使用。

【病案链接】某男，37岁。腹痛3年，近日饮酒过度腹痛加重，故来就诊。诊见腹痛，大便黏腻臭秽异常，便后腹痛得减日2~3行。伴口臭、消食、善饥。舌暗红，苔黄腻、根部尤重，脉来滑数。证属湿热停滞大肠，治以祛湿清热导滞，予枳实导滞丸加味。药用：大黄（后下）、枳实、葛根各12g，泽泻、云苓、槟榔、黄芩、黄连各9g。日1剂，水煎150ml，早晚分服。服药期间严禁油腻食物与饮酒。5剂后，脘腹舒适，大便畅快，舌根腻苔渐退，嘱其续服20余剂，最后以健脾丸善后。（《山西中医》）

【方歌】

> 枳实导滞首大黄，芩连曲术茯苓襄，
>
> 泽泻蒸饼糊丸服，湿热积滞力能攘。

第三节　健脾消食剂

健脾丸
（《证治准绳》）

微课　PPT

【组成】白术（炒）二两半（75g），木香（另研）、黄连（酒炒）、甘草各七钱半（各22g），白茯苓（去皮）二两（60g），人参一两五钱（45g），神曲（炒）、陈皮、砂仁、麦芽（炒，取面）、山楂（取肉）、山药、肉豆蔻（面裹煨热，纸包槌去油）各一两（各30g）。

【用法】上为细末，蒸饼为丸，如绿豆大，每服五十丸（6~9g），空心服，一日二次，陈米汤下。

【功用】健脾和胃，消食止泻。

【主治】**脾虚食积证**　症见食少难消，脘腹痞闷，大便溏薄，倦怠乏力，苔腻微黄，脉虚弱。

【病机分析】本方证因脾虚胃弱，运化失常，食积停滞，郁而生热所致。脾胃纳运无力，故见食少难消，大便溏薄；气血生化不足，则倦怠乏力、脉象虚弱；食积阻滞气机，生湿化热，故脘腹痞闷、苔腻微黄。治当健脾与消食并举。

【配伍意义】本方重用白术、茯苓为君，健脾祛湿以止泻，为君药。山楂、神曲、麦芽消食和胃，除已停之积；人参、山药益气补脾，以助苓、术健脾之力，是为臣药。木香、砂仁、陈皮皆芳香之品，功能理气开胃，醒脾化湿，既可解除脘腹痞闷，又使全方补而不滞；肉豆蔻温涩，合山药以涩肠止泻；黄连清热燥湿，以清解食积所化之热，皆为佐药。甘草补中和药，是为佐使之用。诸药合用，脾健则泻止，食消则胃和，诸症自愈。

【配伍特点】补气健脾药与消食行气药同用，为消补兼施之剂，补而不滞，消不伤正。方中含四君子汤及山药等益气健脾之品居多，故补重于消，食消则脾自健，故方名"健脾丸"。

【临床运用】

1. **证治要点**　本方为治疗脾虚食滞之常用方。临床应用以脘腹痞闷，食少难消，大便溏薄，苔腻微黄，脉虚弱为辨证要点。

2. **加减应用**　湿甚者加车前子、泽泻以利水渗湿；兼寒者去黄连，加干姜或肉桂以温中祛寒。

3. **现代应用**　慢性胃炎、消化不良属脾虚食滞者。

4. **使用注意**　食积属实证者，不宜使用。

【附方】**枳术丸**（《内外伤辨惑论》）　组成：枳实（炒）一两（30g），白术二两（60g）。用法：同为极细末，荷叶裹烧饭为丸，如梧桐子大，每服五十丸，多用白汤下，无时。功用：健脾消痞。主治：脾虚气滞，饮食停聚，胸脘痞满，不思饮食。

【病案链接】某女，产后大便秘结，努挣乏力，粪块干硬，5~6日一行，辗转治疗多处无效。刻诊：面色㿠白，少气懒言，神倦乏力，纳食不香，舌淡苔白，脉细弱。健脾丸加减，处方：党参、白术各25g，云茯苓、怀山药各20g，黄芪、莱菔子、陈皮、砂仁各15g，麦芽、神曲、山楂、甘草各10g。3剂后全身症状减，便稍软润，继服10剂，佐以健脾丸治月余，诸症悉除。随访4年未复发。产后脾胃虚弱，运化无力，饮食难消，故用健脾丸补气健脾消食，不治秘而便通。（《新中医》1992，11：44）

【方歌】

> 健脾参术苓草陈，肉蔻香连合砂仁，
> 楂肉山药曲麦炒，消补兼施此方寻。

知识拓展

健脾丸和枳术丸

　　健脾丸和枳术丸均系消补兼施之剂，健脾丸补脾消食之力均大于枳术丸，且能渗湿止泻又化湿热，故健脾丸系健脾消食止泻之方；而枳术丸则为健脾化积除痞之剂。

枳实消痞丸
（《兰室秘藏》）

PPT

【组成】干生姜、炙甘草、麦芽曲、白茯苓、白术各二钱（各6g），半夏曲、人参各三钱（各9g），厚朴（炙）四钱（12g），枳实、黄连各五钱（各15g）。

【用法】上为细末，汤浸蒸饼为丸，如梧桐子大，每服五七十丸（6~9g），白汤下，食远服。

【功用】行气消痞，健脾和胃。

【主治】**脾虚气滞，寒热互结证**　症见心下痞满，不欲饮食，倦怠乏力，大便不畅，苔腻而微黄，脉弦。

【病机分析】本方证因脾气虚弱，运化失职，胃纳不振，则不欲饮食；脾虚不运则气血化生不足，故见倦怠乏力；胃纳不振，食积不消，则大便不畅；气机阻滞，寒热互结，故见心下痞满，脉弦；食积气郁则化热，故苔腻而微黄。

【配伍意义】方中枳实苦辛微寒，行气消痞为君；厚朴苦辛而温，下气除满为臣。二者合用，以增行气消痞除满之效。黄连苦寒降泄、清热燥湿，半夏曲辛散开结、降逆和胃，干姜温中散寒，三味相伍，辛开苦降，以助消痞除满；麦芽甘平，消食和胃；人参、白术、茯苓、炙甘草（四君子汤）益气健脾、祛湿和中，共为佐药。炙甘草还兼调药之用，亦为使药。诸药合用，共奏消痞除满，健脾和胃之效。

【配伍特点】全方用药有消有补，有寒有热，体现了消补兼施、辛开苦降的配伍特点。

【临床运用】

1. 证治要点 本方为治疗脾虚气滞，寒热互结之心下痞满证之常用方。临床应用以心下痞满，食少倦怠，苔腻微黄为辨证要点。

2. 加减应用 脾虚甚者，重用人参、白术以增益气健脾之功；偏寒者，减黄连用量，加重干姜用量，或酌加高良姜、肉桂等以助温中散寒之力；胀满重者，可加陈皮、木香等以加强行气消胀之效。

3. 现代应用 慢性胃炎、胃肠神经官能症等属脾虚气滞、寒热互结证者。

【病案链接】某男，40岁。患者胃脘嘈杂、胀痞1年余。因饮食不节，胃脘胀痞满不通，牵及后背，喜温喜按、恶心、呕吐，吐出物为食物、嗳气、两胁不舒，胃脘自觉凉气阵阵，体倦乏力，纳差，大便干，三四日甚或七八日一行，小便调。舌红，尖红甚，苔白满略厚，脉弦。辨证为脾虚气滞，寒热错杂兼少阳阳明不和。处方：枳实消痞丸加味。枳实15g，厚朴10g，半夏15g，党参10g，茯苓10g，白术30g，干姜10g，黄连10g，炒谷芽、炒麦芽各30g，炙甘草6g，柴胡15g，黄芩10g，生大黄10g，白芍20g，7剂水煎服。二诊：诸症转缓，饮食注意则胃脘痞满不明显，过量饮食后则加重，仍觉胃脘及后背凉，大便排不尽、不干，二三日一行。舌红，苔白腻，脉弦。上方加肉苁蓉30g，焦槟榔15g，草果10g，7剂水煎服。三诊：胃胀感减轻，嗳气缓，后背不适减轻，无恶心，胃脘凉感轻，纳可，大便日1次，质可，小便调，体力增加，舌红，苔薄黄，略腻。继续上方枳实减至6g，白术减至15g，柴胡减至10g，党参加至15g，生大黄改为熟大黄3g。加陈皮10g，山药10g，扁豆15g，7剂水煎服。四诊：7剂后，自己又续服此方7剂，症状基本消失。做蜜丸以善后随访3个月未再复发。[山东中医杂志，2010，29（5）：347-348.]

【方歌】

枳实消痞四君全，麦芽夏曲朴姜连，
蒸饼糊丸消痞满，消补清温一方兼。

知识拓展

枳实消痞丸是从半夏泻心汤和枳术汤化裁而成。方中枳实、厚朴用量独重，故重于行气消痞；且黄连用量大于干姜，其病当属热多寒少之证。枳实消痞丸较之健脾丸，虽皆属消补兼施之剂，但健脾丸补重于消，本方则消重于补。虚实有轻重，消补有主次，处方用药应消积不伤正，扶正不助满，以收祛邪扶正之功。

执医考点

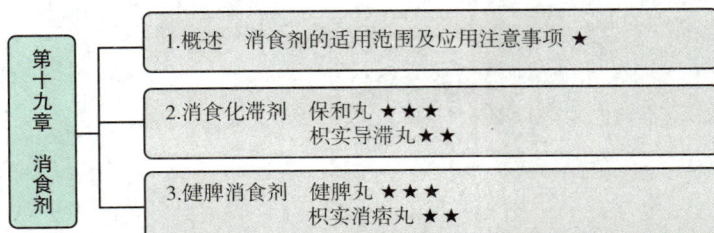

目标检测

答案解析

单项选择题

1. 消食剂属于"八法"中的（　　）

A. 消法　　　　　B. 和法　　　　　C. 下法　　　　　D. 清法　　　　　E. 温法

2. 脘腹痞满胀痛，嗳腐吞酸，恶食呕恶，或大便泄泻，舌苔厚腻微黄，脉滑。宜选用（　　）

A. 健脾丸　　　B. 木香槟榔丸　　　C. 枳实消痞丸　　　D. 保和丸　　　　E. 四君子丸

3. 枳实导滞丸的功用为（　　）

A. 消导化积，清热利湿　　　　　B. 健脾和胃，消食止泻　　　　　C. 消食和胃

D. 消痞除满，健脾和胃　　　　　E. 行气导滞，攻积泻热

4. 保和丸与健脾丸组成中共有的药物是（　　）

A. 山楂、神曲、茯苓、陈皮　　　　　B. 半夏、莱菔子、砂仁、陈皮

C. 肉豆蔻、黄连、神曲、麦芽　　　　D. 山楂、黄连、木香、连翘

E. 半夏、神曲、谷芽、白术

5. 健脾丸中重用为君药的是（　　）

A. 人参、山药　　　B. 白术、茯苓　　　C. 山药、肉豆蔻　　　D. 木香、砂仁　　　E. 神曲、木香

6. 枳实导滞丸与枳实消痞丸中相同的药物有（　　）

A. 半夏、干姜、黄连、大黄　　　　　B. 枳实、茯苓、白术、黄连

C. 黄连、大黄、黄芩、黄连　　　　　D. 干姜、黄连、黄芩、黄连

E. 黄芩、黄连、茯苓、白术

7. 枳实导滞丸体现的治则是（　　）

A. 塞因塞用　　　B. 通因通用　　　C. 寒因寒用　　　D. 热因热用　　　E. 虚则补之

书网融合……

知识回顾　　　　习题

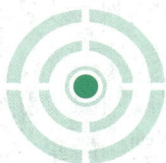

第二十章 | 驱虫剂

学习目标

知识要求：

1. 掌握乌梅丸的组成、功用、主治病证和配伍特点。
2. 熟悉驱虫剂的概念、适应证、使用方法。

技能要求：

会背诵乌梅丸的方歌。

第一节 概 述

PPT

【含义】凡以驱虫药为主要组成，具有驱虫、杀虫或安蛔等作用，用于治疗人体寄生虫病证的方剂，统称为驱虫剂。

【适应范围】驱虫剂是为治疗寄生虫病而设。成因多为饮食不洁，虫卵随饮食入口，进入肠道而引起。本类方剂主要适用于寄生在人体消化道的蛔虫、蛲虫、绦虫、钩虫等寄生虫病。驱虫剂常以乌梅、槟榔、川椒、使君子等驱虫药为主组成。代表方剂如乌梅丸等。

【使用注意】①服药期间忌油腻食物，以空腹服为宜。②使用驱虫剂前，应先做粪便检查，辨其虫类，明确诊断，以便正确选用，有的放矢。③因驱虫药大多有毒，用量不宜过大，以免伤正或中毒。④有些驱虫药具有攻伐伤正之作用，对年老、体弱及孕妇等应慎用或禁用。⑤服驱虫药后，应注意调理脾胃而善后。⑥服驱虫药后，应观察大便内有无虫体排出，若驱绦虫，还应观察其头节是否排出，以确定药效。

第二节 安蛔止痛剂

乌梅丸
（《伤寒论》）

微课 PPT

【组成】乌梅三百枚（30g），细辛六两（3g），干姜十两（9g），黄连十六两（6g），当归四两（6g），附子（炮，去皮）六两（6g），蜀椒（炒香）四两（5g），桂枝六两（6g），人参六两（6g），黄柏六两（6g）。

【用法】上十味，异捣筛，合治之。以苦酒渍乌梅一宿，去核，蒸之五斗米下，饭熟，捣成泥，和药令相得，内臼中，与蜜杵二千下，丸如梧桐子大，每服十丸，食前以饮送下，日三服，稍加至二十丸。禁生冷、滑物、臭食等（现代用法：乌梅用醋浸一宿，去核打烂，和余药打匀，烘干或晒干，研成细末，加蜜制丸，每服9g，一日1~3次，空腹温开水送下。亦可作汤剂，用量按原方比例酌减）。

【功用】温脏安蛔。

【主治】蛔厥证　症见腹痛阵发，心中烦闷呕吐，时发时止，得食则吐，常自吐蛔，手足厥冷。亦治脏寒之久痢，久泻。

【病机分析】蛔虫喜温而恶寒，善于钻孔。蛔虫寄生于肠内，久不得去，渐伤气血，气伤则阳虚，内寒生于肠，血耗则阴虚，内热蕴于胃，形成胃热肠寒、上热下寒之寒热错杂的病理特点，此不利于蛔虫生存，故扰动不安，上窜入胃中或胆腑出现腹痛，烦闷，呕吐，甚则吐蛔。由于蛔虫起伏无时，蛔虫动则发作，蛔虫伏则休止，故其证时发时止。当气机逆乱，阴阳之气不相顺接，则疼痛剧烈，致手足厥冷而发为蛔厥。

【配伍意义】本方证是寒热错杂，蛔虫内扰所致。治以温脏安蛔。柯琴有云"蛔得酸则静，得辛则伏，得苦则下"，方中重用味酸之乌梅，加之米醋渍后，取其酸能安蛔，先安其动扰，则蛔静痛止，为君药。蜀椒、细辛味辛性温，辛可伏蛔，温可温脏暖肠，为臣药。黄连、黄柏味苦性寒，苦下蛔虫，寒清上热；附子、桂枝、干姜皆辛热之品，温脏而祛下寒，并可制蛔；人参、当归补益气血，扶助正气，均为佐药。以蜜为丸，甘缓和中。诸药合用，共奏温脏安蛔之功。

本方所治久痢、久泻。亦属正气虚弱，寒热错杂而致。故以乌梅酸涩，收敛涩肠止泻痢；黄连、黄柏苦寒，清热燥湿止泻痢，附子、干姜、桂枝、花椒、细辛皆辛热之品，温脾暖肾；人参、当归甘温，益气补血而扶正气。全方温清涩补，寒热平调，能使正气恢复，虽久痢、久泻亦可痊愈。

【配伍特点】

1. 酸、辛、苦并用，以酸安蛔为主；辛伏、苦下为辅，以治标急。

2. 寒热并用，清上温下，温脏为主，以治病本。全方邪正兼顾，调和阴阳、以治蛔虫之厥逆。

【临床运用】

1. 证治要点　本方为治疗寒热错杂，蛔虫内扰之蛔厥证的代表方剂。以腹痛时作，烦闷呕吐，常自吐蛔，手足厥冷为证治要点。本方亦可用于寒热错杂，正气亏虚之久痢、久泻。

2. 加减应用　本方以安蛔为主，杀虫力较弱，故可酌情加使君子、苦楝根皮、槟榔等以加强杀虫驱虫作用；腹痛重时可加木香、川楝子以理气止痛；呕吐甚时，可加半夏、生姜以降逆止呕；下寒不重时，可减干姜、附子用量；上热不重时，可减黄连、黄柏用量；正气不虚者，可去人参、当归。

3. 现代应用　肠蛔虫症、胆道蛔虫病、慢性肠炎、慢性细菌性痢疾、肠易激综合征等证属寒热错杂，正气不足者。

【病案链接】某女，50岁，患者曾有"蛔厥吐蛔史"，每因多食油腻之物则突发右上腹部疼痛。今因食奶油夹心饼干后十余分钟突发右上腹部剧烈疼痛入院。自述右胁下及胃脘部疼痛难忍，其痛剧时如钻如顶，且痛往右肩背部放射，伴恶心呕吐，痛剧时腹部拒按，痛缓时触诊腹部平软。经解痉镇痛药物治疗，其痛发反频繁加剧。辅助检查排除"胆石症""胰腺炎"等诊断。其痛发剧烈时诊脉乍大乍小，手足指冷，冷汗出，舌质淡，苔黄薄滑润，诊为"蛔厥"（胆道蛔虫病）。拟温脏安蛔，方用乌梅丸加味：乌梅15g，制附片（先煎1小时）、党参、川楝子、槟榔片各12g，桂枝、黄连、黄柏、干姜、当归各10g，使君肉9g，细辛、炒川椒各5g，急煎，日2剂，分4次温服。服药后第2日疼痛已缓，第3日上午，便出死蛔虫1条，疼痛完全缓解。遂以疏肝理气，健脾和胃之剂善后。（《中国乡村医药》2003，3：57）

【方歌】

乌梅丸用细辛桂，黄连黄柏及当归，

人参椒姜加附子，温脏安蛔治蛔厥。

知识拓展

关于本方的立法，乌梅丸的组方配伍颇具创意。

一般而言，在《黄帝内经》"寒者热之""热者寒之"（《素问·至真要大论》）、"虚者补之"（《素问·三部九候论》）、"其实者，散而泻之"（《素问·阴阳应象大论》）等治法理论的指导下，针对寒证、热证、虚证、实证，医者组方时宜分别以温热药、寒凉药、补益药、祛邪药以治之。而本方证的病因病机较为复杂，既寒热错杂，又虚实相兼，为此仲景选药配伍采取寒热并用，正邪兼顾，将温、清、补、泻数法有机地融为一体，以分消寒热，扶正祛邪。这也是仲景组方的主要特点之一，在其所创许多方剂中均得以体现，如用于痞证之半夏泻心汤，调经之温经汤等。

执医考点

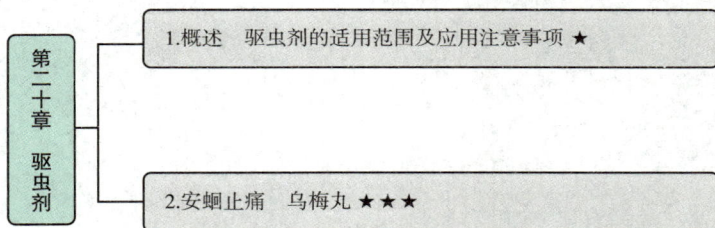

目标检测

答案解析

单项选择题

1. 乌梅丸组成的药物中含有（　　）

　　A. 黄芪、黄连　　　B. 黄芩、黄连　　　C. 黄芪、黄柏　　　D. 黄连、黄柏　　　E. 黄芩、黄柏

2. 乌梅丸组成的药物中不含（　　）

　　A. 黄连　　　　　　B. 当归　　　　　　C. 白术　　　　　　D. 桂枝　　　　　　E. 附子

3. 乌梅丸的功用是（　　）

　　A. 生津止渴　　　　B. 温脏安蛔　　　　C. 杀虫消疳　　　　D. 收涩止带　　　　E. 涩肠固脱

4. 乌梅丸主治（　　）

　　B. 蛔厥　　　　　　B. 痰厥　　　　　　C. 气厥　　　　　　D. 寒厥　　　　　　E. 热厥

5. 乌梅丸适用于（　　）

　　A. 寒热错杂，痰热互结，症见心下疼痛、按之石硬者

B．胃虚痰阻，气机阻滞，症见心下痞硬、噫气不除者

C．寒热错杂，虚实夹杂，肠道失固，症见久泻久痢者

D．寒热错杂，痰湿交阻，症见心下痞满、恶食懒倦者

E．寒热错杂，气机阻滞，症见心下痞满、呕吐下利者

6．乌梅丸方证可出现的临床表现是（　　）

   A．久泻久痢   B．渴欲饮冷   C．赤多白少   D．里急后重   E．肛门灼热

书网融合……

知识回顾　　习题

第二十一章 | 治痈疡剂

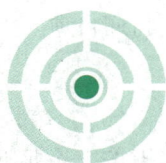

学习目标

知识要求：

1. 掌握大黄牡丹汤、仙方活命饮组成、功用、主治病证、配伍特点。
2. 熟悉治痈疡剂的概念、适应证、使用方法。
3. 了解阳和汤、苇茎汤的组成、功用、主治病证。

技能要求：

1. 会背诵大黄牡丹汤、仙方活命饮的方歌。
2. 学会鉴别痈疽疮疡，并选择适当的治痈疡方剂进行治疗。

第一节　概　述

PPT

【含义】凡具有散结消痈、解毒排脓、生肌敛疮等作用，主治痈疽疮疡证的方剂，统称为治痈疡剂。属于"八法"中的"消法"。

【适应范围】痈疡剂是为治疗痈疽疮疡证而设。痈疽疮疡者，属阳证者，多因湿热瘀毒壅滞、气血凝结而成，局部以红肿热痛为特征。属阴证者，多因痰湿寒邪凝滞经脉所致，以患处漫肿无头、皮色不变、酸痛无热为特征。通常以生于躯干、四肢等体表的痈疡，称为外痈（体表痈疮）；生于体内脏腑之痈，称为内痈（脏腑痈）。总以散结消肿、逐瘀排脓、补虚散寒通滞为基本治疗大法。代表方如大黄牡丹汤、仙方活命饮、阳和汤、苇茎汤等。

【使用注意】①首先当辨别病证的阴阳。②若毒邪炽盛，则须侧重清热解毒以增祛邪之力。③若脓成难溃，又应配透脓溃坚之品。④痈疡后期，疮疡虽溃，毒邪未尽时，切勿过早应用补法，以免留邪为患。

第二节　散结消痈剂

大黄牡丹汤
（《金匮要略》）

PPT

【组成】大黄四两（12g），牡丹皮一两（9g），桃仁五十个（12g），冬瓜子半升（30g），芒硝三合（9g）。

【用法】以水六升，煮取一升，去滓，再入芒硝微煎，顿服。

【功用】泻热破瘀，散结消肿。

【主治】肠痈初起　症见右下腹疼痛拒按，按之疼痛如淋，甚则局部肿痞，或右侧腿足屈而不伸、伸则痛甚，或时时发热、恶寒、自汗，舌苔黄腻，脉滑数。

【病机分析】湿热郁蒸，气血凝聚，瘀滞肠中，肠络不通，不通则痛，故右少腹疼痛拒按，按之痛如淋，甚则局部肿痞，右侧腿足屈而不伸，伸则痛甚。肠痈初成，气血郁滞，营卫失和，可见时时发热、恶寒、自汗。舌苔黄腻，脉滑数为湿热之征。

【配伍意义】本方证为肠中湿热郁蒸，气血凝聚所致。治当泻热破瘀，散结消肿。方中大黄苦寒攻下，荡涤肠中湿热瘀结，能活血化瘀以通滞，治疗热结瘀滞肠痈证的良药；桃仁苦平，破血散瘀，与大黄配伍，破瘀泻热，共为君药。芒硝咸寒，泻下软坚散结，与大黄合用使肠中实热荡涤而速下；牡丹皮辛苦微寒，凉血化瘀消肿，善疗痈疮，共为臣药。冬瓜子甘寒滑利，清利肠中湿热，排脓消痈，善治内痈，为佐药。诸药合用，共奏泻热破瘀、散结消肿之功，使肠中湿热瘀滞通利消散，则肠痈自愈。

【配伍特点】下法并用消法，寓清利之功，以通为用。

【临床运用】

1. 证治要点　本方为治肠痈初起，尚未成脓或脓成未溃的常用方剂。以少腹疼痛拒按，右足屈而不伸、舌苔黄腻，脉滑数为证治要点。

2. 加减应用　若热毒较重者，加蒲公英、金银花、败酱草、紫花地丁以加强清热解毒之力；若血瘀较重者，加赤芍、乳香、没药以活血化瘀；若湿阻气滞腹胀者，加木香、厚朴、枳壳以行气消胀。

3. 现代应用　急性阑尾炎、阑尾脓肿、肠梗阻、盆腔炎、输卵管结扎后感染等证属湿热瘀滞者。

【病案链接】陆左，初诊：痛在脐右斜下一寸，西医所谓盲肠炎也，脉大而实，当下之，用仲景法。生军五钱，芒硝三钱，桃仁五钱，冬瓜仁一两，丹皮一两。二诊：痛已略缓，右足拘急，不得屈伸，伸则牵腹中痛，宜芍药甘草汤。赤白芍各五钱，生甘草三钱，炙乳没各三钱。三诊：右脚已伸，腹中剧痛如故，仍宜大黄牡丹汤以下之。生川军一两，芒硝七钱（冲），桃仁五钱，冬瓜仁一两，丹皮一两。（《经方实验录》）

【方歌】

金匮大黄牡丹汤，桃仁瓜子芒硝裹，
肠痈初起腹按痛，苔黄脉数服之康。

📖 知识拓展

肠痈

尤怡在《金匮要略心典》中记载："前之痛在小肠，而此之痛在大肠也。大肠居小肠之下，逼处膀胱，致小腹肿痞，按之即痛如淋，而实非膀胱为害，故仍小便自调也。小肠为心之舍，而气通于血脉，大肠为肺之合，而气逼于皮毛，故彼脉数，身无热，而此时时发热，自汗出复恶寒也。脉迟紧者，邪暴遏而营未变。云可下者，谓虽下之而亦不能消之也。大黄牡丹汤，肠痈已成未成，皆得主之，故曰："有脓当下，无脓当下血。"

历代诸医家都以本方为治疗肠痈的代表方剂，然用于肠痈初起，或是肠痈已成，认识有异。结合治疗肠痈的临床实际，尤怡所论为是，但亦有不足之处。因为肠痈多由湿热郁蒸，气血凝聚，热结不散而成。若论治法，肠痈初起，当泻热破瘀，促其消散。本方具此功效，但须及早服用，乘其尚未成痈而先下之，则疗效显著。若肠痈已成，治当通里攻下，清热解毒，佐以活血化瘀。本方泻热破瘀，消肿散结，故可用之。唯其解毒之力不足，须在方中加金银花、蒲公英、连翘、紫花地丁等清热解毒、消痈散结之品，方获佳效。

仙方活命饮
（《妇人校注良方》）

微课　PPT

【组成】白芷、贝母、防风、赤芍药、当归尾、甘草节、皂角刺（炒）、穿山甲（炙）、乳香、没药、天花粉各一钱（6g），金银花、陈皮各三钱（9g）。

【用法】汤剂，水煎服或酒水各半煎，一日3次。

【功用】清热解毒，消肿溃坚，活血止痛。

【主治】**阳证痈疡肿毒初起**　症见局部红肿焮痛，或身热凛寒，苔薄白或黄，脉数有力。

【病机分析】本方主治阳证痈疡肿毒初起，痈疡初起属阳证者，多因热毒壅聚，气滞血瘀形成。热毒壅聚，营卫滞涩，气血阻滞，聚而成形，郁而化热，故见患处红肿焮痛。风热邪毒壅滞营卫之间，正邪交争，则可见发热凛寒之全身症状。舌苔薄白或黄，为毒热初起证候，脉数有力，为正邪相搏俱盛，热毒内壅。

【配伍意义】本方证为热毒所致疮疡肿毒初起，治当清热解毒，消肿溃坚，活血止痛。方中金银花性味甘寒，清热解毒，散痈消肿，为阳证痈疮肿毒之要药，为君药。当归尾、赤芍、乳香、没药、陈皮行气活血，化瘀通络，消肿止痛，共为臣药。白芷、防风辛散之性疏风透邪，畅通肌表营卫，疏散肌腠之邪，亦可散结消肿；穿山甲、皂角刺走窜行散，最善通络，消痈溃坚，无脓可溃散，有脓可透脓，为外科痈疡之良药；天花粉、贝母清热化痰排脓，消肿散结消瘀，共为佐药。生甘草可清热解毒，调和诸药作为使药。加酒煎药是借酒之辛散之功通行周身，助药力直达病所。诸药合用，共奏清热解毒、消肿溃坚、活血止痛之功。被《古今名医方论》赞为"此疡门开手攻毒之第一方也"。

【配伍特点】本方较全面地体现了外科阳证痈疡内治消法的配伍特点，以清热解毒、消肿溃坚、活血止痛为主，配以疏邪透表、行气化痰、调畅营卫诸法，可辛散透解、清消并用、气血同调。

【临床运用】

1. **证治要点**　本方为治疗外科阳证痈疡肿毒初起的代表方。以局部红肿焮痛，或伴全身恶寒发热，脉数有力为证治要点。

2. **加减应用**　若热毒红肿甚者，加连翘、野菊花、蒲公英、紫花地丁等，以加强清热解毒；若大便秘结者，加大黄以通腑泻热通便，助痈疡消散；若大热而津伤重者，可去白芷、陈皮之辛燥，重用天花粉，并加玄参以清热生津、消肿散结。临床上可根据痈疡所在部位的不同，分别加引经药以助药力达病所，如在头部加川芎；在颈项加桔梗；在胸部加瓜蒌皮；在胁肋部加柴胡；腰背加秦艽；上肢加姜黄；下肢加牛膝；以增强疗效。

3. **现代应用**　化脓性扁桃体炎，蜂窝织炎，深部脓肿，急、慢性乳腺炎，其他外科疾病等属阳证疮疡者。

【病案链接】患者胡某，男，22岁，体胖，183cm，体重93kg。因面部发现痤疮3个月，于2018年1月30日前来就诊。患者述刚开始服用中药方治疗方药如下：金银花15g，野菊花6g，蒲公英6g，紫花地丁6g，紫背天葵子6g，牡丹皮10g，生甘草6g。服用7天，但服药期间腹泻，大便每日3~4次，面部痤疮未见好转，并且因腹泻影响上课而停药。近1个月面部痤疮加重。就诊时可扪及左右脸颊以及下颚两侧部位成片的大小不等的红色粉刺、丘疹，有的形成0.5cm×0.5cm脓疱，但未破溃，有压痛，肤温正常。舌质偏红、苔薄白腻，脉数有力。中医诊断：痤疮。中医辨证：热盛痰凝。治法：清热解毒，消肿溃坚，活血止痛。仙方活命饮加减，处方如下：金银花30g，紫花地丁10g，当归6g，赤芍10，白芷10g，浙贝母10g，天花粉20g，防风10g，皂角刺15g，陈皮10g，夏枯草10g，甘草12g。1周后患者复诊，面部大丘疹、脓疱、包块明显缩小且按压痛明显减轻，细小粉刺消失。原方加制乳香6g，制没药6g，继续服用4周后面部包块、粉刺、丘疹、脓疱完全消失。仅留下红色痘痕。效不更方，继续服用14剂，面部皮肤恢复正常。[《中国中医药现代远程教育》2020，18（12）：52-54]

【方歌】

仙方活命金银花，防芷归陈草芍加，
贝母花粉兼乳没，山甲皂刺酒煎佳。

阳和汤

（《外科证治全生集》）

PPT

【组成】熟地黄一两（30g），鹿角胶三钱（9g），麻黄五分（2g），白芥子（炒研）二钱（6g），肉桂（去皮，研粉）一钱（3g），炮姜炭五分（2g），生甘草一钱（3g）。

【用法】汤剂，水煎服。

【功用】温阳补血，散寒通滞。

【主治】阴疽证 包括流注、痰核、贴骨疽、脱疽、鹤膝风等属阴寒证者，症见患处皮色不变，漫肿无头，酸痛无热，口不渴，舌淡苔白，脉沉细或迟细。

【病机分析】素体阳气不足，精血亏虚，肢体失养，易感寒邪，寒凝痰聚，气滞血瘀，痹阻于肌肉、筋骨、血脉，故局部肿势弥漫，皮色不变，酸痛无热，口淡不渴。舌淡苔白，脉沉细皆为虚寒之象。

【配伍意义】本方证为素体阳虚，营血不足，寒凝痰滞所致阴疽证。治当温阳补血，散寒通滞。方中熟地黄甘温，补益营血，填精补髓；鹿角胶温肾壮阳，生精补髓，强壮筋骨，二药合用，养血温阳，以治其本，共为君药。肉桂、炮姜炭温阳散寒，通利血脉，共为臣药。白芥子辛温，可理气化痰，善除皮里膜外之痰，用以通络散结；麻黄少而用之，辛温达卫，开泄腠理，以散肌表腠理之寒凝，共为佐药。生甘草解毒和中，调和诸药，为使药。诸药相合，共奏温阳补血、散寒通滞之功，使营血充，阳气布，寒痰消，阴霾除，故以"阳和汤"命名。

【配伍特点】温补与宣通并用。以鹿角胶、熟地黄之滋补与姜、桂、芥、麻之宣通相伍，补而不滞，温而不燥。既能温阳补血，又能祛痰通络，有扶正祛邪、标本同治之功。

【临床运用】

1. 证治要点 本方为治疗阴疽的常用方。以患处皮色不变，漫肿无头，酸痛无热，口不渴，舌淡苔白，脉沉细或迟细为证治要点。

2. 加减应用 若气虚不足者，麻黄用量宜轻，再加党参、黄芪等甘温补气；阴寒重者，可加附子温阳散寒，改肉桂为桂枝，加强温经通滞作用。

3. 现代应用 肌肉深部脓肿、慢性骨髓炎、骨膜炎、慢性淋巴结炎、血栓闭塞性脉管炎、类风湿关节炎、骨结核、腹膜结核等证属阳虚血弱，阴寒凝滞者。

【病案链接】某女，51岁。患者左小腿外侧被犬咬伤后隆起5cm×5cm青紫色包块、痛甚。5天后到某医院手术，切开后流出桃花色清稀脓液、量甚多，半月后患处脓液反增多，伤口不愈合。现症：面色㿠白，伤口处呈紫暗，触之不温，口淡无味，恶寒，二便清利，舌质淡，苔白，脉沉弱，法当助阳益气散寒。予阳和汤去麻黄，加黄芪、党参、茯苓、苍术。服5剂后，患部皮色已正常，脓性分泌物消失，伤口趋向愈合。继服2剂，1个月后随访已康复。（《四川中医》1986，6：44）

【方歌】

阳和熟地鹿角胶，姜炭肉桂麻芥草，
温阳补血散寒滞，阳虚寒凝阴疽疗。

苇茎汤
（《古今验录方》，录自《外台秘要》）

PPT

【组成】苇茎（切）一升（60g），薏苡仁半升（30g），冬瓜子（原为瓜瓣）半升（24g），桃仁三十枚（9g）。

【用法】以水二斗，先煮苇茎得五升，去滓，纳诸药，煎煮得二升，一日三次。

【功用】清肺化痰，逐瘀排脓。

【主治】肺痈　症见身有微热，咳嗽痰多，甚则咳吐腥臭脓血，胸中隐隐作痛，咳剧者痛增，舌红苔黄腻，脉滑数。

【病机分析】风热邪毒入肺，或嗜食辛辣厚味，内生积热，热毒壅结于肺，与瘀血搏结，久不消散，血败肉腐，酝酿而成痈化脓，故见咳吐腥臭黄痰脓血；风热之邪伤于肺卫，营卫失和而身有微热；邪热阻肺，肺失宣降，痰自内生，故见咳嗽痰多；痰热瘀血互阻胸中，肺络不通，气机阻滞不畅，而胸中隐隐作痛。舌红苔黄腻，脉滑数，正是痰热内壅、瘀热互结之征。

【配伍意义】本方证是由热毒壅肺，痰瘀互结之肺痈所致，治当清肺化痰，逐瘀排脓。方中苇茎，甘寒轻浮，有宣透之性，主入肺经，且其茎中空，《本经逢原》云"专于利窍，善治肺痈，吐脓血臭痰"，可清热解毒，祛痰排脓，既善于清泄肺热而疗痈，又能宣利肺窍而化痰排脓，为治肺痈之要药，故为君药。冬瓜子长于涤痰排脓，清热利湿，因其性滑，脓未成者可化痰，脓已成者可排脓，为治痈排脓要药为臣药。君臣相伍，清肺涤痰排脓之力更强。桃仁活血祛瘀，散瘀消痈，滑肠通下，与冬瓜子相伍，可使瘀热从大便而解，瘀去痈消；薏苡仁甘淡微寒，清热排脓，解毒散结，上清肺热而排脓，下通胃肠而利湿，使湿热之邪从小便而解，湿去而痰不生，痰去则痈可消，共为佐药。药虽四味，配伍严谨，共奏清热化痰、逐瘀排脓之功。

【临床运用】

1. **证治要点**　本方为治疗痰热瘀血壅肺所致肺痈的基础方。无论肺痈之将成或未成，有无脓均可使用。以胸痛，咳嗽，吐醒臭脓痰，舌红苔黄腻，脉数为证治要点。本方中瓜瓣，《张氏医通》所载"瓜瓣即甜瓜子"，后世常以冬瓜子代瓜瓣，现代临床常用冬瓜子。方中苇茎，因受药源所限，近年多用芦根代替苇茎。

2. **加减应用**　若肺痈脓未成者，症见胸满疼痛，咳嗽气急，咳吐浊痰，呈黄绿色，可加金银花、鱼腥草、连翘等以增强清热解毒之功；脓已成者，症见咳吐大量脓痰，腥臭异常，或带脓血，可加贝母、甘草、桔梗以增强化痰排脓之效。

3. **现代应用**　肺脓肿、大叶性肺炎、支气管炎、百日咳属痰热瘀血，互结于肺者。

【病案链接】某男，45岁，教师。患者恶寒发热，头痛身倦，喉痒咳嗽10余天，舌质红，苔薄白，脉浮数，按风热犯肺施治而投清热祛风，宣肺解表之剂。服药3剂，恶寒虽止，余症有增无减。胸部疼痛，咳吐腥臭脓痰，舌苔黄，脉滑数，X线胸透示肺脓肿。证属中医肺痈范畴，为热毒犯肺，瘀结而成。以苇茎汤加味：苇茎20g，冬瓜仁20g，桃仁9g，贝母15g，黄芩10g，薏苡仁20g，鱼腥草15g。水煎服，日2次。服药3剂，发热、胸痛明显减轻，仍咳痰不爽，守上方加桔梗10g。前后进药20剂，诸证悉除。（《黑龙江中医药》1985，6：6）

【方歌】

苇茎汤方出古今，桃仁薏苡冬瓜仁，

肺痈痰热兼瘀血，清肺化痰逐瘀能。

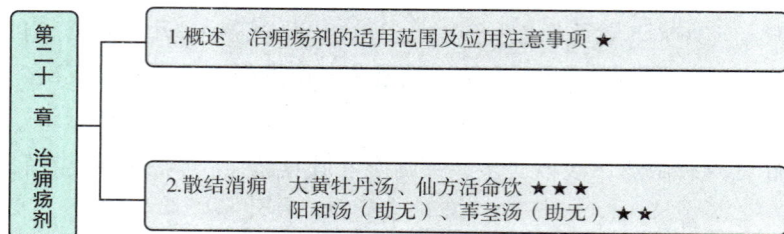

执医考点

第二十一章　治痈疡剂

1.概述　治痈疡剂的适用范围及应用注意事项 ★

2.散结消痈　大黄牡丹汤、仙方活命饮 ★★★
阳和汤（助无）、苇茎汤（助无）★★

目标检测

答案解析

单项选择题

1. 大黄牡丹汤组成的药物中含有（　　）
   - A. 防风、麻黄
   - B. 乳香、没药
   - C. 桃仁、芒硝
   - D. 陈皮、生姜
   - E. 肉桂、天花粉

2. 大黄牡丹汤组成的药物中除大黄、牡丹皮外，其余的药物是（　　）
   - A. 连翘、贝母、炙甘草
   - B. 桃仁、芒硝、冬瓜子
   - C. 桃仁、红花、赤芍药
   - D. 赤芍、连翘、金银花
   - E. 连翘、甘草、金银花

3. 大黄牡丹汤的功用是（　　）
   - A. 泻热破瘀，散结消肿
   - B. 清肺化痰，逐瘀排脓
   - C. 消肿溃坚，活血止痛
   - D. 降气平喘，祛痰止咳
   - E. 清热解毒，疏风止咳

4. 肠痈初起宜用的方剂是（　　）
   - A. 仙方活命饮
   - B. 四君子汤
   - C. 大黄牡丹汤
   - D. 阳和汤
   - E. 参苓白术散

5. 大黄在大黄牡丹汤中的配伍意义是（　　）
   - A. 清热泻火，导热下行
   - B. 清泻瘀热，分利二便
   - C. 荡涤肠胃，泻热泻结
   - D. 泻热逐瘀，涤肠除湿
   - E. 通肠泻热，以下代清

6. 仙方活命饮组成的药物中含有（　　）

    A. 防风、麻黄　　　　　　　　　B. 乳香、没药　　　　　　　　　C. 桃仁、芒硝

    D. 陈皮、生姜　　　　　　　　　E. 肉桂、天花粉

7. 下列不属于仙方活命饮组成的药物是（　　）

    A. 当归、防风、天花粉　　　　　B. 甘草、白芷、穿山甲　　　　　C. 贝母、乳香、没药

    D. 连翘、荆芥、木香　　　　　　E. 防风、甘草、皂角刺

8. 仙方活命饮的功用是（　　）

    A. 清热解毒，消肿溃坚　　　　　B. 泻热破瘀，散结消肿　　　　　C. 清肺化痰，逐瘀排脓

    D. 温阳补血，散寒通滞　　　　　E. 泻热逐瘀，涤肠除湿

9. 阳证痈疡初起宜用的方剂是（　　）

    A. 仙方活命饮　　　　　　　　　B. 四君子汤　　　　　　　　　　C. 大黄牡丹汤

    D. 阳和汤　　　　　　　　　　　E. 参苓白术散

10. 疮疡肿毒初起，红肿焮痛，身热凛寒，苔薄白，脉数有力者。治宜选用（　　）

    A. 苇茎汤　　　　　　　　　　　B. 仙方活命饮　　　　　　　　　C. 大黄牡丹汤

    D. 普济消毒饮　　　　　　　　　E. 阳和汤

11. 仙方活命饮中的君药是（　　）

    A. 赤芍　　　　　B. 当归　　　　　C. 陈皮　　　　　D. 天花粉　　　　　E. 金银花

12. 被称为"疮疡之圣药，外科之首方"的方剂是（　　）

    A. 仙方活命饮　　B. 普济消毒饮　　C. 芍药汤　　　　D. 犀角地黄汤　　　E. 白头翁汤

13. 仙方活命饮适用于（　　）

    A. 痈肿未溃者　　B. 痈肿已溃者　　C. 患处皮色不变　　D. 酸痛无热者　　E. 以上都不是

14. 阳和汤的功用是（　　）

    A. 清热解毒，消肿溃坚　　　　　B. 泻热破瘀，散结消肿　　　　　C. 清肺化痰，逐瘀排脓

    D. 温阳补血，散寒通滞　　　　　E. 泻热逐瘀，涤肠除湿

15. 脱疽，患处漫肿无头，皮色不变，酸痛无热，口中不渴，舌淡苔白，脉沉细者。治宜选用（　　）

    A. 苇茎汤　　　　　　　　　　　B. 仙方活命饮　　　　　　　　　C. 大黄牡丹汤

    D. 普济消毒饮　　　　　　　　　E. 阳和汤

16. 下列各项中，不属于苇茎汤组成的药物是

    A. 苇茎　　　　　B. 薏苡仁　　　　C. 栀子仁　　　　D. 瓜瓣　　　　　E. 桃仁

17. 苇茎汤的主治是

    A. 外感热病，热入血分证　　　　B. 热毒壅滞，痰瘀互结证　　　　C. 肝火犯胃证

    D. 心经热盛证　　　　　　　　　E. 肝胆实火上炎证

书网融合……

知识回顾　　　习题

附 录

方剂索引

（以拼音为序）

主要参考书目

［1］李飞.方剂学［M］.北京：人民卫生出版社，2002.

［2］姬水英.方剂学［M］.2版.北京：中国中医药出版社，2018.

［3］王义祁.方剂学［M］.4版.北京：人民卫生出版社，2018.

［4］邓中甲.方剂学［M］.2版.北京：中国中医药出版社，2003.

［5］周永学.方剂学［M］.北京：中国中医药出版社，2006.

［6］陈明.金匮名医验案精选［M］.北京：学苑出版社，2000.

［7］国家中医药管理局中医师资格认证中心中医类别医师资格考试专家委员会.中医执业助理
　　医师资格考试医学综合指导用书［M］.北京：中国中医药出版社，2020.